U0293788

黄帝内经
运气七篇大论通释

马烈光　著

HUANGDI NEIJING

YUNQI QIPIAN DALUN TONGSHI

河南科学技术出版社

· 郑州 ·

内容提要

　　《黄帝内经·素问》之《天元纪大论》《五运行大论》《六微旨大论》《气交变大论》《五常政大论》《六元正纪大论》及《至真要大论》等七篇，专论中医运气学说，被称为"七篇大论"，又称"运气七篇"，包含着丰富的古代哲学、天文、地理、物候及社会学知识，学中医者须深明之。本书按七篇次第译释，每篇起始均设"提要"，总赅本章大意；其下对原文进行分段"注释"，解释文中难解字词；段后另有"语译"，白话翻译原文内容；重点段落后，设"讨论"部分，深入阐发经文中的难点及义理。尚附录《素问》遗篇之《刺法论篇第七十二》和《本病论篇第七十三》等内容，供读者参考。主编马烈光教授精研《内经》四十余年，另主编出版《黄帝内经通释》一书与本书配套，以便读者学习、理解和应用。本书可供中医研究人员、临床医师，及广大师生和爱好者阅读参考。

图书在版编目（CIP）数据

　　黄帝内经运气七篇大论通释/马烈光著. 一郑州：河南科学技术出版社，2018.11
　　ISBN 978-7-5349-9355-8

　　Ⅰ.①黄… Ⅱ.①马… Ⅲ.①《内经》—运气（中医）—研究 Ⅳ.①R221
②R226

　　中国版本图书馆 CIP 数据核字（2018）第 221654 号

出版发行：河南科学技术出版社
　　　　　　北京名医世纪文化传媒有限公司
　　　　　　地址：北京市丰台区丰台北路 18 号院 3 号楼 511 室　　邮编：100073
　　　　　　电话：010-53556511　010-53556508
策划编辑：杨磊石
文字编辑：杨永岐
责任审读：邓　为
责任校对：龚利霞
封面设计：吴朝洪
版式设计：王新红
责任印制：陈震财
印　　刷：北京盛通印刷股份有限公司
经　　销：全国新华书店、医学书店、网店
开　　本：720 mm×1020 mm　1/16　　**印张**：18.25·彩页 7 面　　**字数**：289 千字
版　　次：2018 年 11 月第 1 版　　　2018 年 11 月第 1 次印刷
定　　价：75.00 元

如发现印、装质量问题，影响阅读，请与出版社联系并调换

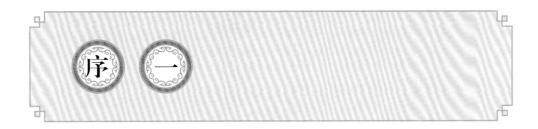

序 一

　　我与马烈光同志可谓师生情深,他是我 20 世纪 70 年代的"老"学生。因其成绩优秀,毕业时我力劝他留成都中医药大学《内经》教研室任教,以恢弘"医家之宗,奉生之始",他欣然遵从,自此更增同事之谊。不觉间岁月流转如"白驹过隙",倏忽至今已四十余载矣,我亦年九十晋七,真"逝者如斯"啊!知徒莫若师,烈光其人,尊师重教,治学严谨,踏实认真,"将从上古",已具大家风范,令人甚慰。

　　烈光虽出身《内经》,然其早已于养生一途另辟蹊径,别开一番生面,

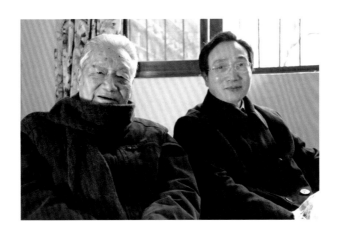

李老与马烈光

　　【李克光,1922 年生,担任四川省中医药科学院名誉院长,原四川省政协副主席,四川省中医学会名誉会长,中华全国中医学会理事,内科学会常务理事,《中国中医年鉴》及多家医药杂志的编委;四川省科技顾问团顾问;四川省高级职称评审委员会副主任委员;中国农工民主党第十一届中央常务委员等职。】

几十年来,潜心研究,卓有建树,终开创中医养生学科。尤可贵者,他主编《养生杂志》,传播养生,怀"岐黄仁术"之精纯,有"良医治世"之志行。噫!后生可畏,青出于蓝,师道方昌,医门可倡!

20世纪80年代初,我曾主持国家中医古籍整理重大课题"《黄帝内经太素》整理与研究",烈光既是课题主研之一,也是课题秘书。"十年磨一剑",终顺利完成课题研究,出版《黄帝内经太素校注》及《黄帝内经太素语译》两部立言之作。惜之《太素》一书未收运气七篇,课题组皆以为憾事,烈光亦然。《内经》运气七篇,学界虽断其为王冰循"秘本"补入,然究其行文与义理,仍属《内经》一脉,更能补《内经》推演之法,测"天人相应"之气机流转,确为中医宝术,欲精中医者必研习之。烈光深悉其珍贵,遂在研究养生之余,断续整理七篇,今其将研究成果著而成书,名曰《黄帝内经运气七篇大论通释》,以补缺憾,实为大善之举。

书成之时,以序托我。感于烈光,师生情笃;感于运气,《内经》瑰宝;谨志数语,以飨同道。

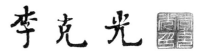

2017 年 3 月

《黄帝内经·素问》七篇大论之运气学说,幽奥宏妙,必得其人方可彰其学,马烈光教授即为其人也。我与马教授的相识,是通过我的先生方药中。方老祖籍四川重庆,早年从北京回乡时,火车必须在成都中转停留,每次马烈光老师都受成都中医学院李克光教授委派前往迎送,照顾周到,方老很是感谢。回京之后,常向我提起,于斯闻名。约在 20 世

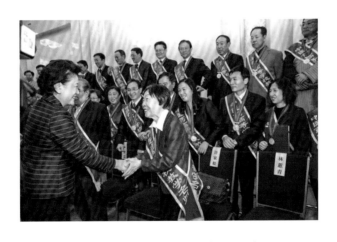

许老与马烈光接受教学名师表彰

【许家松,1938 年生。中国中医科学院研究员,博士生导师,中医药高等学校教学名师,享受国务院政府特殊津贴。1980 年至今一直在中国中医科学院研究生部从事教学、科研及内科临床等工作。在教学方面,长期主讲《温病条辨研究》《内经研究》《中医基础理论》等硕士研究生必修课程;在科研方面,从事中医基础理论和中医内科的研究,与著名中医学家方药中教授完成的科研课题《黄帝内经素问运气七篇研究》《慢性肾功能衰竭的诊治研究》均获国家中医药科技进步奖。】

纪 80 年代初时,我和方老到成都参加学术会议,终得见马教授。通过几天会议交流,发现马教授中医功底扎实,《内经》功力尤深,待人诚恳热情,给我留下了深刻印象,也明白了方老为何对他青睐有加。2016 年末,我与马教授同被国家中医药管理局、教育部、国家卫生计生委评选为"中医药高等学校教学名师",在人民大会堂举行的表彰会上再见马教授,故人相逢,相对唏嘘。几十年匆匆弹指间,马教授已近七旬,而我也已近八秩,真是"岁月不居,时节如流"也。言谈间马教授提及正准备编著出版一本《黄帝内经》运气七篇通释,邀我作序,我即当面应允。忽忆起当年和方老撰著《黄帝内经素问运气七篇讲解》时的点点滴滴,恍如昨日,如今斯人已去,物是人非,令吾感慨万千!

《黄帝内经》七篇大论,后世也称为"运气七篇",字数约占《素问》全书的三分之一,比较集中、全面、系统地介绍了中医学的气化学说,亦即运气学说,内容十分丰富,研究价值非常大。可以说,"七篇大论"是《内经》一书基本精神的总结性篇章,是《内经》极其重要的组成部分。但由于《内经》"其文简,其意博,其理奥,其趣深",特别是七篇大论,更"辞理秘密",十分难懂,致使不少学习《内经》的读者,特别是初学者往往望而生畏,中道辄止,这对全面掌握《内经》和对中医基本理论的完整理解是很不利的,更直接影响了对中医学的继承和发扬。方老当年与我一起撰著《黄帝内经素问运气七篇讲解》,就是希望能将"运气七篇"的内容和精髓展示给读者,以补"七篇"难学的缺憾,并指出:中医气化学说在中医学中居于"理论基础和渊源"的地位。但是,《讲解》写于 20 世纪 80 年代,距今已 30 余载,学术界诸多才俊对"七篇"有了新的理解和发挥,应该对其进行更新和补充。惜我已年老精力不足,今有马教授欲成此美事,我当然十分欣慰。

马教授其人,虽见面不多,然我从方老及《内经》学术界那里对其常有所闻。他近些年成就于中医养生学领域,开创了中医养生学新局面,但他实"出身"于《内经》界,已从事《内经》医教研工作 40 年,堪称《内经》大家。马教授 40 年前从成都中医学院毕业留校工作时,就是留在了内经教研室,深受李斯炽、李克光、郭仲夫等《内经》研究巨匠耳提面命,可谓师出名门。更兼马教授本身聪颖敦敏,博闻强记,小学时代即已拜师学习中医,因此中医功底颇为深厚,每每于经典有"慧然独悟"的过人理解。故我对马教授此次倾心编撰的《通释》一书,非常期待。

　　《内经》七篇运气学说,虽名"学说",实为中医"人与天地相应"整体观的实践系统,望读者在学习马教授《通释》一书基础上,能根据当今时代的天象、气候、环境变更特点,加以演算并结合临床运用,方能恢弘中医,不负先贤之望。

中国中医科学院

2017 年 3 月于北京西苑

前　言

2009 年，我曾主编《黄帝内经通释》一书，当时"七篇大论"通释初稿已成，但限于篇幅而未收，深感遗憾。其后，《通释》一书幸得同道支持，购读者较多，又连续修订三版，渐萌补全"七篇大论"之念。于是重拾旧稿，再搜新知，稿凡屡易，五岁乃成，终遂所愿。

所谓"七篇大论"，也叫"运气七篇"，即指《黄帝内经·素问》一书中之《天元纪大论》《五运行大论》《六微旨大论》《气交变大论》《五常政大论》《六元正纪大论》及《至真要大论》；其篇幅约占《素问》全书的三分之一，其文字不仅较《黄帝内经》其他篇章更加古奥，其义理主要涉及古代运气学说，更让众多学者望之兴叹、敬而生畏，故业医有"运气七篇乃《黄帝内经》的珠穆朗玛峰"之感叹。然而，《黄帝内经·素问》"七篇大论"中包含着丰富的古代天文、地理、物候及社会学知识，且自古从医者除需医理精通、医技娴熟外，尚需"上知天文，下知地理，中知人事"，方可为"大医"，故古今中医莫不潜心研习"七篇大论"。而《内经》学者，更须深明"七篇"，方能窥《内经》全貌。有鉴于此，吾广泛搜集资料，编此《黄帝内经运气七篇大论通释》，以冀《内经》同好者有所获益。

另外，"七篇大论"中涉及的中医运气学说，学界一直存有歧议。有人认为其地位不亚于"阴阳五行学说"，而多数中医基础理论教材不予详述，甚至不予收录，实为可惜，当为其正名；也有人认为其中所载知识，距今已太久远，实用价值不大，甚至有不科学或迷信成分，应予摈弃。实际上，运气学说是阴阳五行理论与古代天文、历法、物候、地理、人文、医学等知识结合而产生，是对自然界阴阳五行的动态变化规律的详细解释和运用，极大地补充了阴阳五行学说的不足，其重要性不容置疑。但也应当看到,《内经》时代距今确实已逾两千多年,时至今日,气候物候、天文地理、社会人文等情况均发生了诸多变化,如果死搬教条,盲目套用,不仅会因屡屡失误而引运气学说"不科学"之谤,也违背了运气学说"变通"的本义,岂非缘木求鱼,刻舟求剑,实为大谬。因此,科学地学习"七篇大论"的态度应是"掌握经义、循理致用、谋求变通",倘能将其与现代科学的相关知识结合而发展之,洵为《内经》之幸、"运气"之幸、吾侪之幸!

本书每篇起始均设"提要",总赅本章大意,使读者阅读时能提纲挈领,先将整章的要旨了然于胸。其下分段列出原文,并以"注释"解释文中难解字词,注文力求简明精要,有些字字形复杂,或现代已较少使用,可能给阅读带来障碍,也在"注释"中加以注音。段后另有"语译",白话翻译原文内容,以方便读者理解原文。相关段落后,尚设"讨论"部分,以通俗流畅的语言,深入阐发经文中的难点及义理,旨在释玄理为通说,赋古义以新知,是对译文的补充发挥。此外,尚附录《素问》遗篇七十二《刺法论》和七十三《本病论》,虽世人对其真伪有争议,然其内容确有可取之处,故保留以待达者研究参考。

读者阅读本书时,建议首先根据"注释"及"语译",将"七篇大论"原文通读几遍,跨过字词关,了解"七篇"的结构及文字特点。然后结合"讨论",研究原文义理,并可参考迄今实际情况,进行一些运气推算演练,以加深理解。但对其推演结果须理智看待,准,不必迷之;不准,不必谤之。毕竟,"七篇大论"中的运气学说是一种科学的学术体系,非是"铁口直断""预言预测"之术,学者须明辨之。

本书撰写过程中,得到了许多同道的支持与帮助,并蒙恩师李克光教授及中医运气学说研究大家许家松教授垂序,在此表示衷心感谢!然而,"七篇大论"年代尚远,文字古奥,义理精深,限于水平和能力,书中舛讹及挂漏或存,尚祈同道专家和读者朋友赐正。

马烈光

成都中医药大学

2017 年 4 月

编　写　说　明

《黄帝内经》是中医学的奠基之作，其年代久远、文辞古奥、义理精深，用现代语言和理解方式很难直接读通、读懂。为了让更多的人能学习此书，理解其意，我们曾出版《黄帝内经通释》，但限于篇幅，未能收录"运气七篇大论"的内容。为了补缺查遗，示《内经》之全貌，今又历经数载，博采众书，精究运气，稿凡屡易，完成《黄帝内经运气七篇大论通释》是书。

在编写过程中，采用了以下方法：

第一，原文部分以人民卫生出版社 1963 年版《黄帝内经素问》为底本；

第二，原文文字一律使用简体，仅对个别难以替换的字保留繁体；

第三，按《黄帝内经素问》"运气七篇大论"及"遗篇"原文次第，分篇章译释并加以讨论和拓展；

第四，译文尽量做到忠实于原著，措辞准确，雅俗兼顾，直译与意译并用，如直译较意译为好则直译，如意译为佳则采用意译，视具体语境而定，以期收到更好的表达效果。

本书对《黄帝内经素问》"运气七篇大论"（即《天元纪大论》《五运行大论》《六微旨大论》《气交变大论》《五常政大论》《六元正纪大论》《至真要大论》）及流传过程中亡佚的两篇（即《刺法论》《本病论》）予以录用和译释。因全书主要涉及古代天文、地理知识与医理结合的"五运六气"学说，故书名《黄帝内经运气七篇大论通释》。

在本书编写过程中,博士研究生传鹏、张伟、秦源、赵羚妤协助做了不少工作,在此一并致谢!

《黄帝内经》文简、义博、理奥、趣深,其中之"运气七篇大论"更是文意艰深。尽管殚精竭虑,"思求经旨,演其所知",但限于水平,舛讹疏漏之处或存,恳望各位同道和读者赐正。

目　录

天元纪大论篇第六十六

【提要】

本篇主要讨论了时令气候变化的根本原因,概括了时令气候变化的一般规律,提出了五运六气的一些基本概念及其推算法则。并从自然界的形成到生命的起源,从天文气象的变化到地理生态的演化及其对人类万物的影响,都作了概括性的论述。比较科学地反映了当时人们对客观世界及其生命活动的认识,是一篇指导性、概括性很强的专论"运气学说"的重要篇章。

【原文】

黄帝问曰:天有五行,御五位[1],以生寒暑燥湿风;人有五脏,化五气[2],以生喜怒思忧恐。论言[3]五运相袭[4]而皆治[5]之,终期[6]之日,周而复始,余已知之矣,愿闻其与三阴三阳之候[7]奈何合[8]之?鬼臾区[9]稽首再拜对曰:昭乎哉问也。夫五运阴阳者,天地之道[10]也,万物之纲纪[11],变化之父母[12],生杀之本始[13],神明之府[14]也,可不通乎!故物生谓之化[15],物极谓之变[16],阴阳不测[17]谓之神[18],神用无方谓之圣。夫变化之为用也,在天为玄,在人为道,在地为化,化生五味,道生智,玄生神。神在天为风,在地为木;在天为热,在地为火;在天为湿,在地为土;在天为燥,在地为金;在天为寒,在地为水;故在天为气,在地成形,形气相感而化生万物矣。然天地者,万物之上下也;左右者,阴阳之道路也;水火者,阴阳之征兆也;金木者,生成之终始也。气有多少,形有盛衰,上下相召而损益彰矣。

【注释】

[1]御五位:御,驾驭,治理;五位,指东、西、南、北、中五个方位。

[2]化五气:化生五脏气机。

[3]论言:论,指《六节藏象论》;言,指《六节藏象论》中"五运相袭,……,周而复始"等句。

[4]袭:承袭,继承。

[5]治:管理、主治。

[6]期:音"基",指一周年。

[7]三阴三阳之候:三阴,即厥阴、少阴、太阴;三阳,即少阳、阳明、太阳;候,现象。

[8]合:配合、结合。

[9]鬼臾区:黄帝臣。

[10]天地之道:天地,指自然界;道,规律、法则。

[11]纲纪:纲领、纲要。

[12]父母:根本、根源。

[13]生杀之本始:生,发生、发展;杀,消失、死亡;本始,根本、由来。

[14]神明之府:神,事物运动变化的内在动力;明,事物运动变化表现于外的显著征象;府,所在之处。

[15]化:事物发生量的变化。

[16]变:事物发生质的变化。

[17]测:探测、预测。

[18]神:包括人体生命活动在内的整个自然界的正常变化。

【语译】

黄帝问:天有木、火、土、金、水五行,分别驾驭东、南、中、西、北五个方位,因而产生了寒、暑、湿、燥、风等不同的气候变化;人有五脏化生五气,因而产生了喜、怒、思、忧、恐等不同的情志。关于《六节藏象论》所说"五运之气递相承袭,各有它固定的主治季节,到了年末那一天完结之时为一个活动周期,又接着开始新的环转"的道理,已经知道了,希望再听听五运与三阴三阳六气之间是怎样相互结合的?鬼臾区再次鞠躬行礼后回答说:你问的这个问题涉及面很广啊!五运阴阳是自然界的一般法则,是分析归纳一切事物的纲领,万物发生变化的根源,事物产生和消亡的根本原因,是事物运动变化的内在动力及其外在表现的关键所在,岂能不通晓!凡是万物由生到长的过程就叫做"化";事物发展到了极度就会向相反的方面转化,这个转化过程就叫做"变";阴阳变化莫测就叫做"神";能够灵活掌握运用其原则的就叫做"圣"。自然界阴阳变化的作用,在天为深奥微妙主宰万物的无穷力量,在人体生命活动中也应阴阳运动变化之理,在大地与其化生万物之理相应。大地的化生作用就能产生酸、苦、甘、辛、咸五味。掌握了阴阳变化的深奥道理,就会产生无穷的智慧。自然界深奥微妙的运动变化,会产生无穷无尽的神妙莫测现象,如在天为无形之气的风,在地为形形色色的草木;在天为无形之热,在地为有形之火;在天为无形之湿,在地为有形之土;在天为无形之燥,在地为有形之金;在天为无形之寒,在地为有形之水。总而言之,在天为无形之六气,在地为有形之五行,形与气相互结合,就能化生出万物。天覆盖于上,地承载于下,所以天地是万物的上下;阳升于左,阴降于右,所以左右为阴阳的道路;水冷属于阴,火热属于阳,所以水火是阴阳的象征;万物生发于属木的春季,成实于属金的秋季,所以金与木是生长收藏的终结与开始。在天的无形六气有多少的不同,在地之形有偏盛和偏衰的差异,而在天之气和在地之形相互感召,于是不足和有余的现象就明显地表现出来。

【讨论】

本篇开篇以阴阳五行理论阐发了天、地、人之间存在着五行气运的密切联系,说明人与天地自然相应的整体观念。

五行与阴阳作为自然科学概念而存在,是自然界运动变化的根本规律,本节经文所谓"五运阴阳者,天地之道也,万物之纲纪,变化之父母,生杀之本始,神明之府也",是对这一学说的高度概括。是人们通过对自然界运动变化的长期观察与认识,随着我国古代自然科学知识的积累和发展,逐步从天文、气象、历算、物候等学科中总结出来的基本自然法则。

"天有五行,御五位,以生寒、暑、燥、湿、风",高度概括了五行在天文、气象、地理方面的真实含义。"五运",指风、暑、湿、燥、寒五气的运动,是在四时阴阳的基础上对常年气候变化特点的反映。天有五时(春、夏、长夏、秋、冬五个时令),地有五方(东、南、中、西、北五个方位),时间和空间两个条件结合起来,便产生寒、暑、湿、燥、风五气。古代天文学家、历法家通过长期的观察、测定,把一年分作五个等分(即五季),每个等分(季节)各七十三日,即每年从大寒日起,历时七十三日,气候温和,属风气主令;从春分后十三日起,历时七十三日,气候炎热,属火气(包括暑气在内)主令;从芒种后十日起,气候干燥凉爽,属燥气主令;从立冬后四日起,历时七十三日,气候寒冷,属寒气主令。

风火属阳,反映春温、夏热的气候特点;燥、寒属阴,反映秋凉、冬寒的气候特点;湿生于土,反映四时、长夏的潮湿气候特点。一年之中,随着春夏秋冬四季的推移,风、火(暑)、湿、燥、寒五气发生相应的变化,即春风、夏火(暑)、长夏湿、秋燥、冬寒依次传递,这就是常年气候运动变化的一般规律,也是五行源于阴阳的道理所在。所以后世张介宾说:"五行即阴阳之质,阴阳即五行之气,气非质不立,质非气不行,行也者,所以行阴阳之气也。"阴阳之气彼此互为消长,故有常年季节气候的变化,五行承袭阴阳,故又有生克乘侮等不同的关系。可见,阴阳、五行的基本概念,主要是根据地球围绕太阳运动(公转和自转)的不同时间、空间、方位、性质而决定的。因为自然节律与大气环流的变化,都起源于地球的运动,假如地球不动,宇宙静止,便没有年、月、日、时的周期概念,也没有春夏秋冬四时阴阳消长变化。所谓五行源于阴阳,阴阳之中有五行,五行之中有阴阳,其理即在于此。

由于五行阴阳最能反映自然界的一般规律,是万物发生、发展、变化的本源。人处天地之间,无时无刻不受到自然环境的影响,于是经文"人有五脏,化五气,以生喜、怒、思、忧、恐",进一步阐明人体在自然界五行气运的作用和影响下,五脏的功能活动具有与之相适应的生理特点和节律。正如东汉张仲景在《伤寒杂病论》中所说:"夫天布五行,以运万类,人禀五常,以有五脏。"将自然界的五气运行与人体的五脏有机地联系起来,认识人体生命活动的规律,这是中医学的一大特色。心、肝、脾、肺、肾五脏是人体生命活动的中心,五脏之气是指五脏所秘藏的精微物质及其活动能力,它在人体阳气的主导作用下,与四时五行之气有着密切的联系。如肝为风木之脏,与春气相通应,在生理上以升发阳气为主要功能,故其性喜条达恶抑郁;在病理上常有肝气异常,肝风、肝火等病理出现,三者虽然有所不同,但均属气的变动。此外,五脏之气还产生喜、怒、思、忧、恐。这是由于精神活动,情志变化与五脏的功能活动密切相关。五脏各自所藏的精气不同,所主的精神活动也不相同。如心主血脉以养神;肝藏血以舍魂;肺主气以养魄,脾生营而藏意,肾藏精在神为志。只有五脏所贮藏的精气充盛,精神情志活动才能发挥其正常的作用。一旦五脏精气失藏发生病变,就可影响人们的精神情志活动。反过来,精神情志的变化,也可引起五脏的病变。如肝气实的病人,多见烦躁易怒;而忧愁郁怒,又常常引起肝气不舒,肝气上逆的病变。于此可见,人不仅仅是一个生物体,也不仅仅是一个物质的藏象结构,人还具有高级复杂的精神情志活动,人体不仅有生理、病理因素,而且还有独特的心理因素。我国传统文化早就把人的精神情志活动,概括称为心神的表现,并建立和发展成为中医学独具特色和风格的“五神脏”的系统理论,成为中医学整体系统医学模式的重要组成部分。时至今日,这种认识仍被实践检验证明具有深厚的科学内涵和实际应用价值。

五行与阴阳不但作为自然科学概念,而且还作为哲学概念而存在。本文所谓“五运阴阳者,天地之道也”,就是其高度概括,明确指出了五行与阴阳是自然界最一般的规律,是我国古代的一种宇宙观和方法论,具有丰富的辩证法思想。前人把自然界五行气运规律引申为哲学概念,按木、火、土、金、水五种属性,对事物进行演绎归类,意识到事物之间这种五类现象不是孤立的,而是存在相互联系、相互作用、相互资生、相互转化、相互制约的循环不息关系,以此来分析和说明事物之间的多元联系。由于事物总是处于矛盾运动之中,天地万物及其内部无不具有阴阳对立统一两个方面,而阴阳的相互依存、相互联系、相互作用、相互制约作用,才推动着事物的运动、发展和变化。阴阳对立统一的辩证法思想是阴阳学说的核心,它的基本内涵是一分为二,即对立统一的关系。阴阳五行学说与医学实践紧密结合后,不仅在总结前人医疗经验和发展中医学理论及指导临床实践方面取得了很大的成功,而且大大丰富了古代辩证法思想的内容,从而使阴阳五行学说发展成为具有完整体系和广泛实践基础的科学理论,有效地指导着中医学的医疗实践和理论建设。对此,本节强调不可不深入了解啊!

【原文】

帝曰:愿闻五运之主时也何如?鬼臾区曰:五气运行,各终期日[1],非独主时也。帝曰:请闻其所谓也。鬼臾区曰:臣积[2]考《太始天元册》[3],文曰:太虚寥廓[4],肇[5]基化元[6],万物资始,五运终天,布气真灵[7],揔[8]统坤元[9],九星[10]悬朗,七曜[11]周旋,日阴日阳,日柔日刚[12],幽显[13]既位,寒暑弛张[14],生生化化[15],品物咸章[16]。臣斯十世,此之谓也。

【注释】

[1]终期日:指一年三百六十五日。

[2]积:久也。

[3]《太始天元册》:古代占候之书。

[4]太虚廖廓:太虚,太空,即宇宙;廖廓,即辽阔。义为广阔无边的天空。

[5]肇:开始。

[6]元:通原,根源。

[7]真灵:真,真气;灵,灵明。

[8]摠:同"总"。

[9]坤元:指大地生化万物的根源。

[10]九星:指天蓬、天芮、天冲、天辅、天禽、天心、天任、天柱、天英九星。

[11]七曜:指日、月、火、水、木、金、土七星。

[12]柔刚:阴性柔,阳性刚,此指地气阴阳之性。

[13]幽显:幽,黑夜;显,白昼。

[14]弛张:往者为弛,来者为张,此有往来之意。

[15]生生化化:指生机不息,变化无穷。

[16]品物咸章:品物,指众多的物体;咸,指全部。意即万物的形象都能显露出来。

【语译】

黄帝说:我想听听五运分主四时怎么回事?鬼臾区说:五气运行,都是各尽一年的三百六十五日,并非单独主宰某一时令。黄帝说:请你把这方面的道理讲给我听听。鬼臾区说:我长期考察了《太始天元册》一书,书中说:无边无际的天空,是化生的原始基础,也是万物资生的起始,五运行于天道,周而复始,布施有生化之机而使物性灵明的真灵之气,总括大地生化万物的根源,明朗的九星悬挂于高高的天空,发光的七曜按周天之度旋转,于是就有了阴阳的变化,有了刚和柔不同的区别,昼夜的明暗有了固定的位次,寒冷和暑热按一定次序往来,这些不息的生机和无穷无尽的变化,自然界万物的不同形象,都表现出来了。我家研究这些道理已有十代人了。

【讨论】

本节经文"太虚寥廓,……品物咸章",承接上文进一步揭示天体演化以及生命起源等自然法则。辽阔无际的天空,充满着本元之气,是形成天地的原始基础。有了天和地的相互作用(吸引和排斥运动),才有生命的起源及其生存的条件,所以有天有地才能化生万物。并指出阴阳五行的运动变化,与日月星辰的运转有关,它总统大地万物生长变化的共同规律。特别是太阳在天球运动所引起的光热变化,更是形成四时、昼夜阴阳消长的重要条件,并因此而有寒暑的往来,昼夜的交替,以及阳刚阴柔的现象。自然界阴阳五运之气的运行变化,不断推动着万物的生长和发展,所以万物都展现出明显的变化。这种认识不仅符合天体演变规律,而且对自然界运动变化和生命的发生发展都给予了物质的说明;表明天地万物,以至于人体本身都以物质性的气为本元;意识到气不是主观观念的产物,也不是虚无飘渺的精神性的东西,而是独立于人的意识之外的客观存在;唯物地回答了天地以及生命起源问题,比较科学地反映了当时人们对客观世界的认识。这对认为宇宙和生命是神和上帝创造的"神创论",鬼神和迷信充斥的封建社会来说,无疑是一个极大的进步,这在两千多年前问世的《内经》是十分难能可贵的。

【原文】

帝曰:善。何谓气有多少,形有盛衰?鬼臾区曰:阴阳之气各有多少,故曰三阴三阳也。形有盛衰,谓五行之治,各有太过不及[1]也。故其始也,有余[2]而往,不足[3]随之,不足而往,有余从之,知迎知随,气可与期。应天为天符[4],承岁为岁直[5],三合[6]为治。

【注释】

[1]太过不及:太过,有余;不及,不足。我国古代把十天干和十二地支相配起来,用以纪年、纪月、纪时,其中必须奇数阳干配奇数阳支,偶数阴干配偶数阴支,各具阴阳属性,在纪年中凡干支俱奇数的阳年为太过,干支俱偶数的阴年为不及。

[2]有余:此指太过。

[3]不足:此指不及。

[4]天符:中运值年的天干与客气司天的地支,彼此的五行属性相同,便称为天符。

[5]岁直:又称岁会。中运之气的五行与年支的五行属性相同,便称为岁直。

[6]三合:中运之气与司天之气,年支的五行相符合称"三合",又称"太乙天符"年。

【语译】

黄帝说:讲得好。那什么叫气有多少,形有盛衰呢?鬼臾区说:阴气和阳气,各有多少的不同,所以说有三阴三阳之分。形有盛衰,是说五行分主岁运,各有太过和不及。所以,如果先去的是太过的阳年,那么随之而来的是不及的阴年;反之,如果先去的是不及的阴年,随之而来的就是有余的阳年。明白了太过不及的往来规律,对一年中运气的盛衰情况,就可以预先知道。凡是中运值年的天干与客气司天的地支,彼此五行属性相同,便称作"天符",中运之气的五行与年支的五行属性相同,便称之为"岁直",中运之气与司天之气,年支的五行都符合,称作"三合"。

【讨论】

经文"有余而往,不足随之,不足而往,有余从之"精当地指出了五运更袭的规律。这一规律是古人长期认真观察自然物候总结出来的,是以客观实在为基础的,而不是主观臆断。现代多学科研究认为,阴阳五行通过反馈控制调节机制实现系统动态的平衡,因此阴阳五行不断地在以平衡点为中心的稳态域内来回波动。《内经》的作者们在几千年前就已经认识到这种波动规律,提出"有余而往,不足随之,不足而往,有余从之"的论断是非常难能可贵的。其实这一规律的实质是以年为单元的较大时空范围内的"亢害承制"规律。"亢害承制"是《内经》运气学说的理论核心,是对阴阳规律的高度概括。阴阳是"其大无外,其小无内"的,因此"亢害承制"的适应范围也是"其大无外,其小无内"的。天地如此,人体也一样,人的生命活动离不开生化和制约并存的调节机制。中医学认为,人体的生理活动是以五脏为中心的五大系统之间相互联系、相互作用,维持着动态的协调平衡。在正常状态下,人体存在一种自我调节的本能。某一方面有偏盛或偏衰,可通过自身调节得到克服或相互抵消,藉以恢复稳定。其调节的规律根本上也就是"有余而往,不足随之,不足而往,有余从之""亢害承制"。人体病理变化也遵从这一规律转化。学者紧紧把握住"亢害承制"这一理论核心,是学习和理解运气学的关键之一。至于运气本身的推算,十天干各分阴阳,以奇数为阳,偶数为阴,凡是阳数代表本年的中运太过,凡是阴数代表本年的中运不及。则不必过于拘泥。

【原文】

帝曰:上下相召[1]奈何?鬼臾区曰:寒暑燥湿风火,天之阴阳也,三阴三阳上奉[2]之。木火土金水火[3],地之阴阳也,生长化收藏下应之。天以阳生阴长,地以阳杀阴藏[4]。天有阴阳,地亦有阴阳[5]。故阳中有阴,阴中有阳。所以欲知天地之阴阳者,应天之气,动而不息[6],故五岁而右迁[7],应地之气,静而守位[8],故六期而环会[9],动静相召,上下相临,阴阳相错,而变由生也。

【注释】

[1]上下相召:上下,指天地;召,感召。意为天地之气相互感召。

[2]奉:承也,担当的意思。

[3]木火土金水火:五行本是五个,而此为六个,是因为火分君火和相火,所以火有二。

[4]天以阳生阴长,地以阳杀阴藏:岁半之前天气(司天)主之,为春、夏季,阳气发生,阴气长养,万物生发繁茂,故曰"天以阳生阴长"。岁半之后地气(在泉)主之,为秋、冬季,阳气肃杀,阴气凝敛,则万物蛰伏闭藏,故曰"地以阳杀阴藏"。

[5]地亦有阴阳:地本阴,然阴中有阳,故地亦有阴阳,是阴阳可分性的具体体现。

[6]应天之气,动而不息:应天之气,指与天之气相对应的五运之气;动而不息,本来处于比较静止状态的五运之气,是由于它上应天气,取得天阳之气帮助,所以便运动不止。

[7]故五岁而右迁:五岁,指五年一周的岁运;右迁,谓自东向西运转,即五运之气向西运转,以五年为一周期。

[8]应地之气,静而守位:应地之气,指与地之五运相对应的六气,即风、寒、暑、湿、燥、火;静而守位,本来处于运动状态的六气,由于它下应地气,受到阴气的制约,所以处于比较静止的地位了。

[9]故六期而环会:六期,指六年一个周期;环会,循环一周而会合,即六气运行,经过六年才循环一周。

【语译】

黄帝问:天气与地气如何互相感召的呢?鬼臾区说:寒、暑、燥、湿、风、火,是天的阴阳,三阴三阳担当与之相应。木、火、土、金、水、火,是地的阴阳,生长化收藏的变化与之相应。上半年天气主之,春夏为天之阴阳,主生主长;下半年是地气所主,秋冬为地之阴阳,主杀主藏。天气有阴阳,地气也有阴阳。所以说,阳中有阴,阴中有阳。因此,要了解天地的阴阳,应知道与天之气相应的五运,受天气的影响是"动而不息"的,每五年轮转一周,右迁一步;与地之五运相应的六气,受地气的影响是"静而守位"的,每六年环转一周。由于动静之间相互感召,天气和地气互相加临,阴气和阳气互相交错,而产生了天地间无穷无尽的变化。

【原文】

帝曰:上下周纪[1],其有数乎?鬼臾区曰:天以六为节,地以五为制[2],周天气者,六期为一备;终地纪者,五岁为一周。君火以名,相火以位[3],五六相合,而七百二十气[4]为一纪,凡三十岁;千四百四十气,凡六十岁而为一周,不及太过,斯皆见矣。

【注释】

[1]周纪:周,周期。六十年一千四百四十个节气为一周。纪,标志。三十年七百二十个节气为一纪。

[2]天以六为节,地以五为制:天以六为节,司天之气有六,故以六为节;地以五为制,主岁之运有五,故以五为制。制在此即制度之义。节,亦制度之义。

[3]君火以名,相火以位:火有君火和相火之分,但君火不生岁气。凡为主岁之年,由相火代宣火气,所以说"君火以名,相火以位"。

[4]七百二十气:每五日为候,三候为气,如立春、雨水等,一年共二十四气。七百二十气是三十年的气数。

【语译】

黄帝说:天地间运气循环周旋,有定数吗?鬼臾区说:司天之气以六为定数,司地之气以五为定数。六气司天,需要六年才能循环一周,谓之一备,五运制地,五年才能循环一周,谓之一周。凡火主岁之年,君火是有名而不生岁气,相火代君火以宣火令。五运和六气相结合,七百二十气,是为一纪,共三十年;一千四百四十气,共六十年而成为一周,在这六十年中,太过和不及都可以显现出来。

【原文】

帝曰:夫子之言,上终天气,下毕地纪,可谓悉矣。余愿闻而藏之,上以治民,下以治身,使百姓昭著,上下和亲,德泽下流,子孙无忧,传之后世,无有终时,可得闻乎? 鬼臾区曰:至数之机[1],迫迮以微[2],其来可见,其往可追,敬之者昌,慢之者亡,无道行私,必得天殃,谨奉天道,请言真要。帝曰:善言始者,必会于终,善言近者,必知其远,是则至数极而道不惑,所谓明矣。愿夫子推而次之,令有条理,简而不匮[3],久而不绝,易用难忘,为之纲纪,至数之要,愿尽闻之。鬼臾区曰:昭乎哉问! 明乎哉道! 如鼓之应桴[4],响之应声也。臣闻之,甲己之岁[5],土运统之;乙庚之岁,金运统之;丙辛之岁,水运统之;丁壬之岁,木运统之;戊癸之岁,火运统之。

【注释】

[1]至数之机:指五运六气相合的要领。机,机要,这里指规律和要领。

[2]迫迮以微:迫迮,是贴近之意。微,微细。形容道理精密细微。

[3]匮:此为贫乏的意思。

[4]桴:鼓槌。

[5]甲己之岁,土运统之……戊癸之岁,火运统之:凡甲年与己年为土运,故甲己年土运主治;乙年与庚年为金运,故乙庚年金运主治。余者类推。统,治理的意思。

【语译】

黄帝说:先生所谈论的,上说完了天气,下说完了地纪,可以说是很详尽了。我想在听后把它珍藏起来,从上而论可以调治百姓的疾苦,以下而论可以保养自己的身体,使百姓也都明白这些道理,上下和睦相处如亲,德泽流传,子子孙孙无忧无虑,世代相传,永远无有终了的时候,可以再听你讲一下吗? 鬼臾区说:五运六气相结合的规律,可以说是近乎精密细微,它的未来可以预见,它的以往可以追溯。尊重这些规律就可以兴盛,无视这些规律就要死亡;违背了这些规律,只按个人意志去行事,必然要遇到天然的灾殃。所以要谨慎地奉行自然规律,请让我讲讲它的真正要领吧! 黄帝说:善于讲解事物起始的,必然会悟解到事物发展的结果,善于讲解眼前事物的,必然能通晓其将来的发展,只有这样,才能对五运六气的道理做到有深刻的理解而不被迷惑,也就是明事理的人了。请先生进一步依次推演,使它有条不紊,简明而又不贫乏,永远相传而不至断绝,容易操作而不会忘记,而且有纲目。关于运气的要领,我想听你详细地讲讲。鬼臾区说:问得真明白啊!道理又是多么的清楚啊!好像鼓槌击鼓一样马上听得到鼓鸣声,也像发出声音立即会听得到回音。臣听说:甲年、己年都是土运治理,乙年、庚年都是金运治理,丙年、辛年都是水运治理,丁年、壬年都是木运治理,戊年、癸年都是火运治理。

【原文】

帝曰:其于三阴三阳,合之奈何? 鬼臾区曰:子午之岁,上见少阴[1];丑未之岁,上见太阴;寅申之岁,上见少阳;卯酉之岁,上见阳明;辰戌之岁,上见太阳;巳亥之岁,上见厥阴。少阴所谓标也,厥阴所谓终也[2]。厥阴之上,风气主之[3];少阴之上,热气主之;太阴之上,湿气主之;少阳之上,相火主之;阳明之上,燥气主之;太阳之上,寒气主之。所谓本也,是谓六元[4]。帝曰:光乎哉道! 明乎哉论! 请著之玉版,藏之金匮,署曰《天元纪》。

【注释】

[1]子午之岁,上见少阴:子午年少阴司天。上,指司天之气。下丑未之岁,寅申之岁等同此义。

[2]少阴所谓标也,厥阴所谓终也:标,开首之意;终,是终末之意。六十年阴阳顺序是从子午开始,子午年为少阴司天,故少阴为标,又其到巳亥为尽,巳亥年为厥阴司天,故厥阴为终。

[3]厥阴之上,风气主之:厥阴与风气,风为天气六气之一,三阴三阳上奉天气,故云厥阴之上,风气主之。

[4]六元:六元即六气,因六气为气象变化的本气,故称六元。

【语译】

黄帝说:五运六气与三阴三阳是怎样配合的呢? 鬼臾区说:子年和午年都是少阴司天,丑年和未年是太阴司天,寅年和申年是少阳司天,卯年和酉年是阳明司天,辰年和戌年是太阳司天,巳年和亥年是厥阴司天。六十年阴阳之序从子午少阴开始,到巳亥厥阴为终。厥阴司天,以风气为主;少阴司天,热气为主;太阴司天,湿气为主;少阳司天,相火为主;阳明司天,燥气为主;太阳司天,寒气为主。所说的本气,即风、热、湿、火、燥、寒为三阴三阳的主气,是天真元始化生为六,故称"六元"。黄帝说:这是多么光辉的道理啊! 你谈论得太明确了! 我将把它刻在玉版上,珍藏在金匮里,题名叫"天元纪"。

【讨论】

指出自然物候存在有余不足的动态变化之后,经文提出了物候的动态变化存在着周期性的规律。一年为单位,经文指出了"五岁而右迁"的五年周期,"六期而环会"的六年周期和"凡六十岁而为一周,不及太过,斯皆见矣"的六十年周期。这些周期是人对物候规律的科学总结。这些周期规律的产生,经文指出是天气与地气互相感召的结果,其实质是由于天体周期性的运动导致了天象物候周期性的变化。现代研究证实,太阳黑子的活动以 9～13 年(平均 11 年)为变化周期,而地面的物候变化相应地存在 5～6 年的周期;若以冬至为参考原点,日、地、月运动的最小公共周期约为六十年零三月。这些研究结果从一个侧面证实了运气周期的科学性,说明运气周期的提出具有很深的天文学基础。

古人发现这些周期后,运用干支配合的方法进行标注,以便于演绎和理解。天干和地支配合可以用来纪年、纪月、纪日。十天干和十二地支相互配合,谓之甲子,故曰:"天气始于甲,地气始于子。"天干与地支的配合是天干在上,地支在下,按干支的顺序向下排列。天干的第一位是甲,地支的第一位是子,两者配合起来便是甲子。从甲子始依次推算到癸亥,正好六十次,称为一周或叫一个甲子。六十年后(癸亥止)又复从甲子纪年起,如此交替轮转。在六十年中,天干往复轮周六次(10 干×6 次＝60 年),地支往复轮周五次(12 支×5 次＝60 年),故曰:"天以六为节,地以五为制……五六相合而七百二十气,为一纪,凡三十岁,千四百四十气,凡六十岁,而为一周,不及太过,斯皆见矣",天干地支,五六相合,构成六十年一个气候变化的大周期。

在一个周期的六十年之中,还存在五年周期和六年周期,古人运用天干化五运、地支化六气的方法来进行标注,从而为了便于阐述演绎。其具体的方法:天干化五运,每两干统一运,"甲己之岁,土运统之;乙庚之岁,金运统之;丙辛之岁,水运统之;丁壬之岁,木运统之;戊癸之岁,火运统之"。通过这样的定义划分后,五年中,每运值一年,五年为一周期。地支按三阴三阳化生六气配属,"子午之岁,上见少阴;丑未之岁,上见太阴;寅申之岁,上见少阳;卯酉之岁,上见阳明;辰戌之岁,上见太阳;巳亥之岁,上见厥阴",如此,子午少阴君火,丑未太阴湿土,寅申少阳相火,卯酉阳明燥金,辰戌太阳寒水,巳亥厥阴风木。依此次序逐年推移,形成六年一循环的周期。地支十二年一循环,周而复始,六十年中地支轮用五周,六气循环十周。另外,运有五而气有六,在六十年中,五运与六气相合的最小周期是三十年,称为三十年为一纪,每纪每运共值六年,每气共值五年。

本篇是七篇大论(《天元纪大论》《五运行大论》《六微旨大论》《气交变大论》《五常政大论》《六元正纪大论》《至真要大论》)的首篇,经文通过黄帝与鬼臾区的一问一答,系统地总结和分析了五运六气的运动变化规律,以及对宇宙万物,特别是对人类的影响,是学习、研究运气的重要篇章。

本篇经文"五运阴阳者,天地之道也",指出阴阳五行作为自然法则,是运气学说用以概括和说明天体运动和气象变化规律的核心理论。所谓"五运",即五行之气的运动,"六气",即三阴三阳之气的划分。五运代表地面因素,它来自五方的气流运动;六气代表空间因素,与太阳活动直接相关。气候变化是多种因素相互作用的结果,五运六气正是力图把这些影响气候变化的重要因素联系起来,探索各种气候运动变化规律的理论。本篇指出,运气学说是运用天干地支进行推演运算的。天干地支不仅作为纪日、纪月、纪年的符号,又分别代表阴阳五行的气运。阴阳五行之气,存在着相生相制的关系,而相生相制正是自然界维持平衡的重要基础。亿万年来的气候变化,一直没有超越生物界所能适应的范围,正是阴阳五行之气相生相制,不断交替相互作用的结果。

通过本篇论述,不难看出,运气学说从宇宙节律来探讨气候变化,不仅有着深刻的天文学背景,同时在气象、历法、物候等方面都有一定的客观依据。它以作为自然法则的阴阳五行为核心,在整体恒动观的思想指导下,系统地总结和分析了以六十年为周期的气候运动变化规律。其基本内容,是以五运、六气、三阴三阳等为理论基础,以天干地支作为演绎工具,用以推测各年气候变化和疾病流行情况,从而指导临床辨证论治,它是中医理论体系的重要组成部分,是中医学"天人相应"整体观的具体体现。

五运行大论篇第六十七

【提要】

五运与六气相互感召,有规律地流行于天地之间,成为自然界万物生化的根源。运和气与天干相结合,便形成了运气学说,用以推测时令气候的变化以及对自然万物的影响。本篇主要论述了五运六气的物质基础、运行变化规律、与自然万物生化方面的关系以及具体运算方法,故篇名"五运行大论"。

【原文】

黄帝坐明堂[1],始正天纲[2],临观八极[3],考建五常[4],请天师而问之曰:《论》言[5]天地之动静,神明[6]为之纪;阴阳之升降,寒暑彰其兆。余闻五运之数于夫子,夫子之所言[7],正五气之各主岁[8]尔,首甲定运[9],余因论之。鬼臾区曰:土主甲己,金主乙庚,水主丙辛,木主丁壬,火主戊癸[10]。子午之上,少阴主之;丑未之上,太阴主之;寅申之上,少阳主之;卯酉之上,阳明主之;辰戌之上,太阳主之;巳亥之上,厥阴主之。不合阴阳[11],其故何也?

岐伯曰:是明道也,此天地之阴阳也。夫数之可数者,人中之阴阳也,然所合,数之可得者也。夫阴阳者,数之可十,推之可百,数之可千,推之可万。天地阴阳者,不以数推,以象[12]之谓也。

【注释】

[1]明堂:黄帝处理事务和宣布政令的地方。

[2]天纲:天文学的大纲。

[3]临观八极:临观,观看的意思;八极,八方目极之所,即东、南、西、北、东南、西南、东北、西北八方。

[4]考建五常:考,察也;建,建立也;五常,五气运行变化的常规。

[5]《论》言:新校正云,"详论,谓《阴阳应象大论》及《气交变大论》文"。

[6]神明:指日月斗星。

[7]夫子之所言:指《六节藏象论》中岐伯所言有关五运之事。

[8]主岁:五运分别主持一年的岁运,谓之主岁。

[9]首甲定运:五运六气以六十年为一个变化周期,而每一个周期都从甲子开始,所以叫首甲定位。

[10]土主甲己……火主戊癸:此同上篇《天元纪大论》中"甲己之岁,土运主之……戊癸之岁,火运统之"一段,义同前。

[11]不合阴阳:指五运及三阴三阳六气的阴阳属性,与一般所说的阴阳概念有不全符合之处。如五行之甲乙,在方位属东方木,而在五运中,甲化土运,乙化金运;亥子在五运学说中属水,而在六气则亥属厥阴风木,子属少阴君火等。

[12]象:即下文之丹黅苍素玄之自然现象,南面北面之图像。

【语译】

黄帝坐在明堂中,开始校正天文学的大纲,极目观察八方,研究五气运行的常规。请来天师岐伯,向他问道:有关的书上说天地的动静,日月星辰可以作为标志和纪度。阴阳的升降,由寒来暑往的变更,显示出它的征兆。我听先生讲过五运的规律,先生所讲的仅仅是五运之气各主一岁。关于五运六气是以甲子配合为其首的问题,我曾和鬼臾区进行了探讨。他说,五运与天干配合的规律是:土运治理甲乙年,金运治理乙庚年,水运治理丙辛年,木运治理丁壬年,火运治理戊癸年。六气与地支配合的规律是:子年与午年是少阴司天,丑年与未年是太阴司天,寅年与申年是少阳司天,卯年与酉年是阳明司天,辰年与戌年是太阳司天,巳年与亥年是厥阴司天。这些与一般的阴阳概念不相符合,是什么原因呢?岐伯说:这个道理是很明显的,五运六气阐明的是天地的阴阳变化规律啊!如果说阴阳之数可以数,是指人身中的阴阳,人身中的脏腑气血表里相合的关系是可以数得出的。阴阳的变化可以推演,如果计数是十可以推演到百,计数是百可以推演到千,计数是千可以演变到万,所以天地的阴阳变化,不能用数字去推演,只能通过观察自然现象来估计。

【讨论】

上篇篇末指出了天干与地支配属阴阳五行的方法,本篇开篇承接上文,讨论学习中医运气学说一个非常关键的问题:"不合阴阳,其故何也?"对于"不合阴阳"历代注家有两种看法:第一种认为是指五运六气不相符合,如张志聪注曰:"不合阴阳者,五运六气不相合也。"第二种认为是指五运六气中天干地支的五行配属与通常天干地支在一年四季及五方位置的五行配属不尽相同。通常,甲乙寅卯合木,丙丁巳午合火,皆属阳;戊己辰戌丑未合土,庚辛申酉合金,壬癸亥子合水,皆属阴。但在五运六气中,却如经文所述,与之不同。合而观之,"不合阴阳"广而言之乃指天地之阴阳不相合,具体则指五运六气中天干地支的五行属性不尽相同。从经文"是明道也,此天地之阴阳也。……夫数之可数者,人中之阴阳也,……天地阴阳者,不以数推以象之谓也"所作的解释可知:阴阳的概念是相对的,"其大无外,其小无内",阴阳既有很高的概括性,能在较大范围内说明事物对立两方面的相互关系;同时又具有无限可分性,能在极小范围内说明事物对立两方面的相互关系。故经文强调指出,人的阴阳可以结合,能数以类推;天地阴阳范围甚大,阴阳不尽相合,不能皆以数推,而应观察实际来确定。虽然配属有所不同,但其基本精神则是一致的。

学习者应确立一个根本认识:古人是先通过仔细观察发现了客观存在的气象物候规律,然后再用五运、六气、甲子这些语言符号来进行描述,而不是机械性地牵强附会。正因如此,《内经》在运用这些语言符号的时候,就要根据其学术理论的需要对之进行相应定义。例如,干支作为标记符号,不同的时间、空间的事物都在用干支来标记,站在不同的层次或角度将一类事物进行阴阳属性划分时,在不更改已为人们所接受的符号前提下,就不可避免地会出现这些符号在不同的情况下归属于不同的阴阳属性。这种现象并非前后自相矛盾,而正是中医尊重客观和科学的体现。在实际运用中,绝不能机械地套用,应根据实际情况赋予相应的阴阳五行属性。特别是自然气候的变化,不能以一般的干支属性来加以运算,而应根据其表现于外的客观现象来决定其阴阳五行属性。

我国著名中医运气学术研究者顾植山教授,曾多次根据运气推算准确地预测流行性疾病。较典型的是在2003年6月重症急性呼吸综合征(非典,SARS)疫情消退以后,有专家认为,"SARS病毒可能在10~20℃时最活跃",预测"下半年非典还将卷土重来";世卫组织(WHO)有关负责人也表示SARS疫情随时可能再次暴发流行,故入秋后防控气氛非常紧张;当年9月,卫生部又恢复了疫情的日报制度。但顾教授根据运气推算,坚持认为2003年秋季"完全不具备运气致疫条件",下半年"像上半年那样的大规模流行不会再出现"。后来的实际情况,证实了其预言是正确的。

顾教授强调指出,五运六气疫病预测绝不是坐在房间里捏指掐算这么简单。五运六气学说的精华看动态变化。运气不是固定、封闭、机械的循环周期。假如仅凭天干地支就可推算预测,做个运算软件就可搞定,岂不人人都能预测了。丢掉时间的概念,丢掉气候的参数,那就使运气学说机械化、简单化、神秘化。可见,顾教授之所以能预测得较为准确,就因为他深刻领悟了"不以数推,以象之谓也"的深刻内涵。对五运六气疫病预测的精神和方法有更深入的研究和了解,既重视干支推算,同时综合实际的天象、历史疫情、物候等各方面因素来判断。

【原文】

帝曰:愿闻其所始也。岐伯曰:昭乎哉问也!臣览《太始天元册》文,丹天之气[1],经于[2]牛女戊分[3];黅[4]天之气,经于心尾已分;苍[5]天之气,经于危室柳鬼;素[6]天之气,经于亢氐昴毕;玄[7]天之气,经于张翼娄胃。所谓戊己分[8]者,奎壁角轸,则天地之门户[9]也。夫候之所始,道之所生,不可不通也。

【注释】

[1]丹天之气:丹,红色,指五行中火气化见于天的赤色。

[2]经于:经,过也,历也,即横亘、经过。

[3]牛女戊分:牛、女及以下所说的心、尾、危、室、柳、鬼、亢、氐、昴、毕、张、翼、娄、胃、奎、壁、角、轸等,均为天体上二十八宿的名称;戊分,指奎、壁二宿在天上的位置。

[4]黅:jīn,音"今",黄色。

[5]苍:青色。

[6]素:白色。

[7]玄:黑色。

[8]戊己分:指角、轸二宿在天的位置。

[9]天地之门户:天门地户是根据太阳在天体的位置以及时令气候的变化来命名的。太阳的周年运动位于奎壁二宿时,正当由春入夏;位于角轸二宿时,正当由秋入冬。夏为阳中之阳,冬为阴之阴,故称奎壁、角轸为天门地户。

【语译】

黄帝说:我想听听运气学说的理论是怎样开始形成的。岐伯说:这个问题你问得很明白啊!我曾看到《太始天元册》文里记载:赤色的天气横亘在牛、女二宿与西北的戊分;黄色的天气横亘在心、尾二宿与己分;青色的天气横亘在危、室二宿与柳、鬼二宿之间;白色的天气横亘在亢、氐二宿与昴、毕二宿之间;黑色的天气横亘在张、翼二宿与娄、胃二宿之间。所说的戊分,为奎、壁二宿在天的位置;己分,为角、轸二宿在天的位置。奎、壁的节气是由春到夏,角、轸的节气是由秋到冬,夏为阳中之阳,冬为阴中之阴,故称奎、壁、角、轸是天地的门户。这是气候时节的开始,自然规律的演变而出现的,不可以不通晓。

【讨论】

经文提出了天干化五运、地支配六气的具体规律:“土主甲己……火主戊癸。子午之上,少阴主之……巳亥之上,厥阴主之。”此十一个公式的产生是根据天体变化,即从对星空的实际观测而来。经文所述的五气经天是十干主运的理论基础,由于丹天的火气,经于牛女奎壁四宿之处,下临于戊癸之方,故戊癸主火运;黅天的土气,经于心尾角轸四宿之处,下临于甲己之方,故甲己主土运;苍天的木气,经于危室柳鬼四宿之处,下临于丁壬之方,故丁壬主木运;素天的金气,经于亢氐昴毕四宿之处,下临于乙庚之方,故乙庚主金运;玄天的水气,经于张翼娄胃四宿之处,下临于丙辛之方,故丙辛主水运。经文所指出“候之所始,道之所生”,即理论来源于实践的结论,具有朴素唯物主义的辩证法思想;“道来源于候”是运气学说的客观基础,学习和运用运气学说都必须牢牢地把握住这一点。

关于十干主运的理论依据,另有月建之法及十二肖之说,兹录《类经图翼》之文于后,以供参考。《图翼》二卷有五运图解云:“月建者,单举正月为法。如甲己之岁,正月首建丙寅,丙者,火之阳,火生土,故甲己为土运;乙庚之岁,正月首建戊寅,戊者,土之阳,土生金,故乙庚为金运;丙辛之岁,正月首建庚寅,庚者,金之阳,金生水,故丙辛为水运;丁壬之岁,正月首建壬寅,壬者,水之阳,水生木,故丁壬为木运;戊癸之岁,正月首建甲寅,甲者,木之阳,木生火,故戊癸为火运。此五运生于正月之建也。十二肖者,谓十二宫中,惟龙善变而属辰位,凡十干起甲,但至辰宫,即随其所遇之干而与之俱变矣。如甲己干头,起于甲子,至辰属戊,戊为土,此甲己之所以化土也;乙庚干头,起于丙子,至辰属庚,庚为金,此乙庚之所以化金也;丙辛干头,起于戊子,至辰属壬,壬为水,此丙辛之所以化水也;丁壬干头,起于庚子,至辰属甲,甲为木,此丁壬之所以化木也;戊癸干头,起于壬子,至辰属丙,丙为火,此戊癸之所以化火也。此又五运之遇龙而变者也。"

"子午之上,少阴主之;丑未之上,太阴主之;寅申之上,少阳主之;卯酉之上,阳明主之;辰戌之上,太阳主之;巳亥之上,厥阴主之"指出十二支与六气配对的规律,即逢子午年为少阴君火之气所主,逢丑未年为太阴湿土之气所主,逢寅申年为少阳相火之气所主,逢卯酉年为阳明燥金之气所主,逢辰戌年为太阳寒水之气所主,逢巳亥年为厥阴风木之气所主。

十二支之所以这样配六气,《内经》原文没有作详细解释。王冰的《玄珠密语》以三阴三阳六气有正化和对化之说进行了解释。所谓正化就是指生六气本气的一方。所谓对化就是指其对面受作用或相互影响的一方。换言之,"本位"是正化,与"本位"相对的就是对化。十二地支中的寅卯辰位于东方,巳未午在南方,申酉戌在西方,亥子丑在北方。午与子均为少阴君火,午为南方火位,午为君火的正化;子为北方的水位,虽然不是火位,但在南方午主君火的时候,则北方的子便与午相对,也成了君火之主,所以子亦是君火,是君火的对化。未与丑均为太阴湿土,未在西南方,未为六月月建,六月为长夏,土旺于长夏,所以未为太阴湿土的正化;丑位东北方,在西南方未主太阴湿土的时候,则东北方的丑便与未相对,也成了太阴湿土之主,因此丑为太阴湿土的对化。寅与申均为少阳相火,火虽得南方的午位,但午已取君火之位,寅位东方,东方属木,木能生火,火生于寅,所以寅为少阳相火的正化;申与寅相对,故申为少阳相火的对化。酉与卯均为阳明燥金,但酉位正西方,西方属金,所以酉为阳明燥金的正化;卯与酉相对,故卯为阳明燥金的对化。戌与辰均为太阳寒水,但戌位西北方,西方属金,北方属水,因金能生水,为水之母,所以戌为太阳寒水的正化;辰与戌相对,故辰为太阳寒水的对化。亥与巳均为厥阴风木,但亥位北方,北方属水,水能生木,为木之母,所以亥为厥阴风木的正化;巳与亥相对,故巳为厥阴风木的对化。

这种六气正化对化之说为王冰所首倡,并为后世刘温舒、李梴、张景岳等医家所从。其中刘温舒对此有精辟的论述,谓:"六气分上下左右而行天令,十二支分节令时日而司地化。上下相召,而寒、暑(热)、燥、湿、风、火与四时之气不同者,盖相临不一而使然也。六气司于十二支者,有正对之化也。然厥阴所以司于巳亥者,何也?谓厥阴木也,木生于亥,故正化于亥,对化于巳也。虽有卯为正木之分,乃阳明金对化也,所以从生而顺于巳也。少阴所以司于子午者,何也?谓少阴为君火尊位,所以正得南方离位,故正化于午,对化于子也。太阴所以司于丑未者,何也?谓太阴为土,土属中宫,寄于坤位西南,居未分也,故正化于未,对化于丑也。少阳所以司于寅申者,何也?谓少阳相火,位卑于君火也,虽有午位,君火居之,火生于寅,故正化于寅,对化于申也。阳明所以司于卯酉者,何也?谓阳明为金,酉为西方,西方属金,故正化于酉,对化于卯也。太阳所以司辰戌者,何也?谓太阳为水,虽有子位,以居君火对化,水乃伏土中,即六戌天门戌是也,六己地户辰是也。故水虽土用,正化于戌,对化于辰也。……此天之阴阳合地气十二支,动而不息者也。"(《运气论奥谚解》)

六气以三阴三阳为主,结合地支,用以说明和推算每年气候的一般变化和特殊变化。每年的六气,一般分为主气和客气两种,主气用以述常,客气用以测变;客气和主气相合,称为客主加临,可以用来进一步分析气候的复杂变化,后面的经文对之有进一步论述。

运气干支计算是运气学说的基本内容,因此对于干支运算的科学价值和准确性必须要有正确的认识。

以干支周期为基础的五运六气计算规律是以太阳视运动为坐标的,其主运主气、五季六步的划分和二十四节气紧密相应,运气推算不是孤立的推算,而是有着客观的天文依据。虽然受历史的局限,运气学说与古代天文学一样也认为太阳是绕地球为核心运转。然而地心说并没有妨碍运气计算的科学性,因为运气历建立在太阳回归年的基础上,和二十四节气相吻合,无论是地球绕着太阳转,还是太阳绕着地球转,运气学说的天文学基础是不变的,干支计算的五运六气规律是有其科学内涵的。

实践是检验真理的唯一标准,事物是否具有科学价值取决于他是否经得住实践的考验。殷商甲骨文的干支记载证实运气干支计算起源于黄河中下游的中原地带,远在甲骨文时代就有了完整的干支计时。干支周期是我国劳动人民长期实践的经验总结,其已经经历了几千年的实践考验,必然有其存在的科学价值。

对于干支计算的准确性,现代学者研究表明,由于干支周期起源于中原一带,因此其对中原气候预测的准确性较高。经过考查显示,在郑州、西安、北京、天津、杭州、沈阳、成都、开封、青岛、南京、昆明等地的符合率都分别达到 60%～70%,超过了概率的准确度,证实了运气计算不仅仅适合于我国中原地带,而且远远超过了中原地带。事实上,运气计算是以宏观天体运动为背景,特别是以太阳回归年为座标,而不以局部地域为依据,因此运气的干支计算没有局限性也不存在地区性,其方法不仅适用于中原地带,也适用于全中国,甚至整个地球。

【原文】

帝曰:善。《论》[1]言天地者,万物之上下[2],左右[3]者,阴阳之道路,未知其所谓也。岐伯曰:所谓上下者,岁上下见阴阳之所在也。左右者,诸上见厥阴,左少阴,右太阳;见少阴,左太阴,右厥阴;见太阴,左少阳,右少阴;见少阳,左阳明,右太阴;见阳明,左太阳,右少阳;见太阳,左厥阴,右阳明。所谓面北而命其位,言其见也。

【注释】

[1]论:指《天元纪大论》。

[2]上下:上,指司天;下,指在泉。

[3]左右:指司天之左右间气。

【语译】

黄帝说:好!《天元纪大论》中说,天地是万物的上下,左右是阴阳的道路,我不知道讲的是什么意思。岐伯说:这里讲的"上下"是指一年中的司天、在泉,从中可以看到阴阳所在的位置。所说的"左右"是指的司天的左右间气,如厥阴司天,左方就是少阴,右方就是太阳;少阴司天,左方就是太阴,右方就是厥阴;

太阴司天,左方就是少阳,右方就是少阴;少阳司天,左方就是阳明,右方就是太阴;阳明司天,左方就是太阳,右方就是少阳;太阳司天,左方是厥阴,右方是阳明。这里所说的是面向北方,来确定左右方。

【原文】

帝曰:何谓下? 岐伯曰:厥阴在上,则少阳在下,左[1]阳明右[2]太阴。少阴在上则阳明在下,左太阳右少阳。太阴在上则太阳在下,左厥阴右阳明。少阳在上则厥阴在下,左少阴右太阳。阳明在上则少阴在下,左太阴右厥阴。太阳在上则太阴在下,左少阳右少阴。所谓面南而命其位,言其见也。上下相遘[3],寒暑相临[4],气相得[5]则和,不相得[6]则病。帝曰:气相得而病者,何也? 岐伯曰:以下临上[7],不当位也。

【注释】

[1]左:指在泉的左间气。

[2]右:指在泉的右间气。

[3]上下相遘:遘,相遇;上,指客气;下,指主气。上下相遇,就是客气与主气相遇而交感。

[4]寒暑相临:指客气加临于主时的六气。这里提寒暑,代表六种客气而言。

[5]相得:指客主之气相生,或客主之气相同。

[6]不相得:指客主之气相克。

[7]以下临上:一指客主加临,虽然客主相生,为相得,但如果是主气生客气的,属于以下临上,土临火,火临木,木临金,金临土,皆是以下临上。二指君火、相火为客主气相同的相得,如在下的相火加临于在上的君火为以下临上。

【语译】

黄帝说:什么叫做下呢? 岐伯说:厥阴位于司天,少阳就位于在泉,在泉的左方是阳明,右方是太阴;少阴位于司天,阳明就位于在泉,在泉的左方是太阳,右方是少阳;太阴位于司天,太阳就位于在泉,在泉的左方是厥阴,右方是阳明;少阳位于司天,厥阴就位于在泉,在泉的左方是少阴,右方是太阳;阳明位于司天,少阴就位于在泉,在泉的左方是太阴,右方是厥阴;太阳位于司天,太阴就位于在泉,在泉的左方是少阳,右方是少阴,这里所说的是面向南方,来确定左右方。客气与主气相遇而相交感,寒来暑往的客气轮流加临在主气上,如果客主两气相得就属和平,不相得的就要生病。黄帝说:虽然客主之气属相得,仍然有疾病发生,这是什么原因呢?岐伯说:这是由于以下加临于上,位置不恰当而造成的。

【讨论】

(1)经文介绍了司天在泉四间气的具体推算方法及三阴三阳客气六步推移情况。客气也分为六步,即司天之气,在泉之气,左右四间气。左右间气司天在泉是值年的气在这一年中主事的统称。主管每年上半年的气称为司天之气,主管每年下半年的气为在泉之气。左右间气,就是在司天之气和在泉之气左右的气。左右间气司天在泉因其年年有转移,并非固定,犹"客"之往来无常,故称客气,反映各年气候上的异常变化规律。根据经文所述可以总结出两条公式:其一,一阴(厥阴)司天,一定是一阳(少阳)在泉;二阴(少阴)司天,一定是二阳(阳明)在泉;三阴(太阴)司天,一定是三阳(太阳)在泉。反之一阳(少阳)司天,一定是一阴(厥阴)在泉;二阳(阳明)司天,一定是二阴(少阴)在泉;三阳(太阳)司天,一定是三阴(太阴)在泉。总而言之,阳司天、阴在泉,阴司天、阳在泉,且阴阳之气的多少完全相应,无一例外。其二,阴阳之间的升降运转,都是按一阴(厥阴)——二阴(少阴)——三阴(太阴)——一阳(少阳)——二阳(阳明)——三阳(太阳)的顺序,按上者右行、下者左行的方向运行,在此基础上构成司天在泉四间气以六年为一周期,循环运转,如环无端,周而复始。

具体而言,客气分作六步来推移,司天之气占一步,司天之气的左边一步是司天左间,司天之气右边一步是司天右间;在泉之气占一步,在泉之气的左边一步是在泉左间,在泉之气的右边一步是在泉右间。司天之气的左间右间和在泉之气的左间右间加在一起,就是四间气。先根据经文所述的支配三阴三阳的规律确定司天之气,即凡逢子逢午之年就是少阴君火司天,凡逢丑逢未之年就是太阴湿土司天,凡逢寅逢申之年就是少阳相火司天,凡逢卯逢酉之年就是阳明燥金司天,凡逢辰逢戌之年就是太阳寒水司天,凡逢巳逢亥之年就是厥阴风木司天。在客气六步中,每年司天之气总是在六步中的第三步上;司天之气的对面(第六步气)是在泉之气,而司天和在泉的左右方,便是司天的左间右间和在泉的左间右间,司天之气确定后,根据前面总结的两条公式确定在泉之气以及左右间气。以戊戌年为例,戊为太阳寒水司天(三之气),太阳是三阳;根据公式一,该年在泉之气(六之气)便是三阴,即太阴湿土;按照公式二,司天太阳的左间(四之气)是厥阴,右间(二之气)是阳明;在泉太阴的左间(一之气)是少阳,右间(五之气)是少阴,其余各年依此类推。概括而言,客气按每年六步分配,司天居于三之气,在泉居于终之气,按阴阳气多少依次排成六步气。

司天在泉左右四间气既定,则风、暑(热)、火、湿、燥、寒六气之化便随之而定。由于各年三阴三阳司天不同,因而化生了各种不同的气候。要再次注意司天在泉和左右间的气化意义在六步所主时间上有所不同。司天在泉除各自分主一步气外,还一起主管一年的气化趋势,而一间气只管六十日又八十七刻半(一步)的气化。即后面《素问·至真要大论》所说"主岁者纪岁,间气者纪步也";司天和在泉虽各主半年气化,但司天通主上半年,在泉通主下半年。

(2)本节所说"上下相遘,寒暑相临",是指客主加临。"客"就是客气,"主"就是主气,即主时之六气,用以说明一年中气候变化的正常规律。因六气主时固定不变,年年如此,所以叫作主气。主气自厥阴初之气开始,依五行相生的顺序依次排列,即初之气厥阴风木,木生火,二之气少阴君火,三之气少阳相火;火生土,四之气太阴湿土;土生金,五之气阳明燥金;金生水,终之气太阳寒水。

主气与客气的六步,每年从大寒日开始计算,十五天多一点为一个节气,四个节气为一步,每一步为六十日又八十七刻半,六步为一年。大致规律:初之气,由大寒后至春分前,相当于十二月中到二月中;二之气,由春分后至小满前,相当于二月中到四月中;三之气,由小满后至大暑前,相当于四月中到六月中;四之气,由大暑后至秋分前,相当于六月中到八月中;五之气,由秋分后至小雪前,相当于八月中到十月中;终之气,由小雪后至大寒前,相当于十月中到十二月中,至此而一周。

每年客气六步加临于主气六步之上,就是客主加临,实际上就是前面客气推移所说,将值年司天客气固定地加临于主气三气之上,相加之后,主气六步年年固定不变,而客气六步则每年按次推移,六年一循环。例如,太阴湿土司天之年,客气六步为:初之气厥阴风木,二之气少阴君火,三之气太阴湿土,四之气少阳相火,五之气阳明燥金,终之气太阳寒水,与主气基本一致,所以问题不大,即原文所谓"气相得则和"。厥阴风木司天之年,客气六步为:初之气阳明燥金,二之气太阳寒水,三之气厥阴风木,四之气少阴君火,五之气太阴湿土,终之气少阳相火,与主气不一致,如此该年则春应温反凉,冬应寒反热,会对生物的生长有不利的影响,即原文所谓"不相得则病"。

(3)经文所谓"气相得则和,不相得则病",是指客主加临后,观察客主之气是否相得,判定当年气候物候的大致规律。根据五行生克原理,如客主之气相生,或客主同气,或客气克主气为相得。若主气克客气则为不相得。这与至真要大论篇中"主胜逆,客胜从"不尽相同,彼在于强调主客的生克关系,以客气为主,客气生(克)主气则和,主气生(克)客气则逆,其理在于:主气反映一年中的一般变化;客气反映一年中的特殊变化;主气是固定的,易于适应;客气是变换的,不易适应,故以客气为主来定主从,两者可互参。对于运气学说,固然要重视其具体测算方法,但又不能机械地生搬硬套。沈括《梦溪笔谈》曾明确指出,"医家有五运六气之术,大则候天地之变,寒暑风雨,水旱螟蝗,小则人之众疾,亦随气运盛衰,今人不知所用而胶于定法,故其术皆不验……大凡物理有常有变,运气所主者,常也,异乎所主者,变也,常则为本气,变则无所不至。"对于运气的运算,做到知常知变才是正确的。

(4)关于"以下临上"一句,历代注家有两种解释:第一种,"子临母"说。王冰注云:"六位相临,假令土临火、火临木、木临水、水临金、金临土,皆为以下临上,不当位也。"第二种,"臣位君"说。张介宾注云:"气同类者,本为相得,而亦不免于病者,以下临上也。如《六微旨大论》曰:'君位臣则顺,臣位君则逆'此指君相二火而言也。"当以君臣说更符合实践,因君火为主,相火为使,君火可作用于全身故应以君火当位为顺,相火迁位为逆。

【原文】

帝曰:动静何如?岐伯曰:上者右行,下者左行[1],左右周天,余而复会也[2]。帝曰:余闻鬼臾区曰,应地者静。今夫子乃言下者左行,不知其所谓也,愿闻何以生之乎? 岐伯曰:天地动静,五行迁复,虽鬼臾区其上候而已,犹不能遍明。夫变化之用,天垂象,地成形[3],七曜纬虚[4],五行丽地[5]。地者,所以载生成之形类也。虚者,所以列应天之精气[6]也。形精之动,犹根本之与枝叶也,仰观其象,虽远可知也。帝曰：地之为下，否乎？岐伯曰：地为人之下，太虚之中者也。帝曰：冯[7]乎？岐伯曰：大气举之也[8]。燥以干之，暑以蒸之，风以动之，湿以润之，寒以坚之，火以温之。故风寒在下，燥热在上，湿气在中，火游行其间[9]，寒暑六入，故令虚而生化也[10]。故燥胜则地干，暑胜则地热，风胜则地动，湿胜则地泥，寒胜则地裂，火胜则地固矣。

【注释】

[1]上者右行，下者左行：指在上的司天之气，由左向右旋转运动，自东而西下降于地；在下的在泉之气，由右向左旋转，自西向东上升于天。

[2]左右周天，余而复会也：上者右行，下者左行，一年之时周于天。周天度数为三百六十五又四分之一度，而日月运行则是"三百六十五日而成岁"。这个岁差度数即气余。一年加岁差气余之数，则天地又得复会于始。

[3]天垂象，地成形：古人认为天高莫测，但有象可见，如日、月、星、斗。垂，自上而及于下，故曰"地成形"。

[4]七曜纬虚：纬，织物上的横线，此意像穿梭一样横越；虚，太空。全句指日月五星像穿梭一样横越于太空中。

[5]五行丽地：丽，附着的意思，指五行附着在大地上。

[6]应天之精气：应，接受。日月星斗等是感受天的精气而形成。

[7]冯：冯与"凭"字通，依靠。

[8]大气举之也：大气托举着。

[9]火游行其间：火指君火、相火。君火居湿气之上，相火居湿气之下，故曰火游行其间。

[10]寒暑六入，故令虚而化生也：寒暑，代表全年；六，六气；虚，空气。虚则属气。全句指一年中寒暑往来的六气侵入地面，由太空中所属的六气影响大地，而使大地化生万物。

【语译】

黄帝说：天地的动静是怎样的呢？岐伯说：在上的司天之气，由左向右旋转运行，在下的在泉之气，由右向左旋转运行，旋转运行一周年后，又复回到原来的位置。黄帝说：我听鬼臾区说，与地相应的气是静而不动的。现在先生却说在泉之气由右向左运行,不知道其中的道理。希望听你讲一下为什么会动呢?岐伯说:天地之气的运动和静止,五行的周而复始的运转很复杂,鬼臾区虽然了解天运之候,但是还不能全部讲明白。天地变化的作用,天空显现的是高悬着的日月星象,大地形成了有形的万物。日、月、金、木、水、火、土七曜,如穿梭一样横越太空之中,五行之气附着在大地上,所以说地是载运各种有形之物的,太空是悬列感受天精之气的日月星斗的。大地上有形之物与天上日月星斗的运动,就像根本和枝叶一样密切,虽然距离很远,抬头观察天象,仍然可以了解它们的情况。黄帝问:大地是不是在下面呢?岐伯说:大地是在人的下面,太空之中的。黄帝问:它在太空中依靠的是什么呢?岐伯说:依靠的是太空间的大气举托。燥气使它干燥,暑气使它蒸发,风气使它运动,湿气使它滋润,寒气使它坚实,火气使它温暖。所以风寒之气在下,燥热之气在上,湿气在中,君相火气浮游于湿气上下,寒暑的往来,太空中的六气影响大地,而使大地化生万物。所以燥气太过大地就干燥,暑气太过大地就炽热,风气太过大地就震动,湿气太过就潮湿,寒气太过大地就冻裂,火气太过大地就坚固。

【讨论】

(1)经文提出"上者右行,下者左行",结合前两段经文,可见此处的左右是面南而命其位的,右为西方,左为东方,进而可知古人提出"上者右行,下者左行"是以太阳东升西降的运动为基础的,不是随意的主观规定。

(2)经文对于宇宙结构作了概括性的描述,在广阔的宇宙太虚之中,充满了"气"这类物质托举着整个大地,而人在地之上。"气"不断地运动变化,在天上化为日月星辰,在地上构成五行之体,日月星辰在天空中不停运动,五行在地上不断变化以化生万物。气在地周围分成性质功能不同的六种"气",即风寒暑湿燥火。六气的分布,"风寒在下,燥热在上,湿气在中,火游行其间"。在正常情况下,六气的作用是"燥以干之,暑以蒸之,风以动之,湿以润之,寒以坚之,火以温之",从而使大地万物生化不止。六气异常则"燥胜则地干,暑胜则地热,风胜则地动,湿胜则地泥,寒胜则地裂,火胜则地固"。为了了解和掌握整个宇宙的物质变化规律,古人基于对宇宙结构的上述认识,运用十天干和十二地支的排列变化,逐步地形成了五运六气学说。

在我国古代,有关宇宙结构问题,较早的学说是盖天说,认为天是圆的,地是方的,半圆的天覆盖在地上,如《灵枢·邪客》所谓"天圆地方,人头圆足方以应之"就是受这种理论的影响。随着科学技术的发展,又产生了浑天学说,并成为我国古代关于宇宙结构的正统学说。浑天学说认为,天地都是圆的,天包于地外,半边天在地上,半边天在地下,日月星辰附在天壳上,随天周日旋转。这较盖天说有较大的进步,已认识到宇宙是无边无际的。但浑天学说与盖天学说都认为有固体天壳存在,并认为天和宇宙是两个不同的概念。今天看来,这两种理论都有较大的局限性。而本节经文已认识到天体和大地的运动性,且认为万物的运动都是和天地紧密相连的,自然界是一个统一的整体。这种认识的特点在于三个方面:其一,经文从天体的相对运动中,说明了自然界的运动变化及其统一性;其二,经文所描述的是一个有生命力的、生化不息的宇宙;其三,经文明确指出了宇宙是由天和地、形和气两种对立统一的物质形态构成。在当时的条件下能有此认识令人震惊。

(3)本节介绍的风、寒、暑、湿、燥、火等自然气候的作用及其与自然界物化现象的关系,认为自然气候正常有利于万物的生长,自然气候反常就会形成灾害。《内经》中这种有常有变、以常测变的观点,体现在中医学的各个方面。张仲景继承了《内经》的认识,并进一步加以论述。他在《金匮要略·脏腑经络先后病形》中说:"夫人禀五常,因风气而生长,风气虽能生万物,亦能害万物,如水能浮舟,亦能覆舟。"他所说的生万物的风就是六气,害万物的风就是六淫。他以水能浮舟又能覆舟两种不同的作用为例,通俗而形象地对《内经》的精神作了说明,充分体现出中医学对自然气候变化中"一分为二"的朴素的辩证法思想。知常达变,这是中医学指导思想的精华所在,应加以高度重视、认真继承。

【原文】

帝曰:天地之气[1],何以候之? 岐伯曰:天地之气,胜复之作[2],不形于诊也。《脉法》[3]曰:天地之变,无以脉诊,此之谓也。帝曰:间气[4]何如? 岐伯曰:随气所在,期于左右[5]。帝曰:期之奈何? 岐伯曰:从其气则和[6],违其气则病,不当其位[7]者病,迭移其位者病,失守其位[8]者危,尺寸反[9]者死,阴阳交[10]者死。先立其年,以知其气,左右应见,然后乃可以言死生之逆顺。

【注释】

[1]天地之气:天气,指司天之气;地气,指在泉之气。

[2]胜复之作:指胜气和复气的发作。胜,偏胜之气;复,报复之气。

[3]《脉法》:古医书名。

[4]间气:司天左右之气、在泉左右之气,叫间气。

[5]左右:指左手和右手脉。

[6]从其气则和:间气与其脉相应就和顺。

[7]不当其位:间气与相应的脉发生错位。

[8]失守其位:间气与脉相应,当应之脉位不见当应之脉,反见克贼之脉。

[9]尺寸反:指脉当应于寸,反见于尺,当见于尺,反见于寸。

[10]阴阳交:阴阳交相错乱的脉象,如岁当阴年应在右脉而反见于左,岁当阳年应左脉而反见于右。

【语译】

黄帝说:司天在泉之气,从脉象上怎样观察呢?岐伯说:司天和在泉之气,胜气和复气的发作,在脉上是无形迹可诊察的。《脉法》上说:司天和在泉之气的变化,不能根据脉象来诊察,就是这个意思。黄帝说:脉与间气相应的情况如何呢?岐伯说:脉象与间气相应就和顺,脉象与间气相违背的就要生病,间气与相应的脉错位而见到其他部位的脉要生病,间气与相应的脉左右互移其位的要生病,相应的脉位见到相克的脉就病情危重,两手尺脉和寸脉俱相反的就要死亡,阴脉与阳脉交相错乱出现的也要死亡。首先要确定当年的岁运,知道司天、在泉、左右间气,然后才可以以此为据来推测病的死生顺逆。

【讨论】

《内经》运气七篇以外的其他篇章对于脉象与四时的逆从有许多精辟的论述,特别是对在一般气候状况下的脉象的论述较为详尽,但对于特殊气化下的脉象的论述则主要集中在运气七篇。运气七篇认为,审脉不仅要掌握一年四季、主气、主令的脉象,还必须以运气理论为指导,掌握胜、复、淫、变、郁、发等特殊情况下的脉象,才能真正掌握疾病的情况,作出正确的判断。本节主要论述了运气变化与人体脉象的关系。一方面提出不能仅根据脉象来反推自然气候的各种变化,即所谓"天地之变,无以脉诊";另一方面则提出自然气候的变化与人体密切相关,人与天地相应,即所谓"随气所在,期于左右""从其气则和,违其气则病"。这种天象可以应于脉象,但又不能仅凭脉象推测天象的辩证法思想充分体现了运气学说的客观唯物主义思想。这些提法是古人从实际观察中总结出的经验。只根据"天地之变,无以脉诊"一语就否定自然气候变化与脉诊的关系,或只根据经文"脉从四时"就以脉测天,把脉说得玄之又玄,都只是片面地强调一个方面并把它绝对化了,违背了原文的精神实质。

【原文】

帝曰:寒暑燥湿风火,在人合之奈何? 其于万物何以生化? 岐伯曰:东方生风,风生木,木生酸,酸生肝,肝生筋,筋生心。其在天为玄,在人为道,在地为化。化生五味,道生智,玄生神,化生气。神在天为风,在地为木,在体为筋,在气为柔,在脏为肝。其性为暄[1],其德[2]为和,其用为动,其色为苍,其化为荣,其虫[3]毛,其政[4]为散,其令[5]宣发,其变摧拉[6],其眚[7]为陨,其味为酸,其志为怒。怒伤肝,悲胜怒;风伤肝,燥胜风;酸伤筋,辛胜酸。

【注释】

[1]暄:温暖。

[2]德:品行。

[3]虫:泛指动物而言。

[4]政:主宰,统领。

[5]令:行使权力。

[6]摧拉:损折败坏的意思。

[7]眚:灾害。

【语译】

黄帝说:寒暑燥湿风火六气,与人体怎样相应和呢? 它们对于万物又怎样生化的呢? 岐伯说:东方是产生风的地方,风使木气生发,木化生酸味,酸味滋养肝,肝脏滋养筋,筋为肝木所生,木生火,所以筋能养心。六气在天深远无际难以探测,在人为认识事物的道理,在地则万物生化不息,由于生化产生了五味,明白了认识事物的道理,就能产生智慧,深远无边的天,生成了变化莫测的神,生化的作用产生了原始之气。神的变化在天表现为风,在地表现为木,在人体则为筋,在气表现为柔和,在五脏中为肝。风气的特性是温暖,它的品行是平和,它的功能是运动,它的颜色是青色,它的生化结果是华荣。它在动物中属于有毛的一类。它主持升散,行使宣扬升发。风气的异常变化则为摧折败坏,它的灾害为陨落,它的味属于酸类,它的情志表现为怒。发怒要损伤肝脏,悲哀的情志能抑忿怒。风气过盛能伤肝,燥气能够克制风气。味过分酸就要伤筋,辛味能克制酸味。

【原文】

南方生热,热生火,火生苦,苦生心,心生血,血生脾。其在天为热,在地为火,在体为脉,在气为息[1],在脏为心。其性为暑,其德为显[2],其用为躁,其色为赤,其化为茂[3],其虫羽,其政为明[4],其令郁蒸[5],其变炎烁,其眚燔炳[6],其味为苦,其志为喜。喜伤心,恐胜喜;热伤气,寒胜热;苦伤气,咸胜苦。

【注释】

[1]息:滋生,长也。

[2]显:明显。

[3]茂:茂盛。

[4]明:明白、清楚。

[5]郁蒸:郁,盛也;蒸,热也。指盛热如蒸。

[6]炳:ruò,音"弱",烧的意思。

【语译】

南方是产生热的地方,热盛使火气产生,火化生苦味,苦味养心,心能生血液,血液能滋养脾脏。它的变化在天表现为热,在地表现为火,在人体则为脉,在气表现为生长,在五脏中为心。它的性质为暑热,它的德行为显明,它的作用是躁动,它的颜色为赤,它的生化结果是万物茂盛。它在动物中属于有羽毛的一类。它主持的政务明白,行使布散如蒸盛热,它的异常变化为炎热灼烁,它的灾害是产生大火焚烧,它的味属于苦类,它的情志表现为喜。过喜要损伤心脏,恐惧的情感能克制喜;热过分就伤气,寒气能克制热;味过苦要伤气,咸能克制苦。

【原文】

中央生湿,湿生土,土生甘,甘生脾,脾生肉,肉生肺。其在天为湿,在地为土,在体为肉,在气为充[1],在脏为脾。其性静兼[2],其德为濡,其用为化,其色为黄,其化为盈,其虫倮[3],其政为谧[4],其令云雨,其变动注[5],其眚淫溃[6],其味为甘,其志为思。思伤脾,怒胜思;湿伤肉,风胜湿;甘伤脾,酸胜甘。

【注释】

[1]充:满也,足也。

[2]兼:兼并。

[3]倮:luǒ,音义同"裸",这里指倮虫,即无毛、无羽、无甲、无鳞的裸体动物。

[4]谧:安静。

[5]注:灌进。

[6]淫溃:淫,久雨;溃,土崩溃。

【语译】

中央是产生湿气的地方,湿气助长土气,土气能化生甘味,甘味滋养脾脏,脾气能滋养肌肉,肌肉强壮则肺气充足。它的变化在天表现为湿,在地表现为土,在人体则为肌肉,在气表现为充实,在五脏中为脾。它的性质安静而兼容万物,它的德行为濡养,它的作用是运化,它的颜色属黄色,它的生化结果是使万物盈满,它在动物中属于倮虫一类。它主持安静,行使布施云雨。它的异常表现为水湿灌注,它造成的灾害为淫雨土崩,它的味属于甘类,它的情志表现为思。过分思虑要伤脾,忿怒的情志能克制思;湿盛会伤肌肉,风气能克制湿气;甘味太过要伤脾,酸味能克制甘味。

【原文】

西方生燥,燥生金,金生辛,辛生肺,肺生皮毛,皮毛生肾。其在天为燥,在地为金,在体为皮毛,在气为成[1],在脏为肺。其性为凉,其德为清[2],其用为固[3],其色为白,其化为敛,其虫介[4],其政为劲[5],其令雾露,其变肃杀[6],其眚苍落[7],其味为辛,其志为忧。忧伤肺,喜胜忧;热伤皮毛,寒胜热;辛伤皮毛,苦胜辛。

【注释】

［1］成：成熟。

［2］清：洁净。

［3］固：坚固。

［4］介：指有甲、壳的动物。

［5］劲：坚强有力。

［6］肃杀：严酷摧残。

［7］苍落：青干凋落。

【语译】

西方是干燥产生的地方，干燥能生金，金能化生辛味，辛味滋养肺脏，肺气能滋养皮毛，皮毛润泽又能滋助肾水。它的变化在天表现为燥，在地表现为金，在人体则为皮毛，在气表现为成熟，在五脏中为肺，它的性质清凉，它的品性为洁净，它的作用为坚，它的颜色白，它的生化结果是收敛，在动物中属于有甲、壳一类。它主政坚强有力，行使敷布雾露，它的异常变化为严酷摧残，其灾害表现为青干而凋落，它的味属于辛类，它的情志表现为忧愁。忧愁能伤肺，喜悦的情志能克制忧愁；火热会伤皮毛，寒冷能克制火热；辛味太过要伤皮毛，苦味能制辛味。

【原文】

　　北方生寒，寒生水，水生咸，咸生肾，肾生骨髓，髓生肝。其在天为寒，在地为水，在体为骨，在气为坚[1]，在脏为肾。其性为凛[2]，其德为寒，其用为藏，其色为黑，其化为肃[3]，其虫鳞[4]，其政为静，其令霰[5]雪，其变凝冽[6]，其眚冰雹，其味为咸，其志为恐。恐伤肾，思胜恐；寒伤血，燥胜寒；咸伤血，甘胜咸。五气更立[7]，各有所先，非其位则邪，当其位则正。

【注释】

［1］坚：结实。

［2］凛：严寒。

［3］肃：静也。

[4]鳞:指有鳞的鱼类。

[5]霰:水蒸气在高空中凝结,降下的小冰粒。

[6]凝冽:寒冷冻冰。

[7]五气更立:五行之气更换主时。

【语译】

北方是产生寒冷的地方,寒冷能生水,水能化生咸味,咸味滋养肾脏,肾气滋养骨髓,骨髓充实则肝气旺盛。它的变化在天表现为寒,在地表现为水,在人体则为骨,在气表现为坚实,在五脏中属肾。它的性质是严寒,它的品性寒冷,它的作用为闭藏,它的颜色属黑,它主持平静,行使撒霰飞雪。它的异常表现为水冰气寒,其灾害为冰雹,它的味属于咸类,它的情志是恐惧。恐惧能伤肾,思能克制恐惧;寒盛伤血,燥能克制寒;咸味太过要伤血,甘味能克制咸味。五方之气,互相更换主时,各有先期而至的气候,若气来之时不与主时方位相应者,就是邪气,相反,若与主时方位相应者,就是正气。

【讨论】

以上几节是运气藏象学说的重要内容之一,运气藏象的核心在于强调脏腑气化与天地气化之间的密切关系,从而使中医藏象学上升至一个更高的境界。经文在此主要介绍了如何以天之六气与地之五行为中心具体联系自然界的各种物化现象以及人体生理病理现象,是对经文"寒暑湿风火在人合之奈何? 其于万物何以化生?"的具体回答。经文列举了大量的自然现象,把天地的正常和异常变化、自然界的物化现象、人体的生理病理,进行了广泛的联系,充分体现了中医学天地人相应的统一整体观。经文以天之六气、地之五行为中心,把六气、五方、五行、五味、五色、五脏、五体、五志、五虫中性质相近而又经常联系在一起的归属为一类。这种联系和归类,不是出于主观想象,而是古人长期观察、多次重复和验证,将具有共同性质、作用、表现、变化(即所谓性、用、德、化、政、令、变、眚)等的一类现象,以五行的形式进行的归类。这种联系和归类具有实际的临证诊疗指导意义。经文所列举的自然现象的关系归纳起来不外乎相互联系、相互资生、相互制约三个方面。举风、木、酸、苍、肝、筋、怒这一类为例,临证时可以据此来诊断疾病的部位,如因怒而发病者,或出现抽搐拘挛等"风"的表现者,或外现色青、口酸、泛酸者,可定病位在肝,这是相互联系的一类关系。

"酸生肝、肝生筋、筋生心",治疗时可以根据这种相互资生的关系,补其不足。"怒伤肝、酸伤筋、悲胜怒、燥胜风、辛胜酸"是属于相互制约克伐的关系,诊疗时,如属大怒而病,定位在肝,即可据悲胜怒,补肺以制肝。

【原文】

帝曰:病生之变何如?岐伯曰:气相得则微,不相得[1]则甚。帝曰:主岁[2]何如?岐伯曰:气有余,则制己所胜而侮[3]所不胜;其不及,则己所不胜侮而乘之,己所胜轻而侮之。侮反受邪,侮而受邪,寡于畏也[4]。帝曰:善。

【注释】

[1]相得:符合。

[2]主岁:指五运六气各有主岁之时。

[3]侮:欺侮,恃强凌弱。

[4]寡于畏也:无所畏惧,即肆无忌惮。

【语译】

黄帝说:疾病的发生、变化与时令有什么关系呢?岐伯说:来气与时令相符,则病情轻微,来气与时令不相符,则病情严重。黄帝说:五气主岁是怎样的呢?岐伯说:五运之气太过,就能克制自己所能胜过的气,同时反而欺侮自己所不能胜过的气;五运之气不及,则会受到自己所不能胜过的气乘机欺侮,同时又会受到自己所能胜过的气的轻蔑欺侮;凡是欺侮它气者,自己也会受到邪气的伤害,之所以欺侮它气受邪,是由于肆无忌惮而招来的。黄帝说:讲得好!

【讨论】

本节主要讨论了五运之间的关系及其相互影响和作用。从自然气候变化来说,各种气候之间是密切相关的,一种气候变化必然涉及其他气候变化,同时也必然受到其他气候变化的作用和影响。从人体脏腑之间的生理病理变化来说,一个脏器有病,必然要涉及其他脏器,同时也必然受到其他脏器的作用和影响。这提示我们,不论是分析自然气候变化,或是分析人体疾病病机,都必须全面考虑,不能只看一点,不及其余。这是中医学整体恒动观在运用中的具体体现,是中医学的精华所在。

六微旨大论篇第六十八

【提要】

六，指风、热、火、湿、燥、寒六种气候；微，精深微妙之意；旨，指意旨、含义。本篇主要根据甲子纪年，以一个甲子日为六十天，六个甲子日为一年，而一年之中有五运六气的运行变化。其形式有主岁、主时、客主加临等不同。而客气又分为司天、在泉、四间气六个阶段。以上这些六气意旨及变化规律甚为精深微妙，故篇名"六微旨大论"。

【原文】

黄帝问曰：呜呼！远哉，天之道[1]也，如迎浮云，若视深渊，视深渊尚可测，迎浮云莫知其极。夫子数言谨奉天道，余闻而藏之，心私异之，不知其所谓也。愿夫子溢志[2]尽言其事，令终不灭，久而不绝，天之道可得闻乎？岐伯稽首再拜对曰：明乎哉问，天之道也！此因天之序，盛衰之时也。

【注释】

[1]天之道：宇宙间万事万物变化的规律。

[2]溢志：溢，满而外流，此指详尽地把知道的讲出来。

【语译】

黄帝问道：啊！多么深远，关于天的变化规律，如抬头看浮云，又像低头看深渊，所看的深渊还可测知，仰望的浮云却不可能知道它的尽头之处。先生多次讲，要小心谨慎地奉行自然变化规律，我听了以后，都铭记在心，但是心里又私下产生了疑惑，不明白其中说的是什么意思。希望先生详尽地讲讲其中的道理，使它永不磨灭，长久流传不断绝。像这样的有关宇宙万物变化规律，可以让我听听吗？岐伯再次行跪拜礼后回答说：你提的问题多么高明啊！所说的宇宙万物的变化的道理,就是六气循环运转表现出来时序和盛衰。

【讨论】

本节指明了三个问题:第一,自然变化的规律是极其复杂的,不容易掌握;第二,自然变化的规律并非不可知,而是可以认识并加以总结的;第三,总结自然变化规律的唯一方法,是根据自然气候的外在客观表现来加以探讨和总结。以上三点认识是非常正确的,这对我们学习和掌握运气学说是颇有裨益的。

【原文】

帝曰:愿闻天道六六之节盛衰何也？岐伯曰:上下[1]有位,左右有纪[2]。故少阳之右,阳明治[3]之;阳明之右,太阳治之;太阳之右,厥阴治之;厥阴之右,少阴治之;少阴之右,太阴治之;太阴之右,少阳治之。此所谓气之标[4],盖南面而待也。故曰:因天之序,盛衰之时,移光定位,正立而待之[5],此之谓也。少阳之上,火气治之,中见厥阴[6];阳明之上,燥气治之,中见太阴;太阳之上,寒气治之,中见少阴;厥阴之上,风气治之,中见少阳;少阴之上,热气治之,中见太阳;太阴之上,湿气治之,中见阳明。所谓本也,本之下,中之见也,见之下,气之标也。本标不同,气应异象[7]。

【注释】

[1]上下:上指司天之气,下指在泉之气。

[2]左右有纪:左右,指左右间气,纪指规律。

[3]治:主司,主治。

[4]标:本意指木的末端,在此为标记、标识的意思。

[5]移光定位,正立而待之:移光定位,指古人根据日影的变化来确定节气的一种方法;正立而待之,面南正立进行观察。

[6]中见厥阴:言三阴三阳各有表里,其气相通,故各有互根之中气也。少阳之本火,故火气在上,与厥阴为表里,故中见厥阴,是以相火而兼风木之化也。如以三阴三阳六经来说,凡互为阴阳表里的两经,则互为中见。余者同。

[7]气应异象:气应,六气应病;异象,不同的病情表现。

【语译】

黄帝说：我想听听关于六气循环时序的盛衰变化如何？岐伯说：六气司天、在泉有一定的位置，左右间气有一定规则定位。所以少阳的右方是阳明主司，阳明的右方是太阳主司；太阳的右方是厥阴主司；厥阴的右方是少阴主司；少阴的右方是太阴主司；太阴的右方是少阳主司。这就是所说的六气之标，它是以面向南方来测定的。所以说，天之六气按照一定的顺序循环运动，就产生了时令的盛衰变化，这种变化要靠观察日光影子移动的长短来确定，观察日影必须面南正立等着它，说的就是这个道理。少阳的上面是火气主司，中气是厥阴；阳明的上面是燥气主司，中气是太阴；太阳的上面是寒气主司，中气是少阴；厥阴的上面是风气主司，中气是少阳；少阴的上面是热气主司，中气是太阳；太阴的上面是湿气主司，中气是阳明。所说的上面的六气，就是本元之气，本气的下面是中气，中气的下面是六气的标。由于本标不同，从六气应病来看，所反映的病情也不一样。

【讨论】

(1)"天道六六之节"一语，首见于《素问·六节藏象论》"天以六六之节，以成一岁"，因此许多的注家均据《素问·六节藏象论》"天有十日，日六竟而周甲，甲六复而终岁，三百六十日法也"来加以解释，认为"六六"就是指六个甲子，即六个六十天，六六三百六十天为一年。这种解释实际上是不确切的。《内经》中对于一年的时间是按三百六十五天来计算的，而不是按三百六十天计算。《素问·六节藏象论》首先即提出"行有分纪，周有道理，日行一度月行十三度有奇焉，故大小月三百六十五日而成岁，积气余而盈闰矣"。以五运而言，主运分五步，分司一年中的五个运季，每步所主时间为七十三天零五刻，则每年为三百六十五天多一点；以六气而言，主气分六步，一年二十四节气分属于六气之中，从每年大寒日开始计算，每十五天多一点为一个节气，四个节气为一步，每一步为六十天零八十七刻半，六步为一年，则每年也是三百六十天多一点。由此可知，"六六"不是指六六三百六十天。其实《素问·六节藏象论》"夫六六制节，九九制会者，所以正天之度，气之数也。天度者，所以制日月之行也；气数者所以纪化生之用也"，对"六六"一词作了比较明确的解释，很明显，"六六"是指观测自然气候变化的一种方法，一个"六"应指风、寒、暑、湿、燥、火六气；一个"六"应指三阴三阳，"六六制节"是指以三阴三阳来归属和测算六气的方法。

（2）"少阳之上，火气治之，中见厥阴……太阴之上，湿气治之，中见阳明"论述了标本中气问题。所谓"标"，就是标识、标记；"本"，就是本气；"中气"就是"中见之气"，是在本气中可以看到的气。三阴三阳为"标"，分列之以代表六气；风、寒、暑、湿、燥、火是六气的变化，为"本"；本气相通的气"中气"。本气之中又可出现中见之气的原因，其一是因为，六气变化到了一定限度，常可向相反方面转化，如热可以向寒方面转化，寒也可以向热方面转化，所以说"少阴之上，热气治之，中见太阳""太阳之上，寒气治之，中见少阴"；湿可以向燥方面转化，燥也可以向湿方面转化，所以说"太阴之上，湿气治之，中见阳明""阳明之上，燥气治之，中见太阴"；风可以转化为热，火借风威，火也可以转化为风，热极生风，所以说"厥阴之上，风气治之，中见少阳""少阳之上，火气治之，中见厥阴"。其二是因为，六气本身有盛衰和有余不及。热气有余是热，不及便生寒；寒气有余是寒，不及便生热；燥气有余是燥，不及便生湿；湿气有余是湿，不及便生燥。总的来说，不论是推测气候变化或是分析疾病转变，都要从整体恒动观来加以认识，这是标本中气提法的实质。从阴阳概念来说，不但要注意阴阳本身的特点，还要注意到阴阳之间的转化；从表里概念来说，不但要注意表里本身的特点，还要注意到表里之间相互出入，太阳与少阴相表里、阳明与太阴相表里、少阳与厥阴相表里，可以由表及里，也可以由里及表。标本中气理论是运气学说的重要内容之一，它以阴阳六气的理论，研究天之六气与人体六经的关系，说明运气与人体发病的规律，通过分析六淫变化之所在而提示临证治疗的大法。《黄帝内经》涉及标本中气的内容较多，其中以《至真要大论》较为集中地进行了论述，具体可以参见该篇相关内容。

【原文】

帝曰：其有至而至[1]，有至而不至[2]，有至而太过[3]，何也？岐伯曰：至而至者和；至而不至，来气不及也；未至而至，来气有余也。帝曰：至而不至，未至而至如何？岐伯曰：应则顺[4]，否则逆，逆则变生，变则病。帝曰：善。请言其应。岐伯曰：物[5]，生其应也。气[6]，脉其应也。

【注释】

[1]至而至:前至指时至,后至指气之至。

[2]至而不至:指时令节气已至,而应至的六气未至,此为不及。

[3]至而太过:是时令未至,而不应至的六气已至。

[4]应则顺:时至气亦至的为应,应则顺。

[5]物:自然界万物。

[6]气:天时之气。

【语译】

黄帝说:六气与时令的关系,有时至气也至的,有时至而气不至的,有时未至而气至太过的,这是为什么呢?岐伯说:时节至气候也至的为平和气,时节至而气候不至的是应到位的气不及。时令未至而气候已至是应到位的气有余。黄帝说:时节至而气候不至,时节未至而气候已至,将会发生甚么事?岐伯说:六气与时节相应就顺,六气与时节不相应就逆,逆就产生异变,异变就要生病。黄帝说:讲得好!请你讲讲相应。岐伯说:自然界万物与六气的相应表现其生长方面,天时气候对人的影响可以从脉象上表现出来。

【讨论】

"其有至而至,有至而不至,有至而太过"概括了六气变化的常变问题,"至而至",与季节相应为常;"至而不至""至而太过""未至而至",与季节不相应为变。张仲景《金匮要略·脏腑经络先后病脉证》云:"问曰:有未至而至,有至而不至,有至而不去,有至而太过,何谓也?师曰:冬至之后,甲子夜半少阳起,少阳之时,阳始生,天得温和。以未得甲子,天因温和,此为未至而至也;以得甲子而天未温和,为至而不至也;以得甲子而天大寒不解,此为至而不去也;以得甲子而天温如盛夏五六月时,此为至而太过也。"对经文作了具体而形象的解释。判断常变的标准,从自然界来说,是根据物候;从人体来说,要根据脉象。常则万物化生,身体健康;变则万物不容,发生疾病。

【原文】

帝曰:善。愿闻地理之应六节气位[1]何如?岐伯曰:显明[2]之右,君火之位也;君火之右,退行一步[3],相火治之;复行一步,土气治之;复行一步,金气治之;复行一步,水气治之;复行一步,木气治之;复行步,君火治之。相火之下,水气承[4]之;水位之下,土气承之;土位之下,风气承之;风位之下,金气承之;金位之下,火气承之;君火之下,阴精承之。帝曰:何也? 岐伯曰:亢则害,承乃制[5],制则生化,外列盛衰[6],害则败乱,生化大病。

【注释】

[1]六节气位:六节,指三阴三阳;气,指风、火、燥、暑、湿、寒六气;位,指三阴三阳六气所在的位置。

[2]显明:显著,光明。原本指早上的太阳,在东方卯正之位升起,天地普照光明。

[3]退行一步:指向右行一步,主气六步运转方向是自右而左,故右行为退行,每步为六十日又八十七刻半。

[4]承:承袭。

[5]亢则害,承乃制:亢,盛极;制,克制,抑制。六气过亢则克制其所胜,侮其所不胜,有损于万物的生化,反过来六气盛极必衰,则所不胜之气随之而生,对其加以抑制,使之归于正常。

[6]外列盛衰:指盛衰往来的变化,四时之气的不同为其征象。

【语译】

黄帝说:好! 我想听听地理位置与六气主时的位置如何相应的? 岐伯说:早上日出位置的右方,是少阴君火主时的位置;君火的右方,退行一步,是相火主时的位置;再退行一步,是太阴湿土主时的位置;再退行一步,是阳明燥金主时的位置;再退行一步,是太阳寒水主时的位置;再退行一步,是厥阴风木主时的位置;再退行一步,是少阴君火主时的位置。相火的下面,有水气相承接;水气的下面,有土气相承接;土气的下面,有风气相承接;风气的下面,有金气相承接;金气的下面,有火气相承接;君火的下面,有阴精相承接。黄帝说:这是为什么? 岐伯说:六气过盛,就会克制其所胜,侮其所不胜,损害万物的生机,随之其所不胜的气就会产生增强而抑制它,抑制后六气达到正常而生化不息。盛衰的往来,四时之气的不同可以应证,亢盛为害会败坏正常生化之机,从而发生大病。

【讨论】

（1）经文提出"君火之下，阴精承之"，以此说明君火与阴精之间的承制关系。《内经》在阴与阳之间的关系上认为，"阴阳之要，阳密乃固""阳予之正，阴为之主""阳气者，若天与日，失其所则折寿而不彰"，主张以阳为主导，以阴为基础。"君火之下，阴精承之"，正是这一理论在认识自然气候方面的具体体现和运用。其次，经文提出五行之间各有所制，"制则生化"。在五行之间的相互关系中，把"制"，也就是"克"，放在主要地位。再其次，经文提出了"亢害承制"的规律，五行之间盛衰盈虚是自然界的客观存在，是一种正常现象，只有在"亢"而失制的情况下才属反常。这种阴阳之间，以阳为主导，阴为基础，五行之中，以制为主，必先五胜，亢害承制的理论，对中医学的影响很大，直接指导着中医学的临证实践，具有极其重要的意义。

（2）经文所谓"亢则害，承乃制"是对六气相互承制的概括和总结，既说明了六气变化的制约关系，又包含了一定的哲理。前人对此有许多阐发，王琦于《学古准则》中所注之语阐发较详，其曰："六气各专一令，一极则一生，循环相承，无有间断，故于每位盛极之下，各有相制之气，随之以生，由生而化，由微而著，更相承袭，时序乃成，岁气不易之理，本如是也。若或一时过亢，则必有所害。亢者，盛之极也；制者，因其盛而抑之也。阴阳五行之道，亢之已极，强弱相凌，苟无以制之，强者愈强，弱者愈弱，即有偏盛，即有偏衰，而为害益甚。所以亢而过盛，则害乎所胜，而承其下者，必从而制之，盛极有制，则无亢害之患，而生化出于其间，此天地自然之妙用，真有莫之使然而自不得不然者也。王安道曰：承犹随也，然不言随而言承者，以在下言则有上奉之意，故曰承。虽谓之承，而又有防之意寓焉。亢者，过极也。害者，害物也。制者，克而胜之也。其所承者，苟不至于亢，则随之而已，故虽承而不见。若上者即亢，则下者必克，胜而平之，而承制之义见矣。刘河间曰：己亢过极，则反似胜己之化。故后篇云：厥阴所至为风生，终为肃，少阴所至为热生，终为寒类，其为风生为热生者，亢也；其为肃为寒者，制也。又云：水发而雹雪，土发而飘骤之类，其水发土发者，亢也，其雹雪飘骤者，制也。所以然者，造化之常，不能以无亢，亦不能以无制焉耳。虞天民曰：制者，制其气之太过也，害者，害所承之元气也。所谓元气者，总而言之，谓之一元，如天一生水，水生木，木生火，火生土，土生金，金复生水，循环无端，生生而不息者也。分而言之,谓之六元,如水为木之化元,木为火之化元,火为土之化元,土为金之化元,金为水之化元,运化而无穷者也。假如火不亢,则所承之水随之而已,一有亢患,则水必起而平之,不使其有害金元之气,子来救母之意也。六气皆然,乃五行胜复之理,有不期然而然者。夫天地万物,无往而非五行,则亢害承制,亦无往而非胜复之道。其在于人,则五脏更相平也;五志更相胜也;五气更相移也;五病更相变也。故火极则寒生,寒极则湿生,湿极则风生,风极则燥生,燥极则热生,皆其化也。第承制之在天地者,出乎气化之自然,而在人为亦有之,惟在挽回运用之得失耳,使能知其微能得其道,则把握在我,何害之有。设承制之盛衰不明,似是之真假不辨,其祸害可立而待矣,可不慎哉。"以上论述,根据经文精神,对运气变化,五行生克,人体气化,病症演变,都作了一定的阐发,并明确指出了亢害承制有"不期然而然者",即是说它是不以人的意志为转移的客观规律,同时又指出"能得其道,则把握在我",即是说只要人们认识了这一客观规律,就可以采取相应措施,谨防其害。这是很有道理的。

(3)"外列盛衰"一语,各家注解不一。张隐庵注云:"外列盛衰者,谓外列主岁主气,有盛有衰,如主岁之气与主时之气,交相亢极则为害更甚,故曰害则败乱,化生大病。"高士宗注云:"外列盛衰者,盛已而衰,衰已而盛,四时之气可征也。若亢极而害则败乱生,致生化大病。"张注从具体运算上解,高注则从四时盛衰解,两者总的精神是一致的。"外列"就是指自然界的客观表现,"盛衰"就是指自然界气候变化和物化现象上的盈虚消长,而这种盈虚消长,是五行之间不断运动变化的结果。这是自然界中的正常现象,因此经文以"外列盛衰"一语把它肯定了下来。

【原文】

帝曰:盛衰何如?岐伯曰:非其位[1]则邪,当其位则正,邪则变甚,正则微。帝曰:何谓当位?岐伯曰:木运临卯,火运临午,土运临四季,金运临酉,水运临子,所谓岁会,气之平也[2]。帝曰:非位何如?岐伯曰:岁不与会也。帝曰:土运之岁,上见太阴;火运之岁,上见少阳少阴;金运之岁,上见阳明;木运之岁,上见厥阴;水运之岁,上见太阳,奈何?岐伯曰:天之与会也。故《天元册》曰天符。帝曰:天符岁会何如?岐伯曰:太一天符之会也。

帝曰：其贵贱何如？岐伯曰：天符为执法，岁位为行令，太一天符[3]为贵人[4]。帝曰：邪之中也奈何？岐伯曰：中执法[5]者，其病速而危；中行令[6]者，其病徐而持；中贵人者，其病暴而死。帝曰：位之易也何如？岐伯曰：君位臣则顺，臣位君则逆，逆则其病近，其害速；顺则其病远，其害微。所谓二火也。

【注释】

[1]位：指十二地支在方位中的位置。子位为正北，午位为正南，卯位为正东，酉位为正西，辰戌丑未居中央。

[2]所谓岁会，气之平也：岁会年，即通主一年的中运之气，与年支的五行属性相同，同时又得五方正位者，其年气候平和，故称平和之年。

[3]太一天符：既为天符，又为岁会，即《天元纪大论》中所说的三合。太一天符之年必须中运之气、司天之气、岁支的五行属性皆相同。

[4]贵人：君主。形容太一天符气盛威严。

[5]执法：执政，掌握大权。

[6]行令：施行政令。

【语译】

黄帝说：六气的盛衰又是怎样的呢？岐伯说：不得五方正位的是邪气，恰得五方正位的是正气，邪气引起的变化严重，正气引起的变化轻微。黄帝说：什么叫恰得五方正位呢？岐伯说：木运遇到卯年，火运遇到午年，土运遇到辰、戌、丑、未年，金运遇到酉年，水运遇到子年，为中运之气与年支的五行属性相合，又得五方正位，也就是所说的岁会，属于平和之气。黄帝说：不得五方正位又是怎样的呢？岐伯说：那就是说中运之气与年运的五行属性不相合，即不得五方正位啊。黄帝说：土运主岁，遇到太阴司天，火运主岁，遇到少阳、少阴司天，金运主岁，遇到阳明司天，木运主岁，遇到厥阴司天，水运主岁，遇到太阳司天，是怎样的呢？岐伯说：这是司天之气与中运之气的五行属性相同，《天元册》中称之为天符。黄帝说：既是天符，又是岁会的又是怎样称谓的呢？岐伯说：那叫作太一天符。

黄帝说：它们的贵贱如何区分呢？岐伯说：天符犹如执法者，岁会犹如行令者,太一天符犹如贵人。黄帝说:被邪气所中致病,三者有何区别呢? 岐伯说:被执法之邪所中的,发病迅速而病危;被行令之邪所中的,发病缓慢而病程较长;被贵人之邪所中的,发病又猛又急而容易死亡。黄帝说:主气、客气的位置互相变换又是怎么样的呢? 岐伯说:君位客气加临于臣位主气上的为顺,臣位客气加临于君位主气上的为逆,逆就会很快发病并且危害迅速,顺就延缓发病并且危害轻微。这就是说的君火、相火位置变换的结果。

【讨论】

本节介绍了运气相合与客主加临的具体内容。提出了"当位"与"非位"的问题;"天符""岁会""太一天符"的具体测算方法和与自然气候变化、人体疾病变化的关系;以及"君位臣""臣位君"的顺逆问题。对于这些问题的分析,《内经》基本上是以"常""变"来立论的,认为气候有"常"也有"变","常即正""正则微""其害微";"变"即"邪""邪则变甚""其害速"。这是古人长期对自然气候变化及其与人体疾病的关系观察而得到的经验总结,值得高度重视。

所谓"当位",就是值年大运的五行属性与年支的五行固有属性相同。以丁卯年为例,丁壬化木,丁卯年的大运是木运,丁卯年的年支卯属木,大运与年支的五行属性相同,所以丁卯年便属"当位",当位之年叫做"岁会"。凡属岁会之年,当年在气候变化上就比较正常,人体疾病也比较缓和,即经文所说"所谓岁会,气之平也""中行令者,其病徐而持"。因为年支固有的五行属性代表着该年正常的季节气候变化和物化现象,值年大运的五行属性代表年度的特殊变化。如果值年大运的五行属性与当年地支固有的五行属性相同,则说明这一年的气化和物化现象完全属于正常而无特殊。所以,凡属"岁会"之年,气候变化便无特殊,人体疾病也无特殊,故经文谓"当其位则正""正则微"。

所谓"非位",就是值年大运的五行属性与年支固有的五行属性不同,而与当年司天之气的五行属性相同。以戊寅年为例,戊癸化火,戊寅年的大运是火运,戊寅年的年支寅属木,寅申少阳相火司天,大运的五行属性与年支不同,而与司天之气相同,所以戊寅年便属"非位",非位之年叫做"天符"。凡属天符之年,当年在气候变化上就比较剧烈,人体疾病也比较凶猛,即经文所说,"岁不与会""天符为执法……中执法者,其病速而危"。因为司天之气的五行属性代表着该年的特殊变化,值年大运也代表年度的特殊变化,两者相同就意味着该年气候变化及物化现象均出现偏胜,"亢则害"。所以,凡属"天符"之年,气候变化便会出现严重反常,人体疾病也会不同一般,故经文谓"非其位则邪""邪则变甚"。

如果既是"天符"之年,同时又是"岁会"之年,则该年属"太一天符"。凡属"太一天符"之年,一般认为,该年在气候变化上特别剧烈,人体疾病也特别凶险。

总结六十花甲岁可知,戊子、戊午、戊寅、戊申、丙辰、丙戌、丁巳、丁亥、乙卯、乙酉、己丑、己未十二年为"天符";戊午、丙子、丁卯、乙酉、己丑、己未、甲辰、甲戌八年为"岁会";戊午、乙酉、己丑、己未四年为"天符岁会"。"天符""岁会""天符岁会"合计共有十六年。

"君位臣",指客气君火加于主气相火之上;"臣位君",指客气相火加于主气君火之上。"君位臣则顺",是说少阳相火主时之时(三之气,即小满至大暑这段时间),而此时客气是少阴君火,则该季节应炎热而实际并不太热。这种现象虽然也算特殊,但问题不大,不会严重影响自然气候的变化和万物的正常生长,所以称之为"顺"。这对人体的影响也不大,即经文所谓"顺则病远,其害微"。"臣位君则逆",是说少阴君火主时之时(二之气,即春分至小满这段时间),而此时客气是少阳相火,则该季节应温而反大热。这种反常的现象属于太过,会严重影响自然气候的变化和万物的正常生长,所以称之为"逆"。这对人体影响很大,即经文所谓"逆则其病近,其害速"。

【原文】

帝曰:善。愿闻其步何如?岐伯曰:所谓步者,六十度而有奇[1],故二十四步积盈百刻而成日[2]也。

帝曰:六气应五行之变何如?岐伯曰:位有终始[3],气有初中[4],上下[5]不同,求之亦异也。帝曰:求之奈何?岐伯曰:天气始于甲,地气始于子[6],子甲相合,命曰岁立[7],谨候其时,气可与期。

帝曰:愿闻其岁,六气始终,早晏何如?岐伯曰:明乎哉问也!甲子之岁,初之气,天数始于水下一刻[8],终于八十七刻半;二之气始于八十七刻六分,终于七十五刻;三之气,始于七十六刻,终于六十二刻半;四之气,始于六十二刻六分,终于五十刻;五之气,始于五十一刻,终于三十七刻半;六之气,始于三十七刻六分,终于二十五刻。所谓初六[9],天之数[10]也。乙丑岁,初之气,天数始于二十六刻,终于一十二刻半;二之气,始于一十二刻六分,终于水下百刻;三之气,始于一刻,终于八十七刻半;四之气,始于八十七刻六分,终于七十五刻;五之气,始于七十六刻,终于六十二刻半;六之气,始于六十二刻六分,终于五十刻。所谓六二,天之数也。丙寅岁,初之气,天数始于五十一刻,终于三十七刻半;二之气,始于三十七刻六分,终于二十五刻;三之气,始于二十六刻,终于一十二刻半;四之气,始于一十二刻六分,终于水下百刻;五之气,始于一刻,终于八十七刻半;六之气,始于八十七刻六分,终于七十五刻。所谓六三,天之数也。丁卯岁,初之气,天数始于七十六刻,终于六十二刻半;二之气,始于六十二刻六分,终于五十刻;三之气,始于五十一刻,终于三十七刻半;四之气,始于三十七刻六分,终于二十五刻;五之气,始于二十六刻,终于一十二刻半;六之气,始于一十二刻六分,终于水下百刻。所谓六四,天之数也。次戊辰岁,初之气复始于一刻,常如是无已,周而复始。

帝曰:愿闻其岁候何如? 岐伯曰:悉乎哉问也! 日行一周[11],天气始于一刻,日行再周,天气始于二十六刻,日行三周,天气始于五十一刻,日行四周,天气始于七十六刻,日行五周,天气复始于一刻,所谓一纪[12]也。是故寅午戌岁气会同[13],卯未亥岁气会同,辰申子岁气会同,巳酉丑岁气会同,终而复始。

【注释】

[1]六十度而有奇:六十度,同六十日;奇,同零,即一步为六十日。

[2]二十四步积盈百刻而成日:每年六步,二十四步含四年,每年三百六十五度又盈二十五刻,四年共盈一百刻,恰好一日(积其盈日又成日)。

[3]位有终始:指地理应六气的位置在时间上有始有终。

[4]气有初中:六气分主六时,每时一步,一步之气又有初中之分,初为地气用事,中为天气用事,二者各占三十度有余。

[5]上下：上指天气,下指地气。

[6]天气始于甲,地气始于子：推算天气从十干的甲开始,推算地气从子开始。

[7]子甲相合,命曰岁立：天干与地支相配,组成了岁,推算岁气的方法也随之确立。

[8]水下一刻：古代以铜壶滴水计时,一时均一百刻,此指滴水百刻之首,即寅初刻。

[9]初六：六气分六步运行一年,第一个六步叫初六,下六二、六三、六四同此义。

[10]天之数：六气分步运行开始和结束的刻分数。

[11]日行一周：行,指太阳的视运动,日行一周即地球绕太阳运转一周,为一年时间。

[12]纪：四年为一纪。

[13]岁气会同：岁气,指一年六气;会同,六十年中六气运转始终的刻分数相同的即为会同。

【语译】

黄帝说：好。我想听听关于步的内容是怎样的？岐伯说：所说的一步就是时间六十日有零。二十四步以后,即四年后,把每年盈余的二十五刻累积起来刚好一百刻,成为一日。

黄帝说：六气同五气相应的变化是怎样的呢？岐伯说：六气主时,每一气所占的位置都有开始和终结,一气有初气、中气之分,天气和地气不尽相同,所以推求起来有了差异。黄帝说：怎样推求呢？岐伯说：天气从天干的甲开始,地气从地支的子开始,子和甲相互结合,称之为岁立,小心地观察水刻的早晚,六气变化的情况就可推求而得。

黄帝说：我想听听每年六气开始和终结的早晚是怎样的呢？岐伯说：问得很高明啊！甲子年,初气开始于水下一刻,终止于八十七刻半;第二气开始于八十七刻六分,终止于七十五刻;第三气开始于七十六刻,终止于六十二刻半;第四气开始于六十二刻六分,终止于五十刻;第五气开始于五十一刻,终止于三十七刻半;第六气开始于三十七刻六分,终止于二十五刻。这就是六气运行第一个六步的各气开始和终结的刻分数。乙丑年,初气开始于二十六刻,终止于一十二刻半;第二气开始于一十二刻六分,终止于水下一百刻;第三气开始于一刻,终止于八十七刻半;第四气开始于八十七刻六分,终止于七十五刻;第五气开始于七十六刻,终止于六十二刻半;第六气开始于六十二刻六分,终止于五十刻。就是六气第二个六步各气开始和终结的刻分数。丙寅年,初气开始于五十一刻,终止于三十七刻半;第二气开始于三十七刻六分,终止于二十五刻;第三气开始于二十六刻,终止于一十二刻半;第四气开始于一十二刻六分,终止于水下一百刻;第五气开始于一刻,终止于八十七刻半;第六气开始于八十七刻六分,终止于七十五刻。这是所说的第三个六步各气开始和终结的刻分数。丁卯年,初气开始于七十六刻,终于六十二刻半;第二气开始于六十二刻六分,终止于五十刻;第三气开始于五十一刻,终止于三十七刻半;第四气开始于三十七刻六分,终止于二十五刻;第五气开始于二十六刻,终止于一十二刻半;第六气开始于一十二刻六分,终止于水下一百刻。这是所说的第四个六步各气开始和终结的刻分数。依次类推,下一年是戊辰年,初气又重复开始于一刻,按照常规从不间断依上述次序,周而复始地循环不已。

黄帝说:我想听听以年为单位来推求又是怎样的呢?岐伯说:问得真详尽啊!太阳运行一周天,是一年。太阳运行第一周,天气开始于一刻;太阳运行第二周,天气开始于二十六刻;太阳运行第三周,天气开始于五十一刻;太阳运行第四周,天气开始于七十六刻;太阳运行第五周,天气重复开始于一刻,也就是所说的四周为一纪。所以寅年、午年、戌年六气运转的始终刻分数相同,卯年、申年、子年六气运转的始终刻分数相同,巳年、酉年、丑年六气运转的始终刻分数相同,终而复始,无休无止。

【讨论】

本段经文介绍了运气历。运气历是以太阳回归年为主的六分历,其校正至闰的方法是每四年由365日变为366日(太阳回归年周期为365.2422天,每年盈余约二十五刻,四年则盈余100刻即一天)。运气历最大特点是和二十四节气紧密结合:运气历把一年365天,至大寒开始,分为六步,每步六十日零八十七刻半,主四个节气(第一步,大寒至春分,厥阴风木主气;第二步,春分至小满,少阴君火主气;第三步,小满至大暑,少阳相火主气;第四步,大暑至秋分,太阴湿土主气;第五步,秋分至小雪,阳明燥金主气;第六步,小雪至大寒,太阳寒水主气)。运气六分历较之四分历更精细,有着较大的优势,其更能反映一年阴阳消长的规律,更能反映物候生长化收藏的周期。

【原文】

帝曰:愿闻其用也。岐伯曰:言天者求之本[1],言地者求之位[2],言人者求之气交[3]。帝曰:何谓气交?岐伯曰:上下之位,气交之中,人之居也。故曰:天枢[4]之上,天气主之;天枢之下,地气主之;气交之分,人气从之,万物由之。此之谓也。

【注释】

[1]本:指天之六气。

[2]位:六气分主六时相应的地理位置。

[3]气交:天气之下,地气之上,二者交汇之处为气交。

[4]天枢:枢,枢机。天枢指天气与地气交汇的结合点。

【语译】

黄帝说:我想听听关于六气的作用。岐伯说:讨论天气的变化,要推求六气这个本原,讨论地气的变化,要推求六气分主六时相应的地理位置,讨论人体的变化,要推求天气与地气上下所交之中。黄帝说:什么叫气交呢?岐伯说:天气处于上而下降,地气处于下而上升,天气与地气交合之处叫做气交,人类生存在天地气交之中。所以说:天枢的上面,是天气所主;天枢的下面,是地气所主;在气交部分,人类生存其中,顺从天地之气的变化,万物由天地之气的变化而化生。就是这个道理。

【原文】

帝曰:何谓初中?岐伯曰:初凡三十度而有奇,中气同法。帝曰:初中何也?岐伯曰:所以分天地也。帝曰:愿卒闻之。岐伯曰:初者地气也,中者天气也。帝曰:其升降何如?岐伯曰:气之升降,天地之更用[1]也。帝曰:愿闻其用何如?岐伯曰:升已而降,降者谓天;降已而升,升者谓地。天气下降,气流于地;地气上升,气腾于天。故高下相召[2],升降相因[3],而变作矣。

帝曰:善。寒湿相遘,燥热相临,风火相值[4],其有间乎? 岐伯曰:气有胜复,胜复之作,有德有化,有用有变[5],变则邪气居之。帝曰:何谓邪乎? 岐伯曰:夫物之生从于化,物之极[6]由乎变,变化之相薄,成败之所由也。故气有往复[7],用有迟速,四者之有,而化而变,风之来也[8]。帝曰:迟速往复,风所由生,而化而变,故因盛衰之变耳。成败倚伏游乎中,何也? 岐伯曰:成败倚伏[9]生乎动,动而不已,则变作矣。帝曰:有期乎? 岐伯曰:不生不化,静之期也。帝曰:不生化乎? 岐伯曰:出入废则神机[10]化灭,升降息则气立[11]孤危。故非出入,则无以生长壮老已;非升降,则无以生长化收藏。是以升降出入,无器[12]不有。故器者生化之宇[13],器散则分之,生化息矣。故无不出入,无不升降,化有小大,期有近远,四者之有,而贵常守,反常则灾害至矣。故曰:无形无患[14],此之谓也。帝曰:善。有不生不化乎? 岐伯曰:悉乎哉问也! 与道合同,惟真人也。帝曰:善。

【注释】

[1]更用:轮换作用。

[2]相召:相互感召。

[3]相因:互相为因果关系。

[4]值:遇到。

[5]有德有化,有用有变:德,指六气正常功用;化,生化;用,功用;变,变化。全句指胜气复气的交替发作,产生了气的德、化、用和异变。

[6]极:终,尽头。

[7]往复:往来的意思。

[8]风之来也:风,分正气与邪风。此指兼二者之风的产生。

[9]倚伏:相互包含的意思。

[10]神机:指有生命的血肉之体,生气根于身中,以神为生死之主,故曰神机。

[11]气立:指无生命的草木金石类物体,生气根于形之外,以气为荣枯之主,故曰气立。

[12]器:泛指有形的东西。

[13]宇:房屋,此指场地。

[14]无形无患:没有形体就没有灾害。正常的生化,异常的变化所致的灾害都离不开形,故有无形无患之说。

【语译】

黄帝说:什么叫做初气中气呢?岐伯说:初气在一步中占三十度有奇,中气也是一样的。黄帝说:为什么有初气和中气之分呢?岐伯说:是为了分别天气与地气有所依据。黄帝说:我想听你全部进行讲解。岐伯说:初气就是地气,中气就是天气。黄帝说:它们的升降是怎样的呢?岐伯说:气的升降,是天气与地气相互轮换的结果。黄帝说:希望听听天气与地气相互作用是怎样的?岐伯说:上升后就下降,下降是天的作用;下降后就上升,上升是地的作用。天气下降,气就流向地;地气上升,气就蒸腾于天。所以说上下相互感召、升降互为因果,因此,自然的一切变化就产生了。

黄帝说:讲得好!寒与湿相会,燥与热相逢,风与火相遇,会有一定的时间吗?岐伯说:其中有胜气和复气,胜气和复气的交替发作,使气有了正常功用,有了生化能力,还有了一定的作用,也有了异常变化,邪气也就随之而来,留连不已。黄帝说:什么是邪气呢?岐伯说:万物的生存离不开生化,万物的终结都离不开变化。变与化之间的相互对抗与转化,是事物成败的根本原因。所以气有往有来,作用有慢有快,由于往复迟速四者的不同作用,大自然也就有了生化和变化,产生了既能生万物亦能害万物的风。黄帝说:六气快慢往来的运动产生了风,由于生化与变化的不同作用产生了盛衰,为什么又讲成长与毁败相互包含呢?岐伯说:成长与毁败相互包含关键是运动,不停地运动,就会发生变化。黄帝说:有停止运动的时期吗?岐伯说:万物处于非明显的生化阶段,是相对静止稳定的时期。黄帝说:有停止生化的时候吗?岐伯说:有生命的血肉之体,内外出入功能丧失,那就生命活动会息灭;无生命的草木金石类物体,上下升降运动停止,那就无活力而败坏。所以说没有出入升降,就不会有新生、成长、壮实、衰老、死亡等生命过程。没有出入升降,也就没有新生、成长、开花、结果、收藏等生化过程。所以升降出入,是没有哪一种物体不具有的。有形的事物,是生化的场所,形体消失了,气化就会停止。所以说自然界中凡有形体的物体,没有不存在升降出入的运动的,只不过是生化有大小之分,死亡有远近之别罢了。升降出入运动,最重要的是要有一定的规律,违背规律就要带来灾害。所以说:没有形体就不存在升降出入,也就没有灾害,就是这个道理。黄帝说:讲得好! 有没有具有形体而不生不化的呢? 岐伯说:您问得真详尽啊! 能与自然规律融合为一体并与其变化同步的,只有真人。黄帝说:讲得好。

【讨论】

以上节重点讨论了中医学中一个十分重要的问题,即整体恒动观的指导思想以及气化学说"化生极变"的问题。

经文首先提出了"言天者,求之本,言地者,求之位,言人者,求之气交""上下之位,气交之中,人之居也""气交之分,人气从之,万物由之",认为"天地一体""人与天地相应"。其次又提出了"物之生从于化,物之极由乎变,变化之相薄,成败之所由也""成败倚伏游乎中""成败倚伏生乎动,动而不已,则变作矣""升降出入,无器不有""无不出入,无不升降""器者,生化之宇,器散则分之,气化息矣",十分明确地指出:物质具有量变质变的转化过程,有物质就有运动,有运动就有变化;反之,没有物质就没有运动,没有运动就不会产生变化,运动终止,物质变化也就终止,物质是运动的基础,运动是变化产生的原因。这是存在于物质世界的普遍规律。

上述的观点是十分卓越的,与唯物主义辩证法在认识上有很多相同之处。但由于历史条件的限制,《内经》这种恒动观有很大的局限性,很大程度上有形而上学和唯心主义成分。如经文较多地强调了"周而复始""如环无端",认为宇宙间物质的运动是循环的。并把自然气候各种周期性变化,如四年周期、五年周期、六年周期以及一年的季节气候周期都作了比较绝对的肯定,还以此来解释六十年周期中各个年份的周期性变化、万物的生长、疾病的流行和预后等。这样的认识运用于某些学科,只能在一定时间、范围之内有指导实践的作用。对此,我们应该批判地加以运用。

气交变大论篇第六十九

【提要】

天气与地气相互作用,上下运转而出现太过不及所产生的自然界异常变化或灾变,就叫"气交变"。本篇主要论述由于气交变引起的五运之气的太过不及,对自然界引起的异常变化,五方之气的德、化、政、令、灾、变以及与人体发病的关系。故篇名"气交变大论"。

【原文】

黄帝问曰:五运更治,上应天期,阴阳往复,寒暑迎随[1],真邪相薄,内外分离,六经波荡[2],五气倾移,太过不及,专胜兼并[3],愿言其始,而有常名,可得闻乎?岐伯稽首再拜对曰:昭乎哉问也!是明道也。此上帝所贵,先师传之,臣虽不敏,往闻其旨。帝曰:余闻得其人不教,是谓失道,传非其人,慢泄天宝[4]。余诚菲德,未足以受至道,然而众子哀其不终,愿夫子保于无穷,流于无极,余司其事,则而行之奈何?岐伯曰:请遂言之也。《上经》曰:夫道者上知天文,下知地理,中知人事,可以长久,此之谓也。帝曰:何谓也?岐伯曰:本气位也[5]。位天者,天文也;位地者,地理也;通于人气之变化者,人事也。故太过者先天[6],不及者后天[7],所谓治化[8]而人应之也。

【注释】

[1]迎随:往来之意。

[2]波荡:动荡。

[3]专胜兼并:专胜,五运主岁太过;兼并,五运主岁不及。

[4]慢泄天宝:慢,不重视;天宝,天然的宝物。指不重视而轻易泄露了宝贵的资料。

[5]本气位也:天、地、人三才之气,各有定位。天文者,星辰风雨寒暑也,其气本于天而在上;地理者,山川飞潜动植也,其气本于地而位乎下;人事者,气血表里顺逆也,其气本于人而位乎中。

[6]先天:气先天时而至。

[7]后天:气后天时而至。

[8]治化:五运之气主治时所发生的气候变化。

【语译】

黄帝问道:五运轮流主治,上与一年在天之六气相应,阴去阳至、寒来暑往,使邪气与正气相互交争,人体表里不能相互协调,六经的气血动荡不安,五脏之气也失去平衡而倾移,出现了太过与不及,太过则本气专而胜它气,不及则被它气相兼侵并本气。我想听听有关于它的根源,有无规律可言,你可以讲给我听吗?岐伯再次跪拜后回答说:你问得很明白啊!这是一些很高明的道理,为历来帝王所重视,被从前老师们传授下来了。我虽然不很聪明,但过去曾经听过这些道理。黄帝说:如果遇到了合适的人而不传授,就会失传;如果传授给了不适合的人,就等于轻率地把宝贵的资料泄露出去。我虽然才德菲薄,不够资格授受这些最重要的道理。然而我很怜惜天下百姓,哀叹他们为疾病所伤而不能终其天年,希望先生为了保全百姓生命,使那些最重要的道理永远流传下去,而把它传授出来,由我来主管这件事,以它为准则而效法行使,你看行吗?岐伯说:我尽量讲解它。《上经》中说:关于规律性的问题,上必须通晓天文,下必须通晓地理,中必须通晓人事,才可以使它长久流传不息,就是这个意思。黄帝说:这是什么意思呢?岐伯说:就是根据运气主时的步位为本原来推求天地人三才的气位,在天的气位要研究天文学,在地的气位要研究地理学,通晓人气变化的情况是人事。所以太过的气是先天时而至,不及的气是后天时而至。所说的五运之气主治时所发生的气候变化,人体也一样有所感应而起变化。

【讨论】

"夫道者,上知天文,下知地理,中知人事,可以长久。"经文在此强调天地人之间密不可分的整体关系,在研究方法上强调天地人应综合分析总结的方法。"道者"指掌握自然变化规律的人。"上知天文,下知地理,中知人事"有两层意思:其一,指研究自然变化规律,应就天文、地理、人事三方面综合起来加以研究,亦即把天地人三者视为有机的整体来进行多学科的综合研究;其二,是要求研究自然变化规律的人必须具有广博的知识。《内经》的这种认识是完全正确的,必须加以继承和发扬。

【原文】

帝曰:五运之化,太过何如?岐伯曰:岁木太过,风气流行,脾土受邪。民病飧泄食减,体重烦冤,肠鸣腹支满,上应岁星[1]。甚则忽忽[2]善怒,眩冒巅疾。化气不政,生气独治[3],云物飞动,草木不宁,甚而摇落[4],反胁痛而吐甚,冲阳绝者死不治[5],上应太白星[6]。

【注释】

[1]岁星:即木星。

[2]忽忽:短时间,突然。

[3]化气不政,生气独治:化气,土气也;生气,木气也。木盛则土衰,故化气不能布政于万物,而木之生气独胜。

[4]甚而摇落:风气在地过甚造成草木动摇而落。

[5]冲阳绝者死不治:冲阳者,胃脉也。胃五行属土,木亢则胃绝,故不治。

[6]太白星:金星。

【语译】

黄帝说:五运的气化,太过又是怎样的呢?岐伯说:木气太过的年岁,风气就流行,脾土会受到风气的侵袭。天下百姓易患飧泄、饮食减少、身体沉重、烦闷、抑郁不舒,肠鸣、腹部胀满等病。由于木气太盛则上与天象木星相应,木星特别亮。风气过盛,则会导致人体肝气过胜,发生突然发怒、头晕、目眩及头部疾病。因风气太盛,木盛土衰,则化气不能布施万物而木之生气独胜,便导致天上云物飞动,地上草木摇动不宁,甚至草木折断摇落;在人就会造成胁痛、呕吐不止等病,若冲阳脉绝,为胃气已无,多属死亡不治之症。木气太盛,盛极必衰,衰则被金制之,故上应天上的金星特别明亮。

【原文】

岁火太过,炎暑流行,肺金受邪。民病疟,少气咳喘,血溢血泄注下,嗌燥耳聋,中热肩背热,上应荧惑星[1]。甚则胸中痛,胁支满胁痛,膺背肩胛间痛，两臂内痛，身热骨痛而为浸淫。收气[2]不行，长气[3]独明，雨水霜寒，上应辰星[4]。上临少阴少阳，火燔焫，水泉涸，物焦槁，病反谵妄狂越，咳喘息鸣，下甚血溢泄不已，太渊绝者死不治[5]，上应荧惑星。

【注释】

[1]荧惑星：火星。

[2]收气：金气。

[3]长气：火气。

[4]辰星：水星。

[5]太渊绝者死不治：太渊为手太阴肺脉，火盛克金，肺脉绝多属不治。

【语译】

火气太过的年岁，炎热的暑气就流行，肺金会受到火气的侵袭。天下百姓易患疟疾，呼吸气少、咳嗽喘促、吐血、衄血、二便出血、水泻注下、咽喉干燥、耳聋、胸中发热、肩背发热等病。火气胜，上与天象相应，火星特别明亮。火气过盛，会导致人体胸中痛、胁下胀满疼痛、胸背肩胛间痛、两臂内侧痛、身体发热、骨痛而发生浸淫疮。火气盛则肺金之气受伤，导致肺金的收气不能正常施行，火的长气独盛。火气盛极必衰，衰则寒水之气来复，从而导致雨冰霜寒下降，天上的水星与之相应而特别明亮。如又遇到了少阴、少阳司天，火与火遇，火热更甚，犹如大火燔灼，导致水泉干涸，万物焦枯，人体受病多妄语谵言、疯狂奔跑、咳嗽、喘息有声，火盛于下则二便出血不已。火盛克金，导致手太阴肺脉绝止的多属不治。与之相应，天上的火星特别明亮。

【原文】

岁土太过，雨湿流行，肾水受邪。民病腹痛，清厥意不乐，体重烦冤，上应镇星[1]。甚则肌肉萎，足痿不收，行善瘛，脚下痛，饮发中满食减，四肢不举。变生得位[2]，藏气伏，化气独治之[3]，泉涌河衍[4]，涸泽生鱼，风雨大至，土崩溃，鳞[5]见于陆，病腹满溏泄肠鸣，反下甚而太溪绝者，死不治[6]，上应岁星。

【注释】

[1]镇星:土星。

[2]变生得位:指土运太过的变化发生之日,即得其位之时,分于四季之中,不独指长夏。

[3]藏气伏,化气独治之:藏气,指肾气;化气,指土气。土气太过,水气藏伏不用,化气单独主治。

[4]河衍:河水满而外溢。

[5]鳞:泛指鱼类。

[6]太溪绝者,死不治:太溪,足少阴肾脉。土克水,肾脉气绝,故不治。

【语译】

土气太过的年岁,就雨水多而湿气流行,肾水会受到湿气的侵害。天下百姓多患腹痛、四肢厥冷、心情抑郁不快乐、身体沉重、心中烦闷等病。天上的土星与之相应特别明亮。土气太盛就会使人体肌肉萎缩,两足痿软难以举步,常拘挛抽掣,脚下疼痛,水气停留发病,引起胀满、饮食减少、四肢无力举动。土寄旺于四季,太盛的土运,又遇土旺之时,即土气得位,就会使肾气受到克制而伏藏不用,土气独盛而主治,形成泉水喷涌,河水满而外溢,原来干涸的沼泽因有了水而孳生了鱼类,若大风大雨降临,土崩堤溃,鱼类还会出现在陆地上,人体受病多腹部胀满、大便溏泻、肠鸣、甚至腹泻不止。土胜克水,导致足少阴肾脉绝止的多属不治。与之相应,天上的木星特别明亮。

【原文】

岁金太过,燥气流行,肝木受邪。民病两胁下少腹痛,目赤痛眦疡,耳无所闻。肃杀而甚,则体重烦冤,胸痛引背,两胁满且痛引少腹,上应太白星。甚则喘咳逆气,肩背痛,尻阴股膝髀腨胻[1]足皆病,上应荧惑星。收气峻,生气下[2],草木敛,苍干雕陨,病反暴痛,胠胁不可反侧,咳逆甚而血溢,太冲绝者,死不治[3],上应太白星。

【注释】

[1]腨胻:腨,shuàn,音"涮",小腿肚子;胻,héng,音"恒",小腿。

[2]收气峻,生气下:峻,严厉。收气,金气;生气,木气。金气太过则收气严厉,

金过盛则克制木,故木气受克而卑下。

[3]太冲绝者,死不治:太冲,足厥阴肝脉。金亢克木,肝气绝,故死不治。

【语译】

金气太过的年岁,就会燥气流行,肝木就会受到燥气侵袭。天下百姓多患两胁下少腹疼痛、两目发红疼痛、眼角生疮、两耳听不到声音等病。金气胜,肃杀太过,就会使人身体沉重、心中烦闷、胸痛牵引到背痛、两胁胀满、疼痛波及少腹部。金气盛,上与天象相应,金星特别明亮。金气太盛就会使人喘息、咳嗽、气逆、肩背疼痛,尻、阴、股、膝、髀、腨、足等处皆患病。天上的火星与之相应特别明亮。金气太过就收气严厉,木气受克而生发之气减弱,草木生长停止,以致绿叶干枯凋落,人体受病多突然疼痛,胁肋疼痛得不可以转侧,咳嗽气逆,严重的就血溢而出。金胜克木,导致足厥阴肝脉绝止的多属不治。与之相应,天上的金星特别明亮。

【原文】

岁水太过,寒气流行,邪害心火。民病身热烦心躁悸,阴厥[1]上下中寒,谵妄心痛,寒气早至,上应辰星。甚则腹大胫肿,喘咳,寝汗出憎风,大雨至,埃雾朦[2]郁,上应镇星。上临太阳,则雨冰雪,霜不时降,湿气变物,病反腹满肠鸣,溏泄食不化,渴而妄冒,神门绝者,死不治[3],上应荧惑、辰星。

【注释】

[1]阴厥:指寒气厥逆,即寒厥。

[2]朦:模糊不清。

[3]神门绝者,死不治:神门,手少阴心脉。水亢克火,心气绝,故不治。

【语译】

水气太过的年岁,就会寒气流行,心火会受到亢盛的水邪侵害。天下的百姓多患身体发热、心烦、焦躁心悸、寒气厥逆、周身上下内外发冷、谵言妄语、心痛等病。寒冷的气候会过早地来临。水气盛,上与天象相应,水星特别明亮。若寒气过盛,人就易患腹部肿大、足胫水肿、喘息咳嗽、睡觉汗出、恶风等病。寒气盛极必衰,土气来复,故大雨来到、尘雾郁积模糊不清,天上的土星与之相应特别明亮。若逢太阳寒水司天,寒气过盛就会雨雪冰霜不时下降,万物受水湿之邪的影响发生变化,人体受病会出现肚腹胀满、肠鸣、大便溏泻、食后不消化、口渴、言行不正常、眩冒等症。水胜克火,导致手少阴心脉绝止的多属不治。与之相应的火星光弱,而水星特别明亮。

【讨论】

以上五节论述了六十花甲年中属于岁运太过之年的气候与物象变化及影响人体发病的情况。

六十花甲中壬申、壬午、壬辰、壬寅、壬子、壬戌六年属岁木太过之年。凡是岁木太过之年,从自然气候上说,该年风的变化比较突出,多大风、暴风;从人体五脏来说,肝气偏胜,脾易受损,疾病的临床表现以肝脾症状为主。由于自然气候和人体之间存在着相互作用和自稳调节,在这种相互作用过程中也可能因矫枉过正而出现相应气候和相应脏腑的一些反常表现,气候变化可以由于风胜而出现燥的现象;人体五脏可以由于肝胜而出现脾衰或肺气失常的现象。总而言之,岁木太过之年,在气候变化上要考虑风、湿、燥三气的特殊变化;在人体五脏上要考虑肝、脾、肺三脏的特殊变化。

戊申、戊午、戊辰、戊寅、戊子、戊戌六年属岁火太过之年。凡是岁火太过之年,从自然气候上说,该年比较炎热;从人体五脏来说,心气偏盛,肺易受损,疾病的临床表现以心肺病症为主。由于胜复的原因,也可出现暴冷暴热或肾气失衡的反常变化。总而言之,岁火太过之年,在气候变化上要考虑热、燥、寒三气的特殊变化;在人体五脏上要考虑心、肾、肺三脏的特殊变化。

甲申、甲午、甲辰、甲寅、甲子、甲戌六年属岁土太过之年。凡是岁土太过之年,从自然气候上说,以"湿雨流行"为特点;从人体五脏来说,以脾病、肾病多发为特点,疾病性质以湿病水病为特点。由于胜复的原因,在气候上还可出现风的特殊变化,在疾病上可出现肝的特殊变化。总而言之,岁土太过之年,在气候变化上要考虑湿、寒、风三气的特殊变化;在人体五脏上要考虑脾、肾、肝三脏的特殊变化。

庚申、庚午、庚辰、庚寅、庚子、庚戌六年属岁金太过之年。凡是岁金太过之年,从自然气候上说,该年"燥气流行",气温偏凉;从人体受病脏腑来说,以肺病及肝胆病多发为特点,病性以燥为主。由于胜复的原因,在气候变化上可出现热、甚至暴热的反常气变化;在病变上可出现心的特殊变化。总而言之,岁金太过之年,在气候变化上要考虑凉、燥、火三气的特殊变化;在人体五脏上要考虑肺、肝、心三脏的特殊变化。

丙申、丙午、丙辰、丙寅、丙子、丙戌六年属岁水太过之年。凡是岁水太过之年,从自然气候上说,该年"寒气流行",比较寒冷;从人体受病脏腑来说,以肾病及心病多发为特点,病性以寒为主。由于胜复的原因,在气候变化上可出现湿、雨水、暴热的反常气变化;在病变上可出现脾的特殊变化。总而言之,岁水太过之年,在气候变化上要考虑寒、湿、热三气的特殊变化;在人体五脏上要考虑肾、心、脾三脏的特殊变化。

总结其规律可知,凡属岁运太过之年,其在自然气候变化和人体疾病变化上的规律为:岁运太过之年,该年中运有余,有余则制己所胜,故所克之气相应的脏腑受病。若本气过甚,则盛极必衰,衰则己所不胜之气乘之,本气相应之脏腑生病。若又逢司天之气与本气相同,则其气尤甚,文中水火二运即属此例。

【原文】

帝曰:善。其不及何如?岐伯曰:悉乎哉问也!岁木不及,燥乃大行,生气失应,草木晚荣,肃杀而甚,则刚木辟著[1],柔萎苍干,上应太白星,民病中清,胠胁痛,少腹痛,肠鸣溏泄,凉雨时至,上应太白星,其谷苍[2]。上临阳明,生气失政,草木再荣[3],化气乃急,上应太白、镇星,其主苍早[4]。复[5]则炎暑流火,湿性燥[6],柔脆草木焦槁,下体再生[7],华实齐化,病寒热疮疡痈胗痛痤,上应荧惑、太白,其谷白坚[8]。白露早降,收杀气行,寒雨害物,虫食甘黄[9],脾土受邪,赤气[10]后化,心气晚治,上胜肺金,白气[11]乃屈,其谷不成,咳而鼽[12],上应荧惑、太白星。

【注释】

[1]刚木辟著:指坚硬的木类也受到伤害而碎裂。

[2]其谷苍:五谷呈青色,没有成熟。

[3]草木再荣:金气抑木,故草木秋夏始荣。

[4]苍早:青色之物提前凋落。

[5]复:指复气,有报复之义。

[6]湿性燥:木衰金亢,火则复之。故为炎暑流火而湿性之物皆燥。

[7]下体再生:下体,即下部。下部又重新生长。

[8]其谷白坚:指外壳硬而内不饱满。

[9]虫食甘黄:虫食味甘色黄之物。

[10]赤气:火气。

[11]白气:金气。

[12]鼽:qiú,音"求",鼻塞不通。

【语译】

黄帝说:讲得好!五运之气不及的又是怎样的呢?岐伯说:问得真详细啊!木运不及的年岁,燥气就流行。生气不能应时而来,草木生长繁荣也晚。由于金气肃杀过甚,坚硬的树木也因之受到伤害而碎裂,柔软的草木都会萎顿枯干。在上与天象相应,金星特别明亮。天下百姓多患腹中虚寒,胠胁部与少腹疼痛,肠鸣、大便溏泻等病。凉雨不时降下,天上的金星与之相应特别明亮,在谷类则呈青色而不能成熟。若逢阳明司天,就会金亢抑木,木气不能施布政令,到夏秋土气兴起,草木才开始繁荣,因而开花结果的时间也很短促,天上与之相应的金星、土星都很明亮。在物类,则青色的草木类提前凋落。金气盛极必衰,衰则火气来复,火气来复就炎暑火热之气流行,湿润的万物也由之变干燥,柔软脆弱的草木都焦枯,从下部重新生出枝叶,一边开花,一边结果,出现花实并现的现象,人体易患发寒发热、疮疡、痱、疹、痈、痤等病,在天上与之相应的火星特别明亮,金星暗弱;在谷类,则外壳坚硬而内不饱满,五谷秀而不实。白露过早的下降,收敛肃杀之气大行,寒雨降下,万物受到伤害,虫类喜食味甘色黄的谷物,在人则脾土受到侵害。火气因金衰得复之故,生化功能推迟,心火之气也旺盛较晚,火气复则克制肺金,金气随之受抑而不伸,致使稻谷不能成熟,在人体则易患咳嗽、鼻塞流涕等病。在天上与之相应的火星、金星特别明亮。

【原文】

岁火不及,寒乃大行,长政不用,物荣而下[1],凝惨[2]而甚,则阳气不化,乃折[3]荣美,上应辰星,民病胸中痛,胁支满,两胁痛,膺背肩胛间及两臂内痛,郁冒朦昧,心痛暴瘖,胸腹大,胁下与腰背相引而痛,甚则屈不能伸,髋髀如别,上应荧惑、辰星,其谷丹[4]。复则埃郁,大雨且至,黑色乃辱[5],病鹜溏[6]腹满,食饮不下,寒中肠鸣,泄注腹痛,暴挛痿痹,足不任身,上应镇星、辰星,玄谷不成。

【注释】

[1]物荣而下:指万物长势不能茂盛于上,反而长势低落向下。

[2]惨:寒冷。

[3]折:损害。

[4]其谷丹:丹,赤色。赤色的谷类。

[5]黑色乃辱:黑色,水气;辱,被压抑。指水气受压抑而不得伸。

[6]鹜溏:鹜,鸭子。大便稀溏如鸭粪。

【语译】

火运不及的年岁,寒气就盛行,长养之气不能施行政令,万物长势不能繁荣于上,反而长势低落向下。阴寒凝滞过甚,阳气失去生化功能,于是万物的荣华受到损害。与之相应,天上的水星特别明亮。天下的百姓多患胸中痛,胁下支撑胀满,两胁疼痛,胸、背、肩胛间及两臂内侧都感到疼痛,郁闷昏冒、视物模糊、心痛、突然暗哑、胸腹部胀大,胁下与腰背部相互牵引疼痛,严重的就会身体弯曲不能伸直,髋部和髀部好像分离开来一样。天上的火星相应而暗弱,水星与之相应特别明亮,赤色的谷物不能成熟。土气来复就会尘埃郁积,大雨将至,水气受到压抑而退缩不伸。在人体则易患大便鸭溏、腹部胀满,饮食不下,腹中寒冷、肠鸣,泄下如注、腹痛,突然拘挛、痿痹,两足不能支撑身体,与之相应天上的土星特别明亮,水星暗弱。黑色的谷物不能成熟。

【原文】

岁土不及,风乃大行,化气不令,草木茂荣,飘扬而甚,秀而不实,上应岁星,民病飧泄霍乱,体重腹痛,筋骨繇复[1],肌肉瞤酸[2],善怒,藏气举事,蛰虫早附,咸病寒中,上应岁星、镇星,其谷黅[3]。复则收政严峻,名木苍凋,胸胁暴痛,下引少腹,善大息,虫食甘黄,气客于脾,黅谷乃减,民食少失味,苍谷乃损,上应太白、岁星。上临厥阴,流水不冰,蛰虫来见,藏气不用,白乃不复,上应岁星,民乃康。

【注释】

[1]繇复:摇动反复。

[2]肌肉瞤酸:肌肉跳动酸痛。瞤,shùn,音"顺",跳动。

[3]黅,jīn,音"今",黄色。

【语译】

土运不及的年岁,风气就盛行,土气不能施布政令。草木虽然生长茂盛繁荣,但由于风盛,吹得飘动过甚,故长得秀美而不能结实。与之相应天上木星特别明亮。天下百姓多患飧泄、霍乱、身体重、腹痛、筋骨反复摇动、肌肉跳动酸痛、容易发怒等病。寒水之气乘机施布政令,虫类提前藏伏于土中。人们易患脾胃虚寒感邪而致的里寒证。与之相应,天上的木星特别明亮,土星暗弱,黄色的谷物不能成熟。金气来复就会行施肃杀严峻的收气政令,大树青干凋谢,人体易患胸胁突然疼痛,向下牵引少腹作痛,喜欢叹气,虫类喜欢吃味甘色黄的谷物,邪气侵犯脾土,黄色的谷物结实减少,百姓饮食减少,吃东西缺乏口味,青色的谷类也受到损伤,与之相应天上的金星明亮,木星暗弱。如果遇到厥阴司天,少阳相火在泉,就会流水不能结冰,应当藏伏的虫类又出现在外,寒水不能用事,土得火助,木气不得来乘,于是金气也不来报复了,与之相应天上的木星特别明亮,天下百姓也就健康。

【原文】

岁金不及,炎火乃行,生气乃用,长气专胜[1],庶物以茂,燥烁以行,上应荧惑星,民病肩背瞀重[2],鼽嚏血便注下,收气乃后,上应太白星,其谷坚芒[3]。复则寒雨暴至,乃零[4]冰雹霜雪杀物,阴厥且格,阳反上行,头脑户痛,延及囟顶发热,上应辰星,丹谷不成,民病口疮,甚则心痛。

【注释】

[1]生气乃用,长气专胜:金不胜木,故生气乃用;金不及故火气独旺,故长气专胜。

[2]瞀重:闷重。

[3]坚芒:指白色长有坚芒的谷物。

[4]零:零落。

【语译】

金运不及的年岁,炎火之气就盛行,生发之气得主政令,火气独旺,长养之气独盛,万物生长茂盛,灼热干燥的气候流行,与之相应,天上的火星特别明亮。天下百姓多患肩背闷重、鼻塞流涕、喷嚏、便血、腹泻如注等病。火气盛克制金气,于是收气到来较晚,与之相应,天上的金星暗弱,白色有坚芒的谷类不能成熟。水气来复就会有寒凉之雨突然降下,冰雹、霜雪也随之降临,万物因之受到伤害。寒气厥逆格拒阳气于外,阳气反而上行,导致头部及脑部疼痛,并牵连到头顶发热。与之相应,天上的水星特别明亮,赤色的谷物不能成熟,百姓易患口疮,甚至心痛等病。

【原文】

岁水不及,湿乃大行,长气反用,其化乃速,暑雨数至,上应镇星,民病腹满身重,濡泄寒疡流水[1],腰股痛发,腘腨股膝不便,烦冤足痿清厥,脚下痛,甚则跗肿,藏气不政,肾气不衡[2],上应辰星,其谷秬[3],上临太阴,则大寒数举,蛰虫早藏,地积坚冰,阳光不治,民病寒疾于下,甚则腹满浮肿,上应镇星,其主黔谷。复则大风暴发,草偃木零,生长不鲜,面色时变,筋骨并辟[4],肉瞤瘛,目视𥇀𥇀[5],物疏璺[6],肌肉胗发,气并膈中,痛于心腹,黄气[7]乃损,其谷不登[8],上应岁星。

【注释】

[1]寒疡流水:阴性疮疡溃后流出清稀脓水。

[2]肾气不衡:衡,平衡。肾气因水运不及,藏气不得施政,火之长气为用失去生理上的平衡。

[3]秬:黑色谷类。

[4]并辟:辟,损害。同时受到损害。

[5]𥇀,huāng,音"荒",目不明。

[6]疏璺:稍有破裂。璺,wèn,音"问",裂纹。

[7]黄气:即土气。

[8]登:谷物成熟。

【语译】

水运不及的年岁,湿气就盛行,水气不能克制火,火气反而施行其令,万物生化迅速,暑季降雨频繁。与之相应,天上土星特别明亮。天下百姓易患腹部胀满、身体重,濡泻、溃后流清稀脓水的阴性疮疡,腰部股部发痛,腘、腨、股、膝等部活动不便,烦闷、两足痿软厥逆、脚下疼痛,甚至足背水肿等病。此由水气不得施布政令肾气失去生理上的平衡所致。与之相应,天上的水星暗弱,黑色的谷类不能成熟。若逢太阴司天,太阳寒水在泉,严寒之气常常侵袭,虫类很早就藏伏土中,地面上积结了厚冰,天上的阳光不能温暖大地。百姓易患寒冷疾病于下半身,甚至腹部胀满水肿等病。与之相应,天上的土星特别明亮,黄色的谷类成熟。木气来复,就会大风突然发起,草木倒伏,树木凋零,万物死气沉沉,色泽不鲜明,人体面色时常变化,筋骨同时受到伤害,肌肉跳动抽搐,两目视物模糊,物体散开破裂,肌肉发疹,气阻胸膈,心腹疼痛,土气受到损害,黄色的谷类不能成熟。与之相应,天上的木星特别明亮。

【原文】

帝曰:善。愿闻其时也。岐伯曰:悉哉问也!木不及,春有鸣条律畅[1]之化,则秋有雾露清凉之政,春有惨凄残贼[2]之胜,则夏有炎暑燔烁之复,其眚东,其脏肝,其病内舍胠胁,外在关节。火不及,夏有炳明光显[3]之化,则冬有严肃霜寒之政,夏有惨凄凝冽之胜,则不时[4]有埃昏大雨之复,其眚南,其脏心,其病内舍膺胁,外在经络。土不及,四维[5]有埃云润泽之化,则春有鸣条鼓拆[6]之政,四维发振拉飘腾[7]之变,则秋有肃杀霖霪[8]之复,其眚四维,其脏脾,其病内舍心腹,外在肌肉四支。金不及,夏有光显郁蒸之令,则冬有严凝整肃之应,夏有炎烁燔燎之变,则秋有冰雹霜雪之复,其眚西,其脏肺,其病内舍膺胁肩背,外在皮毛。水不及,四维有湍润埃云之化,则不时有和风生发之应,四维发埃昏骤注[9]之变,则不时有飘荡振拉之复,其眚北,其脏肾,其病内舍腰脊骨髓,外在谿谷腨膝。夫五运之政,犹权衡[10]也,高者抑之,下者举之,化者应之,变者复之,此生长化收藏之理,气之常也,失常则天地四塞矣。故曰:天地之动静,神明为之纪,阴阳之往复,寒暑彰其兆。此之谓也。

【注释】

[1]鸣条律畅:风吹树枝发出声响音调高低协调。意即春风和煦,一派生机畅达向荣的景象。

[2]残贼:伤害。

[3]炳明光显:炳,光明。光明显著。

[4]不时:土旺四季,故不拘时。

[5]四维:指东南、东北、西南、西北四方。

[6]鼓拆:激发开裂。指风气使万物活动生发。

[7]振拉飘腾:指大风摧枯拉朽、振动万物,吹得物体漫天飞腾。

[8]霖霪:淫雨连绵不断。

[9]骤注:暴雨倾盆如注。

[10]权衡:权,秤锤;衡,秤杆。指五运之政像权衡一样,抑制太过、补充不及以达到平衡。

【语译】

黄帝说:讲得好!我想听听五运之气与四时变化的关系怎样。岐伯说:问得真详尽啊!木运不及的,如果春天春风和煦,大自然就呈现一派生机畅达的生发景象;秋天就会有雾露清凉的正常气候。如果春天有寒凉凶狠伤害木气的胜气,夏天就会出现暑气炎热燔灼的复气;它的灾害发生在东方,与人体肝脏相应。其病患内居于胠胁,外在于关节。

火运不及的,如果夏天有光明显著的正常生化之气,冬天就会有严厉霜寒的正常气候施布政令;如果夏天有凄惨寒冷克制火气的胜气,就会时常有尘埃昏蒙不清、大雨降下的土气来复的气象;它的灾害发生在南方,与人体心脏相应。其病患内居于膺胁,外在于经络。

土运不及的,如果四维之月有像灰尘一样的湿气弥漫,呈现出润泽万物的正常生化;春天就有风吹木鸣,万物活动生发的正常气候;如果四维之月发生了大风摧枯拉朽、振动万物,吹得物体漫天飞腾的异常变化,秋天就会有天气肃杀、淫雨连绵不断的金气来复的气象;它的灾害发生在四隅,与人体脾脏相应。其病患内居于心腹部,外在于肌肉四肢。

金运不及的,如果夏天有光明显著、湿热之气蒸腾的正常气候,冬天就会有严寒凝结肃杀严厉的正常气候与之相应；如果夏天有炎热如火灼烧的异常变化，秋天就会有冰雹霜雪下降的水气来复的气象。它的灾害发生在西方，与人体肺脏相应，其病患内居于膺胁肩背，外在于皮毛。

水运不及的，如果四维之月有流水四溅、湿润之气弥漫的正常气候，就会时常有和风生发之气与之相应；如果四维之月发生尘埃昏蒙、暴雨倾盆如注的异常变化，就会时常有大风吹得物体飘荡，折断草木的木气来复的现象。它的灾害发生在北方，与人体肾脏相应，其病患居于腰脊骨髓，外在于谿谷腘膝。

五运之气施布政令，好像权衡之器达到平衡一样，高的要抑制它，低的要使它抬高。正常的气化，就有正常的感应，异常的变化就有相应的复气来报复。这就是自然界生长化收藏的道理，五运之气施布政令的正常秩序。打乱了这个秩序就会天地之气闭塞不通。所以说，天地之间的动静变化，有日月星辰的运行位置的标志；阴阳的往来有寒暑的更替来显示它的征兆，就是这个意思。

【讨论】

（1）以上五节论述了六十花甲年中属于岁运不及之年的气候与物象变化及影响人体发病的情况。

六十花甲中丁丑、丁卯、丁巳、丁未、丁酉、丁亥六年属岁木不及之年。凡是岁木不及之年，从自然气候上说，该年"燥乃大行"，气温偏凉；从自然界的物化来说，该年草木生长不好，晚荣早凋；从人体疾病来说，肝气不及，疏泄失职，肝的功能低下进而影响致脾的运化不行。由于胜复的原因，后半年会"火气来复"，自然气候可出现炎热的反常变化；物化方面，会影响秋天相应谷物的生长和成熟；人体疾病方面，易发生肺的病变，出现疟疾、咳嗽、鼻衄及各种皮肤发疹性疾病。

癸丑、癸卯、癸巳、癸未、癸酉、癸亥六年属岁火不及之年。凡是岁火不及之年，从自然气候上说，该年"寒乃大行"，气温偏寒冷；从自然界的物化来说，该年农作物生长不好，特别是黍、豆、谷不能较好生长；从人体疾病来说，以心肾虚寒的疾病较多发。由于胜复的原因，自然气候方面，可出现湿偏胜的反常变化；人体疾病方面，可出现脾胃湿盛的病变。

己丑、己卯、己巳、己未、己酉、己亥六年属岁土不及之年。凡是岁土不及之年，从自然气候上说，该年"风乃大行"，偏于干燥，雨水不足；从自然界的物化来说,以"秀而不实"为特点;从人体疾病来说,肝、脾病变多见。由于胜复的原因,自然气候方面,可出现寒凉偏胜的反常变化;人体疾病方面,可出现肺肾的特殊变化。

乙丑、乙卯、乙巳、乙未、乙酉、乙亥六年属岁金不及之年。凡是岁金不及之年,从自然气候上说,该年"炎火乃行",火气偏胜,气温偏于炎热;从自然界的物化来说,该年万物长势较好,但由于天热干旱而容易枯萎,收成欠佳;从人体疾病来说,肺、心病变多见。由于胜复的原因,自然气候方面,可出现暴冷的反常变化;人体疾病方面,可出现肾、膀胱的病变。

辛丑、辛卯、辛巳、辛未、辛酉、辛亥六年属岁水不及之年。凡是岁水不及之年,从自然气候上说,该年"湿乃大行",雨水较多,偏于潮湿;从自然界的物化来说,以生长较快为特点;从人体疾病来说,脾、肾病变多见。由于胜复的原因,自然气候方面,可出现大风、暴风的反常变化;人体疾病方面,可出现肝气横逆或肝失疏泄的病症。

总结其规律可知,凡属岁运不及之年,其在自然气候变化和人体疾病变化上的规律为:岁运不及之年,该年中运不及,不及则己所不胜之气侮而乘之,己所胜之气轻而侮之,故本气相应的脏腑受病。所乘之气盛极必衰,衰则己所不胜之气乘衰来复,复气相应之脏腑生病。若又逢司天之气与所乘之气相同,则中运被抑尤甚。

(2)古人认为,气化、物化及人体疾病的变化现象与天体日、月、五星的变化密切相关。五运之气,上应五星,当其气旺之时或某气乘衰而至之时,则其上应之星分外明朗;气衰则所应之星亮度减弱。这还有待认真观察以后才能判断其确切与否,但也不能轻率地加以否定。现代气象学也认为,太阳系九大行星的运行是造成异常气候的自然因素之一。

【原文】

帝曰:夫子之言五气之变,四时之应,可谓悉矣。夫气之动乱,触遇而作,发无常会,卒然灾合,何以期之?岐伯曰:夫气之动变,固不常在,而德化政令灾变,不同其候也。帝曰:何谓也?岐伯曰:东方生风,风生木,其德敷和[1],其化生荣,其政舒启[2],其令风,其变振发,其灾散落[3]。南方生热,热生火,其德彰显[4],其化蕃茂,其政明曜[5],其令热,其变销烁,其灾燔焫[6]。中央生湿,湿生土,其德溽蒸[7],其化丰备,其政安静,其令湿,其变骤注,其灾霖溃。西方生燥,燥生金,其德清洁,其化紧敛,其政劲切[8],其令燥,其变肃杀,其灾苍陨[9]。北方生寒,寒生水,其德凄沧,其化清谧,其政凝肃,其令寒,其变凛冽[10],其灾冰雪霜雹。是以察其动也,有德有化,有政有令,有变有灾,而物由之,而人应之也。

【注释】

[1]敷和:敷,布置;和,柔和、温和。敷布温和之意。

[2]舒启:舒,展也;启,开也。舒展开发之意。

[3]散落:飘零散落。

[4]彰显:光明显现。

[5]明曜:光明照耀。

[6]焫,ruò,音"若",点燃、焚烧。

[7]溽蒸:意为湿热。

[8]劲切:强劲急切。

[9]苍陨:青干陨落。

[10]凛冽:酷寒。

【语译】

黄帝说:先生讲五运之气的变化与四时相应的关系,可以说是很详尽了。但是,五气的动乱,一有触犯随时可能发生,而发生动乱又没有一定的规律,往往突然灾害到来,怎样推测它呢?岐伯说:五气的动乱变化,固然是没有一定的规律,然而它的正常德化政令与异常的灾害变异,是有不同之处可以测知的。黄帝说:这是什么道理呢?岐伯说:东方是风气产生的地方,风能够资助木气,它的特性是畅达柔和,它的变化是使万物生长繁荣,它的职权是使万物舒展开发,它主时的表现是风,它的异常变化是大风狂吹、万物动摇,它的灾害是吹得物体飘零散落。南方是热气产生的地方,热能资助火气,它的特性是光明显现,它的变化是使万物繁荣茂盛,它的职权是光明照耀,它主时的表现是热,它的异常变化是热势如虹或烧灼物体,它的灾害是大火焚烧万物。中央是湿气产生的地方,湿能够资助土气,它的特性是湿热,它的变化是使万物丰满完备,它的职权是使万物安静,它主时的表现是湿,它的异常变化是大雨倾盆如注,它的灾害是久雨不止而致泥烂堤溃。西方是燥气产生的地方,燥能够资助金气,它的特性是洁净清爽,它的变化是使万物紧缩收敛,它的职权是物体强劲急切,它主时的表现是燥,它的异常变化是肃杀万物,它的灾害是使万物青干陨落。北方是寒气产生的地方,寒能够资助水气,它的特性是凄凉寒冷,它的变化是使万物清冷安静,它的职权是使万物凝固严整,它主时的表现是寒,它的异常变化是酷寒,它的灾害是冰雪霜雹降下。所以观察五气的运动变化情况有特性、有变化、有职权、有主时表现、有异常变动、有灾害,而万物也随之而起变化,人体也随之相应。

【讨论】

本节主要阐明五运之气正常变化与异常变化的基本特点。所提的德、化、政、令、变、灾等,是对正常与异常变化的象征性概括。这些内容完全是古人在长期生活实践中和与疾病的斗争中,根据实际情况总结出来的。经文提出“夫气之动乱触遇而作,发无常会,卒然灾合”,《内经》虽然在七篇大论中以大量篇幅介绍了五运太过不及的情况,但其着眼点是基于自然界的自稳调节。现代大样本回顾性研究表明,运气学说所指出的物候规律与超长期的实际物候的符合不高。因此,运气太过或不及的规律不能看作是绝对不变的气象模式,还应根据具体情况进行观察和综合分析,不能机械地对待。

【原文】

帝曰:夫子之言岁候,其不及太过,而上应五星。今夫德化政令,灾眚变易,非常而有也,卒然而动,其亦为之变乎? 岐伯曰:承天而行之,故无妄动,无不应也。卒然而动者,气之交变也,其不应焉。故曰:应常不应卒。此之谓也。帝曰:其应奈何? 岐伯曰:各从其气化[1]也。帝曰:其行之徐疾逆顺何如? 岐伯曰:以道留久[2],逆守而小[3],是谓省下[4]。以道而去,去而速来,曲而过之,是谓省遗过[5]也。久留而环[6],或离或附,是谓议灾与其德也。应近则小,应远则大。芒而大倍常之一,其化甚;大常之二,其眚即发也。小常之一,其化减;小常之二,是谓临视,省下之过与其德也。德者福之,过者伐之。是以象之见也,高而远则小,下而近则大,故大则喜怒迩,小则祸福远。岁运太过,则运星北越[7],运气相得,则各行以道。故岁运太过,畏星[8]失色而兼其母[9];不及,则色兼其所不胜[10]。肖者瞿瞿,莫知其妙,闵闵之当,孰者为良,妄行无征,示畏侯王。帝曰:其灾应何如? 岐伯曰:亦各从其化也,故时至有盛衰,凌犯有逆顺,留守有多少,形见有善恶,宿属有胜负,征应有吉凶矣。帝曰:其善恶何谓也? 岐伯曰:有喜有怒,有忧有丧,有泽有燥,此象之常也,必谨察之。帝曰:六者高下异乎? 岐伯曰:象见高下,其应一也,故人亦应之。

【注释】

[1]各从其气化:指五星各从其天运之气而化。

[2]以道留久:道,五星运行之道;留久,稽留延久。指五星在其轨道上稽留而运行迟缓。

[3]逆守而小:逆守,逆行不进而守其度;小,光芒微小。指五星在其轨道上逆行不进而守其度,光芒微小。

[4]省下:指察其分野居民之有德有过者。

[5]省遗过:察有未尽,而复省其所遗过失。

[6]环:回环旋绕而不去。

[7]运星北越:主岁之星超越常规,偏北而行。

[8]畏星:即所制之星。如木运太过,木能克制土,故镇星为畏星。

[9]兼其母:指畏星失色而兼见生我之色。

[10]兼其所不胜:指本色有失而兼见克我之色。

【语译】

黄帝说:先生讲到了每年的气候变化,五运的太过与不及,与天上的五星相应。如今五气的德、化、政、令、灾害、变异,并不按一定的常规出现,而是突然发生,五星也会有相应的变化吗? 岐伯说:五星是秉承天道而行的,故不可能随意变动,也不存在应不应的问题。突然而来的变化,是气的流行变动,五星是不与它相应的。所以说,五星的变化是应于常规而不应于突然的变动就是这个道理。

黄帝说:五星又是怎样与正常规律相应的呢?岐伯说:那就是五星各从其天运之气而生化。黄帝说:五星运行的快慢顺逆是怎样的呢?岐伯说:五星在其轨道上运行,或稽留在轨道上延久不去,或在其轨道上逆行不进而守其度光芒变小,就是所说的在省察所属分野的情况。如果五星在其轨道上顺利过去,过去后又很快回来,或迂回而过,就是所说的在察看所属分野有无过失。如果五星久留回环旋绕而不去,与其位有时离开、有时靠近,就是所说的在其所属分野议论降灾与降福。光芒小则应验变异时间近,光芒大则应验变异时间远。若是五星光芒大于正常一倍的,它的气化就亢盛;大二倍的,它的灾害就立刻发生。其光芒小于正常一倍的,它的气化就减弱,小于正常二倍的就是所说的以上临下察看,省察下方的过失与功德。有德的降福,有过的降灾。所以观察五星的天象,若是高而距离远就看起来小,低而距离近就看起来大。光芒大与人体相应喜怒之情就近,光芒小就预示祸福降临期远。若是岁运太过,则主岁的运星就离开轨道偏北而行,若五运之气协调和顺,五星就各按它轨道运行。所以在岁运太过时,它所克制的星就会失去原有之色而兼见生我的母星之色;若是岁运不及,则岁星兼见它所不胜之星的颜色。天体运行的道理十分深奥。虽然小心观察,也不容易探出其中的奥妙。忧虑的是担当这一任务时,是否能够了解哪些是真正良好的道理。如果没有什么征兆,乱去行动,胡说一通,只能使王侯畏惧而已。黄帝说:五星在灾害方面的应验是怎样的呢?岐伯说:也是各从其天运之气而发生变化,所以五星应时而至,有太过而盛、不及而衰,五星相互侵犯有逆有顺,星的留守时间有多有少,所呈现的天象有善有恶,二十八宿及十二辰位各有五行所属之异,五星所临有胜有负,因而也有吉凶征兆与之相应。黄帝说:星相的好坏是怎样的呢?岐伯说:五星呈象根据光芒可以测知有喜、怒、忧、丧、泽、燥的不同,这是星象变化时呈现的,应该小心观察它。黄帝说:喜、怒、忧、丧、泽、燥六种现象与五星的高低有无关系?岐伯说:五星的形象虽然可以看出高低的不同,但是在应验上是一致的,所以与人相应也是一致的。

【讨论】

(1)本节谈及五星运行的"徐疾逆顺""留""守"等问题,是对五星运行规律的描述。关于五星运行的规律,我国古代已有一定的认识,并通过历代天文工作者的探讨,逐步趋于完善。《汉书·天文志》载"古历五星之推,无逆行者,至甘氏、石氏经,以荧惑、太白为逆行"。说明当时已开始认识到火星、金星不但有顺行,还有逆行。《隋书·天文志》载"古者五星并顺行,秦历始有金、火之逆。又甘、石并时自有差异。汉初测候乃知五星皆有逆行。其后相承,皆能察至"。说明汉初已知五星都有逆行的规律。但古人在对待"逆行"与"顺行"的认识上,存在两种根本对立的观点。一种认为这是五星运行的自然规律,与人事无关。一种则在探讨自然规律的同时,又附会以"占星术"的内容,认为星体运行情况反映神权意志,与人事相应。属于唯心主义的天人感应论。经文在此提出五点:第一,"应常不应卒",突然而来的一时性或局限性的气化、物化现象,只是天地相互作用过程中所出现的临时现象,并不涉及整体的气化或物化,不一定与五星的变化相应;第二,五星的运行情况对地上的气化、物化有密切影响;第三,天道玄远,有的地方还认识不清楚;第四,以天象变化来附会政治人事是"妄行无征"的,只不过是"示畏侯王";第五,星光闪烁是星空中的正常现象,与地上的气化物化无关,应与五星的异常变化相区别。一方面总结了古人长期积累下来的"观天"经验,认为天、地、人密切相关,彼此相应;另一方面对其中某些地方提出了质疑,否定了唯心主义的天人感应论。《内经》这种实事求是的精神和严格的科学态度值得认真学习和发扬。

(2)纵观本篇,从以下四个方面论述了五星影响岁运、物候的效应和规律:①五星影响的主要效应是"各从其气化"。即岁星(木星)之化,风应之;荧惑星(火星)之化,热应之;镇星(土星)之化,湿应之;太白星(金星)之化,燥应之;辰星(水星)之化,寒应之。②五运太过不及之年,上应五星的情况不同。岁运太过之年,主要受与岁运五行相同的运星影响,其星光芒明甚,所属地平分野有运气太过之灾;其次上应畏星(胜己之星),畏星逆守时,所属地平分野有复气为害。岁运不及之年,则运星减曜,畏星光芒明盛,岁候主要受畏星的影响,其所属地平分野有运气所不胜之气为害;当运星复其光芒时,本运之气来复,其所属地平分野有复气为害。③五星的光芒度可分为五等,一般亮度主平气,大于常度则主岁运太过,小于常度则主岁运不及;岁运太过之年则运星轨道向北偏移,畏星失其本色而兼母色;岁运不及之年运星则兼其所不胜之色。④判断五星引起的灾害情况,应综合考虑有关其运行的多种因素,如五星上临的时节、所在二十八宿恒星天空、运行的顺逆、留守时日的多少、距离地球的远近、星象的润泽与枯晦等。

根据现代天文、气象学研究,占太阳系质量 99.8% 的太阳只有 1% 的角动量,而质量不到 0.2% 的行星的角动量约为 99%,其中五大行星的质量约为地球的 400 多倍,因此五大行星对地球和太阳具有明显的作用。有学者根据行星的会合周期,计算了五大行星的相似周期:地月系 10 年,木星 12 年,火星 17年,土星 30 年,金星 8 年,水星 13 年。进而利用五星的相似周期及其叠加值,预报太阳黑子活动、地球自转速度变化及降雨量和气候变化,与实际情况基本相符,尽管《内经》对地星关系的论述较之现代地星研究显得粗略薄弱,但亦可从大体上证明《内经》强调五星对五运太过不及的影响,是有深刻的天体物理学背景的。

【原文】

帝曰:善。其德化政令之动静损益皆何如?岐伯曰:夫德化政令灾变,不能相加也。胜复盛衰,不能相多也。往来大小,不能相过也。用之升降,不能相无也。各从其动而复之耳。帝曰:其病生何如?岐伯曰:德化者气之祥,政令者气之章,变易者复之纪,灾眚者伤之始,气相胜者和,不相胜者病,重感于邪则甚也。帝曰:善。所谓精光之论[1],大圣之业,宣明大道,通于无穷,究于无极也。余闻之,善言天者,必应于人,善言古者,必验于今,善言气者,必彰于物,善言应者,同天地之化,善言化言变者,通神明之理,非夫子孰能言至道欤!乃择良兆而藏之灵室[2],每旦读之,命曰《气交变》,非斋戒不敢发,慎传也。

【注释】

[1]精光之论:精深高明的论述。

[2]灵室:即指灵兰室,黄帝之书府。

【语译】

黄帝说:讲得好!它们的德、化、政、令、动静、损益都是怎样的呢?岐伯说:五运的德、化、政、令、灾变都是有一定规律的,不能随便相加。胜盛则复盛,胜微则复微,相互一方不能随意多。胜气与复气往来气数相同,故不能有所超过。五行的升降,是升降相因而不是一方消灭的。复气的产生,都是随着五气的运动产生盛衰变化而来的。黄帝说:它们与疾病的发生有什么关系呢? 岐伯说:德和化是岁气和祥的表现,政和令是岁气的昭著,变易是复气产生的标志,灾害是万物受到损害的根源。人气与岁气相当就平和,人气与岁气不相当就要生病,重新再感受了邪气,病就要加重了。

黄帝说:讲得好! 这就是所说的精深高明的理论、大圣的伟业,阐明了高深的道理,可以说是到了无穷无尽的境界了。我听说,善于谈论天道,必定能够把天道应验于人;善于谈论古代事物的,必定能够把古代事物应验于当今;善于谈论气化的,必定能够把气化明显地表现在万物上;善于谈论感应的,必定能够同天地造化融为一体;善于谈论生化与变动者,必定能够通晓宇宙中变化莫测的道理,除了先生这样的人,谁又能够讲清楚这样精深的道理呢? 于是选择良辰吉日,把它藏在了灵兰室中,每天早晨读它,命名为《气交变》,没斋戒就不敢打开看。要非常慎重地传给后世。

【讨论】

经文"胜复盛衰,不能相多也。往来大小,不能相过也"实际上指出了"亢害承制"遵循的原则。现代系统论、控制论认为系统内部的不平衡总是存在的,系统通过调节控制而使系统整体表现为动态平衡的状态。据此来看胜复盛衰总是不等的,只有不等才使得系统生化不息,表现出动态的平衡。

五常政大论篇第七十

【提要】

本篇对五运之气在其运行变化中的一般规律及其对自然界万物生、长、收、藏，生化政令作了阐释，故篇名"五常政大论"。篇中主要论述了五运之气有平气、有不及、有太过的常规气象与物候变化及发病情况；并科学地指出地理高下的气候差异与人生寿夭有密切的关系；还论述了六气司天、在泉的物候变化与发病情况及治疗法则。

【原文】

黄帝问曰：太虚寥廓，五运迴薄[1]，衰盛不同，损益相从，愿闻平气何如而名？何如而纪也？岐伯对曰：昭乎哉问也！木曰敷和[2]，火曰升明[3]，土曰备化[4]，金曰审平[5]，水曰静顺[6]。

【注释】

[1]迴薄：迴，循环；薄，迫近。意为循环急速运动不息。

[2]敷和：敷布温和之气。

[3]升明：升，上升；明，明显。意为上升光明。

[4]备化：备，完备，完满；化，生化。意为圆满生化万物。

[5]审平：清宁平静，无滥杀伐。

[6]静顺：清净顺达。

【语译】

黄帝问道：太空广阔无垠，五运循环急速运动，相互承袭而不止息，其气有盛衰的不同，因此产生了损益的变化，我希望听听关于平气是如何命名的？又如何识别它的标记呢？岐伯回答说：问得真高明啊！木运的平气是敷布温和之气，称为敷和；火的平气是上升而光明，称为升明；土的平气是化育万物，称为备

78

化;金的平气是清宁平静,无滥杀伐,称为审平;水的平气是清静顺达,称为静顺。

【原文】

帝曰:其不及奈何? 岐伯曰:木曰委和[1],火曰伏明[2],土曰卑监[3],金曰从革[4],水曰涸流[5]。

【注释】

[1]委和:委,委屈。木气委曲,阳和之气少,生发之气不旺。

[2]伏明:阳热光明之气藏伏不用。

[3]卑监:卑,低下。土气下隐其生化之力薄弱。

[4]从革:从,顺从;革,变革。指金无刚性变得顺从改变形状。

[5]涸流:源流干涸。

【语译】

黄帝说:五运不及又是怎样的呢? 岐伯说:木运不及的是木气委曲,阳和生发之气少,称为委和;火运不及的是阳热光明之气藏伏不用,称为伏明;土运不及的是土气低下生化之力薄弱,称为卑监;金气不及的是金无刚性变得顺从能改变形状了,称为从革;水运不及的是源流干涸,称为涸流。

【原文】

帝曰:太过何谓? 岐伯曰:木曰发生[1],火曰赫曦[2],土曰敦阜[3],金曰坚成[4],水曰流衍[5]。

【注释】

[1]发生:生发旺盛。

[2]赫曦:阳光炎盛。

[3]敦阜:敦,厚;阜,高,指土高而变厚。

[4]坚成:成物坚刚。

[5]流衍:衍,满而溢。指流水满溢。

【语译】

五运太过又是怎样的呢? 岐伯说:木运太过的是生发旺盛,称为发生;火运太过的是阳光充足炎热过盛,称为赫曦;土运太过的是土高而厚,称为敦阜;金运太过的是形成物体性质坚刚,称为坚成;水运太过的是流水满溢,称为流衍。

【讨论】

(1)经文介绍了五运平气太过不及的具体命名。古人以五行作为工具来归类自然界中的气候和物化,并以五行物质本身变化的外在表现来加以命名。从经文命名的文字意义上看,完全是自然界一些物质变化客观现象的形象描述,非常朴实。由此可知中医学理论及其所用的名词术语,基本上来源于古人对自然变化现象的观察总结,阴阳五行只不过是用以作为归纳认识和经验的说理工具而已。

(2)所谓"平气"乃指气无"太过"与"不及"。五运值年,凡阳年为太过,阴年为不及,一阴一阳迭相交替,则何来"平气"?《六微旨大论》有云:"木运临卯,火运临午,土运临四季,金运临酉,水运临子,所谓岁会,气之平也。"故历代注家多以岁会年属平气,王冰注曰:"非太过,非不及,是谓平运主岁也,平岁之气,物生脉应,皆必合期,无先后也。"《玄珠密语》云:"平气运一十六法即一十三也",指出其具体年份是己未、己丑、乙酉、乙卯、丁亥、丁巳、癸巳、癸亥、辛丑、辛未、癸卯、癸酉、丁卯十三年。新校正云:"按王注太过不及,各纪年辰,此平木运注,不纪年辰者,平气之岁,不可以定纪也。或者欲补注云:谓丁巳、丁亥、壬寅、壬申岁者,是未达也。"亦有谓太过运受到抑制或不及运受到相助者,属平气。《图翼》二卷五运太少兼化逆顺图解云:"平气,如运太过而被抑,运不及而得助也。如戊辰阳年,火运太过而寒水司天抑之;癸巳阴年,火运不及而巳位南方助之;辛亥水运不及而亥位北方助之。又如丁运木司天,上角同正角也;己运土司天,上宫同正宫也;乙运金司天,上商同正商也。皆曰平气。而物生脉应皆得平和之气。"还有谓"干德符"者,也属平气。《玄珠密语》卷一《五运通纪篇》云:"又一法,每年交司于年前大寒日,假令丁年交司之日,遇日朔为壬日,丁得壬名曰干德符也。符者合也。便为平气也,若过此一日,纵遇皆不相济也。若交司之时,遇时值符,见壬亦然,过此亦不相济也。其余皆类也。即己逢甲、辛逢丙、癸逢戊、乙逢庚,皆为干德符。非交司日时,除此日时不相济也。又于不及年中,逢月干皆得符合也。"即交运时遇到月干、日干、时干能相助值年不及之岁干,为"干德符",该年即属平气。总之,平气是根据气运关系"太过被抑,不及得助"的原则来确定的,凡岁运太过之年,若与同年的司天之气在五行属性上是相克的关系,则该年的岁运属平气;凡岁运不及之年,若与同年的司天之气在五行属性相同,则该年的岁运属平气。

【原文】

帝曰:三气[1]之纪,愿闻其候。岐伯曰:悉乎哉问也!敷和之纪,木德周行,阳舒阴布,五化宣平[2],其气端[3],其性随[4],其用曲直[5],其化生荣,其类草木,其政发散,其候温和,其令风,其脏肝,肝其畏清,其主目,其谷麻,其果李,其实核,其应春,其虫毛,其畜犬,其色苍,其养筋,其病里急支满,其味酸,其音角,其物中坚[6],其数八。

【注释】

[1]三气:指平气、不及、太过之运气而言。

[2]五化宣平:五化,五运之气的气化;宣平,宣散平和。指木运平和,五运之气的气化也宣散平和。

[3]端:端正。

[4]随:随和。指随顺自然的变化。

[5]曲直:曲,弯曲;直,端直。指木气之用能弯曲能伸直,柔和舒展。

[6]中坚:木体之物中部坚实。

【语译】

黄帝说:平气、不及、太过的标志,我想听听是怎样来识别的。岐伯说:你问得真详细啊!木运平气的标志是木的特性环周流布,施遍四方,阳气舒展,阴气散布,五运之气的气化也通畅平和,它的气正而直,它的性能随和,顺从自然的变化,用它可以让它弯曲,也可以让它伸直,它的生化是使万物生发繁荣,它的属类是草木,它的主政是发散,它的气候为温和表现,它的时令表现为施布风,它在脏器中与肝相对应,肝畏惧清凉的金气,肝主目,它在谷类是麻,它在果类是李,它在果实类是核仁,它在季节中与春季相对应,它在虫类是毛虫,它在畜类是犬,它的颜色是青色,它的精气滋养筋,它的病患是腹部拘急胀满,它在五味属酸味,它在五音为角,它在物体为中部坚实类,它在河图成数是八。

【原文】

升明之纪,正阳[1]而治,德施周普,五化均衡,其气高[2],其性速,其用燔灼,其化蕃茂,其类火,其政明曜[3],其候炎暑,其令热,其脏心,心其畏寒,其主舌,其谷麦,其果杏,其实络[4],其应夏,其虫羽,其畜马,其色赤,其养血,其病瞤瘛,其味苦,其音徵,其物脉[5],其数七。

【注释】

[1]正阳:指火正当南方正阳之位。

[2]高:火性炎上向上升,故谓之高。

[3]明曜:光明闪耀。

[4]络:果实的经络。

[5]脉:物体的络脉。

【语译】

火运平气的标志是火位南方正位主治,它的特性充分发挥施布四方,五运之气的气化平衡进行,升明之气上升,性格急速,它具有燃烧的功用,它的生化是使万物茂盛,凡是火都是它的同类,它的主政好像日月一样光明显曜,它的气候是炎暑火热,它的时令表现为布散热,它在脏器中与心相对应,心畏惧寒冷的水气,心主舌,它的谷类是麦,它的果类是杏,它在果实类是筋络,它在季节中与夏季相对应,它在虫类是羽虫,它在畜类是马,它在颜色类是赤色,它的精气滋养血脉,它的病患是肌肉跳动,肢体抽搐,它在五味属苦,它在五音为徵,它在物体为脉络一类,它在河图成数是七。

【原文】

备化之纪,气协天休[1],德流四政[2],五化齐修[3],其气平,其性顺,其用高下,其化丰满,其类土,其政安静,其候溽蒸,其令湿,其脏脾,脾其畏风,其主口,其谷稷,其果枣,其实肉,其应长夏,其虫倮,其畜牛,其色黄,其养肉,其病否[4],其味甘,其音宫,其物肤,其数五。

【注释】

[1]气协天休:协,协调;休,完善。全句意指平气之土运,生化正常诸气协调祥和。

[2]德流四政:指土德分助四方,惠及于金木水火四政。

[3]五化齐修:指五行气化皆平衡。

[4]否:通痞。痞塞不通之意。

【语译】

土运平气的标志是土气生化正常,诸气协调祥和,它的特性分助四方,惠及金木水火四政,使五行的气化都得到平衡,它的气平和,性格和顺,它具有能高能下的功用,它的生化是使万物成实丰满,诸土都是它的同类,它的主政是使万物平安宁静,它的气候是湿热交蒸,它的时令表现为布散湿,它在脏器中与脾脏相对应,脾畏惧风木之气,脾主口,它在谷类是稷,它在果类是枣,它在果实类是果肉,它在季节中与长夏相对应,它在虫类是倮虫,它在畜类是牛,它在颜色是黄色,它的精气滋养肌肉,它的病患是痞塞不通,它在五味属甘味,它在五音为宫,它在物体为皮肤一类,它在河图成数是五。

【原文】

审平之纪,收而不争[1],杀而无犯[2],五化宣明[3],其气洁,其性刚,其用散落[4],其化坚敛,其类金,其政劲肃,其候清切,其令燥,其脏肺,肺其畏热,其主鼻,其谷稻,其果桃,其实壳,其应秋,其虫介,其畜鸡,其色白,其养皮毛,其病咳,其味辛,其音商,其物外坚[5],其数九。

【注释】

[1]争:争夺。

[2]犯:残害的意思。

[3]宣明:通畅清明。

[4]散落:零散降落。

[5]外坚:指物体外壳坚实部分。

【语译】

金运平气的标志是金气收敛正常而不争夺,肃杀而不残害于物。五行的气化通畅清明,它的气洁净,性格刚劲,它具有使万物成熟而零散降落的功用。它的生化是使万物收敛坚强,诸金都是它的同类;它的主政是劲急严厉,它的气候是清凉急切,它的时令表现为布散燥,它在脏器中与肺脏相对应,肺畏惧心火之热气,肺主鼻,它在谷类是稻、它在果类是桃,它在果实类是外壳,它在季节中与秋季相对应,它在虫类是介虫,它在畜类是鸡,它在颜色是白色,它的精气滋养皮毛,它的病患是咳,它在五味属辛味,它在五音为商,它在物体为体壳坚实一类,它在河图成数是九。

【原文】

静顺之纪,藏而勿害,治而善下,五化咸整[1],其气明,其性下,其用沃衍[2],其化凝坚,其类水,其政流演[3],其候凝肃,其令寒,其脏肾,肾其畏湿,其主二阴,其谷豆,其果栗,其实濡[4],其应冬,其虫鳞,其畜彘,其色黑,其养骨髓,其病厥,其味咸,其音羽,其物濡,其数六。故生而勿杀,长而勿罚,化而勿制,收而勿害,藏而勿抑,是谓平气。

【注释】

[1]咸整:全部完整。

[2]沃衍:灌溉满溢。

[3]流演:水长流不息。

[4]其实濡:果实中的津液部分即果汁。

【语译】

水运平气的标志是其气虽主闭藏,但无伤害万物的情况,其主治之气善于下行,五行的气化全都能完整。它的气明净,性格润下,它具有灌溉满溢的功用,它的生化是使水物凝固坚硬,诸水都是它的同类;它的主政有如江河水长流不息,它的气候是寒冷寂静,它的时令表现为布散寒,它在脏器中与肾脏相对应,肾畏惧湿土之气,肾主二阴;它在谷类是豆,它在果类是栗,它在果实是汁液,它在季节中与冬季相对应,它在虫类是鳞虫,它在畜类是猪,它在颜色是黑色,它的精气滋养骨髓,它的病患为厥逆,它在五味属咸味,它在五音为羽,它在物体为汁液一类,它在河图成数是六。所以木气主发时,没有金气的纵杀,火气主岁时,没有水气的克罚,土气主岁时,没有木气的抑制,金气主岁时,没有火气的伤害,水气主岁时,没有土气的压抑,这就是所说的"平气"。

【讨论】

以上几节经文介绍了五运平气之年气候、物象的一般变化和正常表现,以及其与动植物的生长、人体脏腑的相应关系。其内容完全是根据自然气候的特点，动植物生长的情况，自然物象的客观表现加以描述和总结的，是客观朴实的。

"其数八""其数七""其数五""其数九""其数六"中的"数"，是指五行的生成数。五行的生数为水一、火二、木三、金四、土五，这五个数字代表水、火、木、金、土五种物质在变化中先后及地位。古人认为，水在物质变化中处于首要地位，没有水就不能产生物质变化，故水的生数为一；单有水还不行，没有火则水不能发生变化，故火的生数为二；水火相互作用产生生命现象，木代表生发，故木的生数为三；有了生发就必然有成熟和结果，金代表收成，故金的生数为四；土为万物化生的基础，故土的生数为五。五行的成数为水六、火七、木八、金九、土五。成乃成熟之意，土为基础，为万物之母，故土的生数成数皆为五；无土则不可能有变化，也就无所谓成熟，故水、火、木、金之生数加土之数五，即得各自的成数。这是古人用数字对自然界物化现象加以的总结，在一定程度上也反映了这五种物质在人类生存、发展中的地位和作用。

"长夏"指一年中的长夏季节，对于这一季节的具体时间，有两种说法：第一种，认为是农历六月，王冰在《素问·六节藏象论》中注长夏云："所谓长夏者，六月也"。第二种，认为是土运主时的七十三天而有奇，即芒种后十日至处暑后七日这一段时间。这两种说法以后者比较合理，因为五运各占一步，每步各主七十三天零五刻，每一步都有固定的交司时日。木运在大寒日交运，火运在春分后十三日交运，土运在芒种后十日交运，金运在处暑后七日交运，水运在立冬后四日交运，年年如此，恒定不变。长夏属土，如果长夏只是六月，则木、火、金、水四运的时间便不可能是七十三天零五刻，所以第二种说法更为合理。

【原文】

委和之纪，是谓胜生[1]。生气不政[2]，化气乃扬，长气自平，收令乃早，凉雨时降，风云并兴，草木晚荣，苍干凋落，物秀而实，肤肉内充，其气敛，其用聚，其动缦戾拘缓[3]，其发惊骇，其脏肝，其果枣李，其实核壳，其谷稷稻，其味酸辛，其色白苍，其畜犬鸡，其虫毛介，其主雾露凄沧，其声角商，其病摇动注恐，从金化也，少角[4]与判商[5]同，上角[6]

与正角[7]同,上商与正商同,其病支废痈肿疮疡,其甘虫[8],邪伤肝也,上宫与正宫同,萧飋[9]肃杀则炎赫沸腾,眚于三[10],所谓复也,其主飞蠹蛆雉[11],乃为雷霆。

【注释】

[1]胜生:指木运不及,生气不得施用,克木的金气所胜。

[2]不政:不能正常施政。

[3]绠戾拘缓:缩短、屈曲、拘急、弛缓。绠,ruǎn,音"软",缩短。

[4]少角:角、徵、宫、商、羽五音代表五运,不及之运称少。此指木运不及。

[5]判商:判,半也。此即少商。

[6]上角:上,指司天之气。此指厥阴风木司天。

[7]正角:正,指平气。此指木运平气。

[8]其甘虫:指甘味过盛而虫由之生。

[9]萧飋:冷落,没有生气。飋,sè,音"色",风大貌。

[10]眚于三:灾害在东方震位。

[11]飞蠹蛆雉:飞,羽虫;蠹,蛀虫;蛆,苍蝇的幼虫;雉,野鸡。

【语译】

木运不及的标志是木之生气不得施用,被克木的金气所胜,称为胜生,木的生发之气不能正常发挥作用,土气不受木气克制得到发扬,木不生火,火气自然平静,金克制木,金气于是早早来到。形成寒凉之雨时常降下,风云同时兴起,草木延迟生发繁荣,容易青干凋零脱落,万物成熟较早,皮肤与肌肉部分充实的征象。它的气收敛,它的作用是聚集不散,它的病变是筋脉缩短、屈曲、拘急、弛缓,易于惊吓。它在脏器中与肝对应,它在果类是枣、李,它在果实类是属于核与壳,它在谷类是稷、稻,它在五味是酸、辛味,它在颜色是白与青,它在畜类是犬、鸡,它在虫类是毛虫、甲虫。它主时的气候是雾露寒凉,它在五音为角与商。它的发病为动摇,易于恐惧,这是木运不及,金来克木,木从金气而施生化的缘故,所以少角与判商相同木运不及,若遇厥阴风木司天,不及的木气得司天之气相助,则与正商相同。木运不及,若遇阳明燥金司天,不及的木气被司天之气所克,则木气更衰,金气更胜,所以上商与正商相同。它的病患是四肢功用丧失,痈肿、疮疡，甘味过盛而生虫，这都是邪气伤害肝脏所造成的。木运不及,若遇太阴湿土司天,则土气得司天之气相助,土更胜,土更不畏木,所以上宫与正宫相同。冷落没有生气,肃杀的金气过胜,则其后随之而来的就火热炎炎,它的灾害发生在东方,这就是所说的"复气"。火气来复,属火的羽虫、蚍虫、蛆、野鸡随之相对应而多,木气抑郁到极点,势必畅还,待到其时就会震发而为雷霆。

【原文】

伏明之纪,是谓胜长[1]。长气不宣,藏气反布,收气自政[2],化令乃衡[3],寒清数举[4],暑令乃薄,承化物生[5],生而不长,成实而稚[6],遇化已老,阳气屈伏,蛰虫早藏,其气郁,其用暴,其动彰伏变易[7],其发痛,其脏心,其果栗桃,其实络濡,其谷豆稻,其味苦咸,其色玄丹,其畜马彘,其虫羽鳞,其主冰雪霜寒,其声徵羽,其病昏惑悲忘,从水化也,少徵与少羽同,上商与正商同,邪伤心也,凝惨凓冽则暴雨霖霪,眚于九,其主骤注雷霆震惊,沉黔[8]淫雨。

【注释】

[1]胜长:指火运不及,长气不得施用,被克火的水气所胜。

[2]自政:自行施政。

[3]化令乃衡:衡,平也。指土气自平衡其气。

[4]寒清数举:寒水之气与清金之气经常发作。

[5]承化物生:万物依靠土的生化之气而生。

[6]稚:幼小。

[7]彰伏变易:彰,明显;伏,藏伏。意为它的变化时明时隐无常规。

[8]沉黔:阴云蔽日。黔,yīn,音义同"阴",云遮日。

【语译】

火运不及的标志是火之长气不得施用,被克火的水气所胜,称之为胜长。火气不及,火的生长之气得不到宣泄,克制火的水气反而得到施布,金气不被火所克自行其令;土气得不到火生也自己平衡其气,寒冷、清凉之气时常发作,暑热之气也就轻微,秉承土的生化之气而生的万物,因火运不及,故生而不能成长,虽能结果实,却果实幼小不丰满,一到长夏化令之时就已经衰老,阳气受委屈不能伸张,蛰虫过早地伏藏。它的气郁结,它的功用暴急,它的变动为时明时隐变幻无常,它发病为疼痛,它在脏器与心对应,它在果类是栗、桃,它在果实类是筋络、汁液,它在谷类是豆、稻;它在五味是苦、咸味;它在颜色是黑、赤;它在畜类是马、猪,它在虫类为羽虫、鳞虫,它主时的气候是冰雪霜寒,它在五音为徵与羽,它的发病为神昏、迷乱、悲哀、善忘,这是火运不及,水来克火,火从水气而施生化的缘故,所以少徵与少羽相同。若遇阳明燥金司天,金得司天之气相助更胜,不受火相克,与正商相同。它的发病,乃是邪气伤害心气所致。火运不及,则阴凝惨淡寒冷水气偏盛现象出现,随之必有暴雨连绵不断的土气来复,它的灾害发生在南方。土气来复,主要出现暴雨倾盆,雷霆震惊,甚至乌云蔽日,阴雨绵绵。

【原文】

卑监之纪,是谓减化[1],化气不令,生政[2]独彰,长气整[3],雨乃愆[4],收气平,风寒并兴[5],草木荣美,秀而不实,成而秕[6]也,其气散,其用静定[7],其动疡涌分溃痈肿,其发濡滞[8],其脏脾,其果李栗,其实濡核,其谷豆麻,其味酸甘,其色苍黄,其畜牛犬,其虫倮毛,其主飘怒振发[9],其声宫角,其病留满否塞,从木化也,少宫与少角同,上宫与正宫同,上角与正角同,其病飧泄,邪伤脾也,振拉飘扬则苍干散落,其眚四维,其主败折虎狼[10],清气乃用,生政乃辱[11]。

【注释】

[1]减化:化气减少。

[2]生政:木气所主之政。

[3]长气整:火气完整。

[4]雨乃愆:愆,错过,过时。指土运不及,雨过期降落。

[5]风寒并兴:风为木,寒为水,土少则木能胜土,土不胜水故风寒并兴。

[6]秕:子实不饱满。

[7]静定:静止不动。

[8]濡滞:水气停滞不行。

[9]飘怒振发:怒,气势很甚。指木气盛,风气亦盛,狂风怒号,万物振动。

[10]败折虎狼:意为如虎狼一样毁坏和伤害生命。

[11]辱:屈辱。指受抑制。

【语译】

土运不及的标志是土气被木气所抑,化气因而减少,称之为减化。土运不及,化气不能施布政令,木的生气就明显地独自张扬,火的长气得木助也就完整如常,雨水不调,往往过期降落,金的收气平衡,由于风木与寒水之气都旺盛,故风寒并起,草木虽然繁荣秀美,但长势虽好却不能结实,即使结了果实,果实也都幼小难以成熟。它的气飘散,它的功用为生化之力不足而显静止不动,它的变动是疮疡溃烂流脓、痈痛,它的发病为水气停滞不行,它在脏器与脾对应,它在果类是李、栗,它在果实类是果肉、果核,它在谷类是豆、麻,它在五味是酸、甘味,它在颜色是青、黄,它在畜类是牛、犬,它在虫类为倮虫、毛虫,它主时的气候是大风怒号、物体飘扬振动,它在五音为宫、角,它的发病为水湿滞留胀满痞塞不通,这都是土运不及,木来克土,土从木气而施生化的缘故,所以少宫与少角相同。若遇太阴湿土司天,不及的土气得司天之气相助,则与正宫相同。若遇厥阴风木司天,木得司天之气相助便胜,木气克土,土更衰,故从木气而化,故上角与正角相同。它的发病为完谷不化的飧泄,这是邪气伤害脾土造成的。有土运不及,木气过甚出现振动折断物体飘扬现象,随之就有青干凋落的金气来复,它的灾害发在东南、西北、西南、东北四隅。金气来复,毁坏伤害生命如虎狼的景象出现,清凉之气于是行事,木气的生发之功用便得到抑制。

【原文】

从革之纪,是谓折收[1]。收气乃后,生气乃扬,长化合德[2],火政乃宣,庶类[3]以蕃,其气扬,其用躁切[4],其动铿禁[5]瞀厥,其发咳喘,其脏肺,其果李杏,其实壳络,其谷麻麦,其味苦辛,其色白丹,其畜鸡羊,其虫介羽,其主明曜炎烁,其声商徵,其病嚏咳鼽衄,从火化也,少商与少徵同,上商与正商同,上角与正角同,邪伤肺也。炎光赫烈则冰雪霜雹,眚于七,其主鳞伏彘鼠,岁气早至,乃生大寒。

【注释】

[1]折收:指金运不及,金之收气受到火气的抑制而有所损失。

[2]长化合德:火气主长,土气主化,金运不及,火气大旺,火能生土,火土二气相互协调发挥作用,称为长化合德。

[3]庶类:庶,众多。意指万物。

[4]躁切:躁动急切。

[5]铿禁:指咳嗽音哑。

【语译】

金运不及的标志是金之收气遭到火气抑制而受挫,称之为折收。金运不及,收气后期而到,木气不被金克,于是就得以张扬,金运不及,火气大旺,火能生土,火土二气相合发挥作用,于是火的政令得到了宣发,万物因之而茂盛。它的气是升扬,它的功用为躁动急切,它的变动为咳嗽、音哑、昏迷、厥逆;它的发病为咳嗽、气喘,它在脏器与肺脏相应,它在果实是李、杏,它在果实类是外壳、筋络,它在谷类是麻、麦;它在五味是苦、辛味;它在颜色是白、赤,它在畜类是鸡、羊,它在虫类是甲虫、羽虫,它主时的气候是光明照曜,暑热炎炎;它在五音为商、徵,它的发病为喷嚏、咳嗽、鼻塞流涕、衄血,这是金运不及,火来克金,金从火气而施生化的缘故,所以少商与少徵相同。若遇阳明燥金司天,不及的金得司天这气相助,则上商与正商相同。若遇厥阴风木司天,被金克的木气得司天之气相助更旺,故不畏金气来克,则上角与正角相同。它的发病是邪气伤害肺脏所致的。金运不及,出现阳光强烈,暑热炎炎火气偏甚的现象,随之必有水气来复的冰雪霜雹降落现象发生,它的灾害发生在西方。水气来复,属阴的鳞虫、蛰虫、猪、鼠随之相应而多,冬藏之气过早来临,于是产生大寒。

【原文】

涸流之纪,是谓反阳[1]。藏令不举,化气乃昌,长气宣布,蛰虫不藏,土润水泉减,草木条茂,荣秀满盛。其气滞,其用渗泄,其动坚止[2],其发燥槁,其脏肾,其果枣杏,其实濡肉,其谷黍稷,其味甘咸,其色黅玄,其畜彘牛,其虫鳞倮,其主埃郁昏翳[3],其声羽宫,其病痿厥坚下[4]。从土化也,少羽与少宫同,上宫与正宫同,其病癃闷[5],邪伤肾也,埃昏骤雨则振拉摧拔[6],眚于一,其主毛显狐貉[7],变化不藏。故乘危而行[8],不速而至,暴虐无德,灾反及之[9],微者复微,甚者复甚,气之常也。

【注释】

[1]反阳:水运不及,火不畏水,阳气反而盛行。

[2]坚止:指大便燥结不下。

[3]翳:遮盖。

[4]坚下:指大便坚硬。

[5]癃闷:排尿困难,小便点滴而下,甚至闭塞不通。

[6]振拉摧拔:动摇、拉移、折断、拔起,形容狂风大作的力量。

[7]毛显狐貉:毛虫、高大的动物、狐、貉。

[8]乘危而行:危,指运气不足之年。乘岁运不足,其所克之气和克己之气都来侵侮相克。

[9]灾反及之:指胜气过胜,过胜则衰,衰则受到复气的报复,灾害反而降到自身。

【语译】

　　水运不及的标志是火不畏惧水的克制,阳气反而盛行,称之为反阳。水运不及,水的藏气难以行使封藏之职,水所不胜的化气为昌盛,长气不畏水克,也得到宣发施布,冬令蛰虫在外不按时藏伏,土湿润,水泉减少,草木条达茂盛,万物荣华秀美而丰满。它的气流行不畅,它的功用为渗透宣泄,它的变动为大便燥结不下,它的发病为干燥,枯槁津液不足,它在脏器是肾,它在果类是枣、杏,它在果实类是汁液、肉,它在谷类是黍、稷,它在五味是甘、咸味,它在颜色是黄、黑,它在畜类是猪、牛,它在虫类是鳞虫、倮虫,它主时的气候是尘埃满布,昏暗遮日,它五音为羽、宫,它的发病是痿证、厥逆、大便坚硬。这是水运不及,土来克水,水从土气而施生化的缘故,所以少羽与少宫相同。若遇太阴湿土司天,土得司天之气相助便旺,土气克水,水更衰,则上宫与正宫相同。它的病患是排尿困难,小便点滴而下,甚至闭塞不通,为邪气伤害肾脏所致。尘埃昏暗,突然降雨的土气过胜,随之而来的便是大风发作,物体动摇,摧枯拉朽的木气来复的现象发生,灾害发生在北方。木气来复,毛虫、高大的动物、狐、貉等多见,万物多变化而不归藏。所以在五运不及的年岁,所克制的和克制自己的气都来侵犯相克,如不速之客不请而来,凶恶残酷的伤害毫无功德,过胜必衰,暴虐无德,最后自己也遭到复气的报复,灾害降临自己头上,凡其母受克制微的,其子的报复之气微;其母受克制重的,其子的报复之气也重,这是运气胜复的正常规律。

【讨论】

以上五节介绍了岁运不及之年的气候、物候、人体疾病的变化规律。岁运不及之年,在气候变化主要表现为气候不能与季节相应,春天应温不温,夏天应热不热,长夏应湿不湿,秋天应凉不凉,冬天应寒不寒;在物候变化上,春天应生不生,夏天应长不长,长夏应化不化,秋天应收不收,冬天应藏不藏;在人体疾病上,春天肝气不及,肺气偏胜;夏天心气不及,水气上犯;长夏脾气不及,肝气横逆;秋天肺气不及,心气上炎;冬天肾气不及,脾湿不运。其基本规律,是以五行乘侮胜复的道理来加以归纳和说明的:凡岁运不及,则己所不胜,乘危而行,出现胜气,或己所胜,不畏其制,气反得行,其灾变情况多与岁运所应之物象有关;胜气之后,岁运所生之气必来报复,形成复气,胜气轻微的,复气也轻微,胜气严重的,复气也严重。在观测五运不及的变化时还要注意六气司天与五运的关系,若司天之气与岁气同气,则不及得助,而属平气;若司天之气与胜气同气,则胜气更甚,岁运更衰。

【原文】

发生之纪,是谓启陈[1]。土疏泄[2],苍气达,阳和布化,阴气乃随,生气淳化[3],万物以荣,其化生,其气美,其政散,其令条舒,其动掉眩巅疾,其德鸣靡启坼[4],其变振拉摧拔,其谷麻稻,其畜鸡犬,其果李桃,其色青黄白,其味酸甘辛,其象春,其经足厥阴少阳,其脏肝脾,其虫毛介,其物中坚外坚,其病怒,太角与上商同,上徵则其气逆,其病吐利,不务[5]其德则收气复,秋气劲切,甚则肃杀,清气大至,草木凋零,邪乃伤肝。

【注释】

[1]启陈:启,开;陈,布散。指阳气宣发散布。

[2]疏泄:疏松发泄。

[3]淳化:淳,淳厚;化,生化。指生气淳厚,化生万物。

[4]鸣靡启坼:鸣,风吹声;靡,散;启坼,推际致新意。指风吹木鸣,万象更新。

[5]务:从事,致力。

【语译】

木运太过的标志是阳气宣发散布,称之为启陈。木气太过,土气受克制则疏松发泄而虚薄,木气畅达,温和的阳气四方布散,阴气于是紧随阳气,生长之气淳厚,化生万物,万物因之得以繁荣。它的生化作用是生发,它的气芳美,它的主政为发散,它所主时令的表现是端直畅达,它的变动为颤摇、眩晕和巅顶部的疾病,它的特性是风吹木鸣、万象更新,它的异常变化为狂风怒号,吹得物体摇动、草木断折、甚至连根拔起,它在谷类是麻、稻,它在畜类是鸡、犬,它在果类是李、桃,它在颜色是青、黄、白,它在五味是酸、甘、辛味。它的征象如春之气,布散阳和,春天与之相对应,它在人体对应的经脉是足厥阴、少阳,它在脏器是肝、脾,它在虫类是毛虫、甲虫,它在物体中属中部、外部坚硬一类,它的发病为忿怒。木运太过的太角与金气司天的上商情况相同。若遇少阴君火司天,少阳相火司天,木运太过,火得司天之助,又得旺木相生更旺而炎上导致火气上逆,发病表现为呕吐、腹泻,不致力坚守自己的品性而恃强去克制土,那么就会招致金气的报复,秋气显得强劲急切,甚至出现肃杀之气,寒凉之气降临,草木凋零,于是邪气就会损伤肝脏。

【原文】

赫曦之纪,是谓蕃茂,阴气内化,阳气外荣,炎暑施化,物得以昌,其化长,其气高,其政动,其令鸣显[1],其动炎灼妄扰[2],其德暄[3]暑郁蒸,其变炎烈沸腾,其谷麦豆,其畜羊彘,其果杏栗,其色赤白玄,其味苦辛咸,其象夏,其经手少阴太阳,手厥阴少阳,其脏心肺,其虫羽鳞,其物脉濡,其病笑疟疮疡血流狂妄目赤,上羽与正徵同,其收齐,其病痓[4],上徵而收气后也。暴烈其政,藏气乃复,时见凝惨,甚则雨水霜雹切寒,邪伤心也。

【注释】

[1]鸣显:指火声壮光明。

[2]妄扰:狂妄谬乱,烦扰不宁之意。

[3]暄:温暖。

[4]痓,zhì,音"至",痉挛。

【语译】

火运太过的标志是万物繁荣茂盛,称为蕃茂。阴气退于内而气化,阳气繁荣于外,火热炎暑施布生化,万物因之得以昌盛。它的生化作用是生长,它的气上升,它的主政是运动不停,它所主时令的表现是声壮光明,它的变动为高热、妄言、烦扰不宁,它的特性是暑热湿气蒸腾,它的异常变化为热气猛烈,犹如开水沸腾,它在谷类是麦、豆,它在畜类是羊、猪,它在果类是杏、栗,它在颜色是赤、白、黑,它在五味是苦、辛、咸,它的征象如夏之热,夏季与之相对应,它在人体对应的经脉是手少阴、太阳和手厥阴、少阳,它在脏器是心、肺,它在虫类是羽虫、鳞虫,它在物体中属脉络、果汁一类,它的发病为嬉笑、疟疾、疮疡、出血、发狂、目赤。若遇太阳寒水司天,司天之水气能克制火气,火气受克减弱,故上羽与正徵相同,火气不旺,也不克制金气;金之收气也与正常持平,它的病变为口噤而角弓反张。若遇少阴君火或少阳相火司天,则司天之气与岁运相同,火气更旺,金气受克制而衰弱,造成收气之后,火运太过,过于暴烈的火气主政,于是克制火的水气起而报复,时常可见阴寒凝结的凄惨景象,甚至降落雨水霜雹,出现刺骨严寒现象,邪气易于伤害心脏。

【原文】

敦阜之纪,是谓广化[1],厚德清静,顺长以盈[2],至阴内实,物化充成,烟埃朦郁,见于厚土[3],大雨时行,湿气乃用,燥政乃辟,其化圆,其气丰,其政静,其令周备,其动濡积并稸[4],其德柔润重淖,其变震惊飘骤崩溃[5],其谷稷麻,其畜牛犬,其果枣李,其色黔玄苍,其味甘咸酸,其象长夏,其经足太阴阳明,其脏脾肾,其虫倮毛,其物肌核,其病腹满四肢不举,大风迅至,邪伤脾也。

【注释】

[1]广化:广,广泛。化,生化。土气有余,土之生化之气有余,广泛惠及于他物。

[2]顺长以盈:土性顺用,无鸣物争,德厚使万物化生盈满。

[3]厚土:山陵高阜之地。

[4]濡积并稸:湿气积蓄。稸与蓄同。

[5]震惊飘骤崩溃:震惊,雷霆震惊之意;飘骤,风雨暴至之意。大雨暴狂,则山

崩土溃,随水流注。

【语译】

土运太过的标志是土气有余,其生化之气旺盛并广泛惠及于他物,称之为广化。土之品性敦厚清静,顺从火的生长之气,万物因之充满,土之精气充实于内,万物就能生化充实而成形。由于土气太过,湿气蒸腾,山陵高阜之地烟尘朦朦隐约可见,大雨时常降落,湿气盛行,燥气受制而退避。它的生化作用是圆满,它的气充盈,它的主政是安静,它所主时令的表现是周全完备,它的变动为湿气积聚,它的特性为柔和湿润滑利,它的异常变化为雷霆震动、暴风骤雨、山崩土溃。它在谷类是稷、麻,它在畜类是牛、犬,它在果类是枣、李,它在颜色是黄、黑、青,它在五味是甘、咸、酸,它的征象如长夏之多雨湿,长夏与之相对应,它在人体对应的经脉是足太阴、阳明,它在脏器是脾、肾,它在虫类是倮虫、毛虫,它在物体属肉、核一类,它的发病为腹部胀满、四肢不能举动。土气太过,随之而来的是木气的报复,大风迅速吹来,木气克土,邪气容易伤害脾脏。

【原文】

坚成之纪,是谓收引[1],天气洁,地气明,阳气随,阴治化,燥行其政,物以司成,收气繁布,化洽不终[2],其化成,其气削,其政肃,其令锐切,其动暴折疡疰[3],其德雾露萧飔,其变肃杀凋零,其谷稻黍,其畜鸡马,其果桃杏,其色白青丹,其味辛酸苦,其象秋,其经手太阴阳明,其脏肺肝,其虫介羽,其物壳络,其病喘喝,胸凭仰息[4],上徵与正商同,其生齐,其病咳,政暴变则名木不荣,柔脆焦首,长气斯救[5],大火流,炎烁且至,蔓将槁,邪伤肺也。

【注释】

[1]收引:收敛。

[2]化洽不终:化,土之化气;洽,润泽的意思。指金运太过,金之收气旺盛而早布,长夏湿土化气不得尽终其政令。

[3]疡疰:疡,疮疡。疰通注,古病名。

[4]胸凭仰息:指呼吸困难。

[5]长气斯救:金运太过,克制木气,火气前来报复,以救衰木,称之为长气

斯救。

【语译】

金运太过的标志是万物收敛,称之谓收引。天气清洁,地气光明,阳气顺从阴气,阴气施行治化,燥金之气大行其事,万物因之而成实,金之收气频繁施布,长夏湿土的化气便不得尽终其政令。它的生化作用为成熟,它的气削伐,它的主政是肃杀,它的时令表现为锐利急切,它的变动为突然折伤、疮疡、注病,它的特性是雾露下降、秋风萧瑟,它的异常变化为肃杀凋零,它在谷类是稻、黍,它在畜类是鸡、马,它在果类是桃、杏,它在颜色是白、青、赤,它在五味是辛、酸、苦,它的征象如秋燥,秋季与之对应,它在人体对应的经脉是手太阴、阳明,它在脏器是肺、肝,它在虫类是甲虫、羽虫,它在物体属于外壳、筋络一类,它的发病为气喘有声、呼吸困难、不得平卧。若遇少阴君火与少阳相火司天,则司天的火气克太过的金气,上徵与正商相同,由于金气被克制,木之生气得到正常生化,它的病患为咳嗽。金运太过,施政暴虐太甚,就造成大树枯槁,不能繁荣,柔软脆弱的物体焦头烂额,金过胜则火气来报复,导致炎热流行,灼烁物体,蔓草即将枯槁,火气克金,邪气容易伤害肺脏。

【原文】

流衍之纪,是谓封藏[1],寒司物化,天地严凝,藏政以布,长令不扬,其化凛,其气坚,其政谧,其令流注,其动漂泄沃涌[2],其德凝惨寒雾[3],其变冰雪霜雹,其谷豆稷,其畜彘牛,其果栗枣,其色黑丹黅,其味咸苦甘,其象冬,其经足少阴太阳,其脏肾心,其虫鳞倮,其物濡满,其病胀,上羽而长气不化也。政过则化气大举,而埃昏气交,大雨时降,邪伤肾也。故曰:不恒其德[4],则所胜来复,政恒其理,则所胜同化,此之谓也。

【注释】

[1]封藏:指天地气化闭密,万物藏伏。

[2]漂泄沃涌:指水流动的势态。

[3]雾:fēn,音"芬",雾气。

[4]不恒其德:恒,正常。指运气太过,不能保持正常的特性。

【语译】

水运太过的标志是天地气化闭密,万物藏伏,称之为封藏。水之寒气主宰万物的生化,天地之气寒冷,万物凝结,封藏之气施布用事,火的长气便不得张扬。它的生化作用为寒冷,它的气坚凝,它的主政是安静,它的时令如水流灌注,它变动为漂浮、下泻、灌注、涌溢,它的特性为阴凝惨淡、雾气寒冷,它的异常变化为冰雪霜雹降下,它在谷类是豆、稷,它在畜类是猪、牛,它在果类是栗、枣,它在颜色是黑、赤、黄,它在五味是咸、苦、甘,它的征象如冬严寒,冬季与之对应,它在人体对应经脉是足少阴、太阳,它在脏器是肾、心,它在虫类是鳞虫、倮虫,它在物体属于汁液充满,它的发病为肿胀,若遇太阳寒水司天,则水气更甚,克制火气,导致火气衰弱,长气失却施布生化之职。水运太过,必然形成土气大兴而来报复,水土交争尘埃迷漫昏暗,大雨时常降下,土气克水,邪气容易伤害肾脏。所以说,五运之气太过,失却正常的特性,暴虐克制伤害其所不胜之气,则胜我之气前来报复。若五运之气行使正常的政令,就是有胜我之气也与主岁运气同化不能侵犯,就是这个道理。

【讨论】

以上五节介绍了岁运太过之年的气候、物候、人体疾病的变化规律。岁运太过之年,在气候方面,主要表现为气候不能与季节相应,气候变化较相应节令来得早、偏胜。春天应温而反热,夏天炎热倍常,热而太甚,长夏雨水过多,秋天寒凉太甚,冬天异常严寒;在物候方面,春天生而太过,夏天长而太过,长夏成熟太过,秋天收成质量不高,冬天寒冻太过,甚至冻死,进而影响第二年的生长;在人体疾病方面,春天肝气偏胜、脾胃受邪,夏天心气偏胜、肺气受损,长夏脾气偏胜、脾病及肾,秋天肺气偏胜、肝气受伤,冬天肾气偏胜、心气受病。与岁运不及之年一样,其基本规律也是以五行乘侮胜复的道理来加以归纳和说明的:凡岁运太过,自为胜气,欺侮其所不胜之气,发病多与岁运所应之脏及所克之脏有关;太过之后,则己所胜之气的子气必来报复,形成复气,其发病即在岁运所应之脏,若遇司天之气克岁运之气,则太过被抑,构成平气。

经文在介绍木运太过之年时,未言及水气司天与木运的关系,这是因为水能生木,其气相顺。新校正云:"不云上羽者,水临木为相得故也。"在介绍土运太过之年时,未言及水火二气司天与土运的关系,这是因为古人认为土有余则不受制于水火之气。新校正云："详此不云上羽上徵者，徵羽不能亏盈于土，故无他候也。"在介绍金运太过之年时，未言及水气司天与金运的关系，这是因为金能生水，运生气，虽为小逆，亦非胜克。新校正云："详此不言上羽者，水与金非相胜克故也。"在介绍水运太过之年时，未言及火气司天与水运的关系，这是因为水能克火。新校正云："不云上徵者，运所胜也。"

应该特别指出，经文对于岁运太过、不及之年的论述，虽然从方法上来看，是以五行乘侮胜复立论，但从其具体所论述的内容来看，则完全是对气候和物候的观察总结，着重地总结了自然界本身具有的自调自稳现象，即经文所谓"不恒其德，则所胜来复，政恒其理，则所胜同化"。现代多学科研究者，通过大样本的回顾性研究认为五运的太过不及确实与该年的气候、农作物的收成、动物的繁殖有很大的相关性，其与《内经》的论述符合率具有统计学意义，进而证实了运气学说的客观性和科学性。

【原文】

帝曰：天不足西北，左寒而右凉；地不满东南，右热而左温[1]，其故何也？岐伯曰：阴阳之气，高下之理，太少[2]之异也。东南方，阳也，阳者其精降于下，故右热而左温。西北方，阴也，阴者其精奉于上，故左寒而右凉。是以地有高下，气有温凉，高者气寒，下者气热，故适[3]寒凉者胀，之温热者疮，下之则胀已，汗之则疮已，此腠理开闭之常，太少之异耳。

【注释】

[1]天不足西北，左寒而右凉；地不满东南，右热而左温：左右，是面南而定的位置。西北方右面是西方，气凉；西北方的左面是北方，气寒；东南方的右面是南方，气热；东南方的左面是东方，气温。

[2]太少：太，有余也；少，不足也。

[3]适：往，到。

【语译】

黄帝说：天气不足于西北，西北方阳气少，导致北方寒，西方凉；地气不满于东南，东南方阴气少，导致南方热，东方温，这是什么缘故？岐伯说：天气的阴阳,地理的高下,都有有余不足的差别。东南方属阳,阳的精气自上而下降,东南方位在下,所以南方热而东方温;西北方属阴,阴的精气自下而上奉,西北方位在上,所以西方凉而北方寒。所以地势有高低不同之差,气候有温热寒凉之别,地势高的气候是寒凉,地势低的气候是温热。往西北寒凉地方去多见胀病,往东南温热地方去多见疮疡。用通下的方药可以治愈胀病,用发汗的方药可以治愈疮疡。这是地势、气候影响人体腠理开阖出现的一般规律,只不过是气有太过不及的差异罢了。

【原文】

帝曰:其于寿夭何如?岐伯曰:阴精所奉其人寿,阳精所降其人夭[1]。帝曰:善。其病也,治之奈何?岐伯曰:西北之气散而寒之,东南之气收而温之,所谓同病异治[2]也。故曰:气寒气凉,治以寒凉,行水渍之[3]。气温气热,治以温热,强其内守。必同其气,可使平也,假者反之[4]。帝曰:善。一州之气,生化寿夭不同,其故何也?岐伯曰:高下之理,地势使然也。崇高则阴气治之,污下则阳气治之,阳胜者先天,阴胜者后天[5],此地理之常,生化之道也。帝曰:其有寿夭乎?岐伯曰:高者其气寿,下者其气夭,地之小大异也,小者小异,大者大异。故治病者,必明天道地理,阴阳更胜,气之先后,人之寿夭,生化之期,乃可以知人之形气矣。

【注释】

[1]阴精所奉其人寿,阳精所降其人夭:阴精所上奉的地方,阳气坚固,人多长寿。阳精所降之地,阳气易泄,故人多夭。

[2]同病异治:此指同一病症,因地势不同而治疗法则不一样。

[3]行水渍之:指用热汤浸渍病人。

[4]假者反之:病变出现假象,当用相反之法去治疗。

[5]阳胜者先天,阴胜者后天:天,天时气候。阳热盛的地方,四时气候早临,万物生长发育提前;阴寒盛的地方,四时气候迟到,万物生长迟缓。

【语译】

黄帝说:地势的高低,天气的寒热对人长寿或短命有什么关系呢?岐伯说:

阴精上奉的地方,阳气固密不易外泄,故人多长寿;阳精下降的地方,阳气易于外泄耗散,故人多命短。黄帝说:讲得好!如果发生了疾病,应怎样治疗呢?岐伯说:西北方气候寒冷,人喜热食,多内热,发病里热外寒者多,治疗应散外寒清里热;东南方气候湿热,人喜冷食,多里寒,发病阳气外泄,里寒者多,治疗应收敛外泄阳气,温其里寒,这就是听说的病症相同,地势不同对人的影响不同,治疗方法也不相同的"同病异治"的道理。所以说气候寒凉的地方,内热者多,治疗还得用寒凉药物,并可用热汤浸渍。气候温热的地方,内寒者多,治疗还得用温热药物,加强固守阳气使不外泄。寒凉地方用寒凉药物,温热地方用温热药物,与气候一致,这样就可以使患者体内阴阳平衡,如果病变出现假象,就应该用反治法治疗。黄帝说:讲得好!同是一个区域的气候,人们的生化寿夭也不相同,这是什么缘故呢?岐伯说:这是高低不同缘故,地势的不一致造成的。地势高的地方就以阴气为主;地势低的地方就以阳气为主;阳气为主的地方阳气旺盛,阳气旺盛的地方四时气候早至,万物生长发育提前;阴气为主的地方阴气旺盛,阴气旺盛的地方四时气候晚至,万物生长发育迟缓,这就是地势高低与万物生化迟早的正常规律啊。黄帝又问道:他们对寿夭也有关系吗?岐伯说:地势高的地方的气候有助于长寿,地势低的地方的气候令人夭折。区域大小与寿夭差别的关系是:区域小寿夭的差别就小,区域大寿夭的差别就大。所以治疗疾病,必须了解天地之气的规律、阴阳之气的盛衰、四时气候的先后、人的长寿短命规律、生化的时期,然后才能了解人的形态和气机。

【讨论】

以上两节经文介绍了地理条件与气候、物候以及与人体健康、疾病诊断治疗之间的关系。在气候与地理条件之间的关系上,提出了"高者气寒""下者气热""高者"节气来迟、"下者"节气来早。在气候、地理条件与物候变化之间的关系上,提出了"高者"生化迟、"下者"生化早。在气候、地理条件与人寿命长短的关系上,提出了"高者其气寿""下者其气夭"。在气候、地理条件与人体疾病的关系上,提出了"适寒凉者胀,之温热者疮"。在气候、地理条件与治疗的关系上,提出了"气温气热,治以温热""气寒气凉,治以寒凉"。最后经文要求医者要从整体的角度出发,对具体的情况作具体分析,充分体现了中医学整体恒动观的指导思想,反映了中医学实事求是的科学态度。地理气候条件与人体体质的关系是中医学在疾病诊断治疗上因人、因地、因时制宜以及同病异治的理论依据,这正是现代医学的薄弱环节和中医学的精华所在,值得认真学习和继承。

经文提出"天不足西北,左寒而右凉;地不满东南,右热而左温",《素问·阴阳应象大论》有"天不足西北,故西北方阴也,而人右耳目不如左明也。地不满东南,故东南方阳也,而人左手足不如右强也""天不足西北,地不足东南"是古人对阳气的升降出入和不同地域的物候仔细观察、认真总结而得出的结论,是客观的。《阴阳应象大论》据此谓"人右耳目不如左明也,左手足不如右强"似有牵强附会之嫌,然而目前尚无足够大样本的调查来证实或否定,所以我们认为对之只可存疑而不可完全否定。我们认为对于《内经》的研究当持发掘的态度,不可因目前的科学认识不能阐释和证实,就武断地否定古人的认识。

【原文】

帝曰:善。其岁有不病,而脏气不应不用者,何也?岐伯曰:天气制之,气有所从也。帝曰:愿卒闻之。岐伯曰:少阳司天,火气下临,肺气上从,白起金用[1],草木眚,火见燔焫,革[2]金且耗,大暑以行,咳嚏鼽衄鼻窒,曰疡,寒热胕肿。风行于地,尘沙飞扬,心痛胃脘痛,厥逆鬲不通,其主暴速[3]。

【注释】

[1]白起金用:白,燥金之代词。金畏火,少阳相火司天,金气上从而为火用。

[2]革:变革。

[3]其主暴速:少阳相火司天,中见厥阴风木。火气和木气,其化皆急速。

【语译】

黄帝说:讲得好!一年之中,按五运规律推测应当有病而却没有发病,对应的脏器应当有感应却没有感应,应当发生作用却没有发生作用,这是为什么?岐伯说:这是受到司天之气的制约,人体的脏器适从于司天之气的变化而变化的缘故。黄帝说:我想详尽地听听。岐伯说:少阳相火司天之年,相火之气下临于地,肺气上而顺从于天气,于是金气起而火气主事,草木遭受灾害,火热过甚出现烧灼的景象,金被克制而变革损耗,炎暑流行,这时容易发生咳嗽、喷嚏、鼻流涕、衄血、鼻塞、疮疡、寒热、浮肿等病。少阳相火司天则厥阴风木在泉,风气行于地,尘沙飞扬,容易发生心痛、胃脘痛、厥逆、胸膈不通等病,其发病特点是突然发作,变化迅速。

【原文】

阳明司天,燥气下临,肝气上从,苍起木用而立,土乃眚,凄沧[1]数至,木伐草萎,胁痛目赤,掉振鼓栗,筋痿不能久立。暴热至,土乃暑,阳气郁发,小便变,寒热如疟,甚则心痛,火行于槁[2],流水不冰,蛰虫乃见。

太阳司天,寒气下临,心气上从,而火且明[3],丹起,金乃眚,寒清时举,胜则水冰,火气高明,心热烦,嗌干善渴,鼽嚏,喜悲数欠,热气妄行,寒乃复,霜不时降,善忘,甚则心痛。土乃润,水丰衍,寒客至,沉阴化,湿气变物,水饮内稸,中满不食,皮㿏肉苛,筋脉不利,甚则胕肿,身后痈。

【注释】

[1]沧:寒冷。

[2]火行于槁:槁,干枯。意指火气主事于草木干枯的季节,即冬季。

[3]火且明:新校正云:"详火且明三字,当作火用二字。"可从。

【语译】

阳明燥金司天,燥金之气下临于地,肝气上而顺从于天气,于是木气起而风气主事,土气受到克制,凄凉寒冷之气屡犯,草木均受克伐而枯萎,人体易发生胁痛、目赤、眩晕、震颤、筋痿不能久立等病变。火热突然流行,大地暑热郁蒸,阳气内郁而发生小便短赤、寒热如疟,严重者出现心痛等症。火热流行于冬季,出现气候反温,流水不结冰,蛰虫反而出现。

太阳寒水司天,寒水之气下临于地,心气上而顺从于天气,火气光明显耀,火气起用克制金气,导致金气遭受灾害,寒凉之气不时降临,寒气太甚就凝结成冰。火气被逼上炎而顺从天气,容易发生心中烦热、嗌干、口渴喜饮、流涕、喷嚏、容易悲哀、时常打呵欠等病变。火热之气妄,必然导致寒水气的报复,于是严霜不时降下,在人体容易发生健忘,严重的会心痛。太阳寒水司天则太阴湿土在泉,所以土气湿润,水湿盈溢,寒水之客气加临,继之以湿土之气,水湿二气皆属阴,万物皆从水土之气而生化,湿气也使万物变异。在人体受其影响,可发生水饮内蓄,中焦胀满不食,皮肤麻痹,肌肉不红不肿,筋脉活动不利,严重的会浮肿,背部发生痈肿等病。

【原文】

厥阴司天,风气下临,脾气上从,而土且隆,黄起,水乃眚,土用革,体重肌肉萎,食减口爽[1],风行太虚,云物摇动,目转耳鸣。火纵其暴,地乃暑,大热消烁,赤沃下[2],蛰虫数见,流水不冰,其发机速。

【注释】

[1]口爽:爽,违背,差失。指口味差。

[2]赤沃下:赤痢下。

【语译】

厥阴风木司天,风木之气下临于地,脾气上而顺从于天气。土气隆起,二气起用克制水气,水气遭受灾害,风木气盛,土气受到克制,土的功用也发生了改变,在人体容易发生身体沉重、肌肉萎缩、饮食减少、口味差等病变。若风气流行于天空之间,浮云飘移,万物动摇,在人体可出现目转、耳鸣等情况。厥阴风木司天则少阳相火在泉,火得木助大旺,放纵行其暴虐之性,于是大地暑热,火热消烁万物,在人体受其影响可发生赤痢病。这时应该藏伏的蛰虫经常出现,流水不能结冰,相火的发作特点是有如机关发动快而急剧。

【原文】

少阴司天,热气下临,肺气上从,白起金用,草木眚,喘呕寒热,嚏鼽衄鼻窒,大暑流行,甚则疮疡燔灼,金烁石流[1]。地乃燥清,凄沧数至,胁痛善太息,肃杀行,草木变。

【注释】

[1]金烁石流:形容火热势盛,可以使金石熔化。

【语译】

少阴君火司天,热气下临于地,肺气上而顺从于天气,于是金气起而火气主事,草木遭受灾害。在人体容易患喘促、呕吐、寒热、喷嚏、鼻流涕、衄血、鼻塞等病。若暑热流行,火热过甚还可以发疮疡、高热等病,金石好像也将被熔化。少阴君火司天则阳明燥金在泉,地气干燥清凉,凄凉寒冷之气经常降临,在人体容易发生胁痛、好叹息等病,肃杀之气流行,草木发生变化。

【原文】

太阴司天,湿气下临,肾气上从,黑起水变[1],埃冒[2]云雨,胸中不利,阴痿气大衰而不起不用。当其时,反腰脽[3]痛,动转不便也,厥逆。地乃藏阴,大寒且至,蛰虫早附[4],心下痞痛,地裂冰坚,少腹痛,时害于食,乘金则止水增,味乃咸,行水减也。

【注释】

[1]黑起水变:黑,寒水之代词。指湿气下临于地,肾畏土克上而顺从于湿土之气,导致水气功能发生改变。

[2]埃冒:尘雾上升。

[3]脽:shuí,音"谁",臀部。

[4]附:依附,归依。

【语译】

太阴湿土司天,湿气下临于地,肾气上而顺从于天气,于是水气起而湿气主事,尘雾上升,阴云满天,雨水时下。在人体易患胸中不畅快、阴痿、阳气大衰、阳痿不举、失去功用等病症,到了土旺的时候,又会出现腰与臀部疼痛、转动不便、厥逆等病症。太阴湿土司天则太阳寒水在泉,于是地气阴凝闭藏,严寒将会来临,蛰虫提前归藏,在人体容易发生心下痞满疼痛,如果寒气过甚,大地冻裂,水凝坚冰,人体就会发生少腹痛,经常妨碍饮食。若寒水之气上乘肺金,水得金气,积蓄之水增多,水味变咸,流动之水减少。

【讨论】

以上几节首先提出了有时岁运与实际气候、物候、疾病发生情况完全不相应的原因是因为受了该年司天、在泉之气的影响。接着列举了六气司天在泉之年中的各种气候、物候及人体疾病的特点,由此说明了在运用运气学说时,必须全面考虑、综合运用、具体分析,而不要把运气推算简单化,机械地生搬硬套。

对于脏气与岁运当应不应及运气相制、制反从化的问题,张景岳曾加以概括地说明,兹录于下,以供参考。"运气之化,凡一胜则一负,一盛则一衰,此理之常也。观本篇司天六气,如少阳、少阴火气下临,则肺气上从,白起金用等义,皆被克之气,反起而用者何也?盖五运各有所制,制气相加,则受制者不得不应,应则反从其化而为用,其理其征,本属显然而实人所不知也。故如热甚者,燥必随之,此金之从火也,燥甚者,风必随之,此木之从金也,风甚者,尘霾随之,此土之从木也,湿蒸甚者,霖注随之,此水之随土也,阴凝甚者,雷电随之,此火之从水也……即此篇之义,以观五运之变化,藏象之虚实,其有不可以偏执论者,类可知矣。"

【原文】

帝曰:岁有胎孕不育,治[1]之不全,何气使然?岐伯曰:六气五类[2],有相胜制也,同者[3]盛之,异者[4]衰之,此天地之道,生化之常也。故厥阴司天,毛虫静[5],羽虫育[6],介虫不成[7];在泉,毛虫育,倮虫耗[8],羽虫不育。少阴司天,羽虫静,介虫育,毛虫不成;在泉,羽虫育,介虫耗不育。太阴司天,倮虫静,鳞虫育,羽虫不成;在泉,倮虫育,鳞虫不成。少阳司天,羽虫静,毛虫育,倮虫不成;在泉,羽虫育,介虫耗,毛虫不育。阳明司天,介虫静,羽虫育,介虫不成;在泉,介虫育,毛虫耗,羽虫不成。太阳司天,鳞虫静,倮虫育;在泉,鳞虫耗,倮虫不育。

【注释】

[1]治:治岁之气。

[2]五类:指五行所属的五类动物即毛虫、羽虫、倮虫、鳞虫、甲虫。

[3]同者:指六气的五行属性与五类的五行属性相同。

[4]异者:指六气的五行属性与五类的五行属性不相同。

[5]静:安静,指不生育。

[6]育:生育繁殖。

[7]不成:生育少。

[8]耗:损耗。

【语译】

黄帝说:一年中有的虫类能胎孕生育,有的不能胎孕生育,治岁之气不完全,是什么气使它们这样的呢?岐伯说:六气与五行类属的虫类之间,有着相胜相克的关系。六气五行属性与虫类的五行属性相同的就繁衍兴盛;六气的五行属性与虫类的五行属性不相同的就孕育衰减,这是自然界孕育规律,生化的正常现象。所以厥阴风木司天的年份,毛虫安静,羽虫能生育,介虫生育少;厥阴风木在泉的年份,毛虫能生育,倮虫遭受损耗,羽虫不能生育。少阴君火司天的年份,羽虫安静,甲虫能生育,毛虫生育少;少阴君火在泉的年份,羽虫能生育,介虫损耗不能生育。太阴湿土司天的年份,倮虫安静,鳞虫能生育,羽虫生育少;太阴湿土在泉的年份,倮虫能生育,鳞虫生育少。少阳相火司天的年份,羽虫安静,毛虫能生育,倮虫生育少;少阳相火在泉的年份,羽虫能生育,甲虫遭受损耗,毛虫不能生育。阳明燥金司天的年份,甲虫安静,羽虫能生育,毛虫生育少;阳明燥金在泉的年份,甲虫能生育,毛虫遭受损耗,羽虫生育少。太阳寒水司天的年份,鳞虫安静,倮虫能生育;太阳寒水在泉的年份,鳞虫遭受损耗,倮虫生育少。

【讨论】

本节经文首先指出各类动物在其生长繁殖方面各有其不同的气候环境要求,然后列举了六气司天在泉与毛、羽、倮、甲、鳞五类动物生长繁殖之间的关系,并以此说明了气与化之间的统一性。这是古人长期观察自然气候与动物胎孕生长之间的关系的经验总结。六气司天在泉与五虫胎孕不育的关系可归纳为:从六气司天来看,与司天之气同类之虫"静",与在泉之气同类之虫"育",与在泉所胜之气同类之虫"不成";从六气在泉来看,与在泉之气同类之虫"育",与在泉所胜之气同类之虫"耗"或"不成"。简言之,即:六气司天,则天虫静,泉虫育,泉之所胜不成;六气在泉,则泉虫育,泉之所胜不成。从以上经验归纳中还可看出,凡与在泉之气同类之虫均"育",五虫的孕育与在泉之气密切相关。这是因为尽管司天之气对全年的气候有影响,但主要是影响上半年,在泉之气则主要影响下半年,各类动物的胎孕不育,不但要看上半年的生长情况,更要看下半年的成熟情况。对于古人的这些经验总结,尽管影响动物胎孕不育的因素是多方面的,时代不同了,经文的具体内容在今天来看已未必尽然,但其把自然气候变化与动物的胎孕生长密切结合起来观察,把气化与物化紧密结合起来分析、综合、总结的方法,是十分正确的,值得认真学习继承发扬。

【原文】

诸乘所不成之运[1]，则甚也。故气主有所制，岁立有所生[2]，地气制己胜[3]，天气制胜己[4]，天制色，地制形[5]，五类衰盛，各随其气之所宜也。故有胎孕不育，治之不全，此气之常也，所谓中根[6]也。根于外者亦五，故生化之别，有五气五味五色五类五宜[7]也。帝曰：何谓也？岐伯曰：根于中者，命曰神机，神去则机息。根于外者，命曰气立，气止则化绝[8]。故各有制，各有胜，各有生，各有成。故曰：不知年之所加，气之同异，不足以言生化，此之谓也。

【注释】

[1]诸乘所不成之运：诸，指六气；运，即五运。此指六气与五运相乘，被克之气所属的虫类不能生育更甚。

[2]气主有所制，岁立有所生：气主，指六气所主；岁立，指天干地支相合而确立的岁气。此句当为互文，意指五运六气盛衰制化，万物由此而化生。

[3]地气制己胜：地气，在泉之气。指在泉之气能制约它所胜的岁运。

[4]天气制胜己：天气，司天之气。指司天之气能制约胜己的岁运。

[5]天制色，地制形：指司天之气制五色，在泉之气制五形。

[6]中根：指五运在中为万物生化的根本。

[7]五宜：万物之中，互有所宜。

[8]根于中者……气止则化绝：生命根源于内部，由神主宰，其运动如机括之发，称为神机，所以神去则生机停止；生命根源外部的，借助于外气而成立，称为气立，所以气化停止则物之化停止。

【语译】

六气与五运相乘时，被克之年的对应虫类，生育少的情况更严重。所以六气所主的司天在泉之气都能相互制约盛衰，甲子相合而确立岁气，万物依此而生化。在泉之气能制约它所胜的岁运，司天之气能制约胜己的岁运，色化于气，天生乎气，故司天之气制色；地成形而有质，地生乎质，故在泉之气制形。五种虫类的衰退和兴旺，分别随其相适应与不相适应而变化。所以有能胎孕与孕育少的分别，这是治化有不完全之处，也是运气变化的一般规律。所说的中根，就是五运在中,为万物生化的根本。六气在外,也是合于五行而施化,所以万物生化的不同,而有了五气、五味、五色、五类的区别。它们在万物之中又互有所宜。黄帝说:这是为什么?岐伯说:生命根源于内部的,以神为主宰,知觉运动有如神之发机,叫做神机,如果神离去了,那生机就立即停止。生命根源于外部的,必借外气而成立,其生长收藏为气化之所立,叫作气立,如果在外的六气停止,生化也就随之断绝。所以万物与五运六气都相互存在着制约、相胜、相生、相成的关系。所以说:不知道每年的岁运和六气的加临、岁运与六气的异同,就不可能谈论生化的机理,道理就在于此。

【讨论】

本节经文指出各类动物的胎孕生长一方面与自然气候环境密切相关,另一方面其本身的内在因素也十分重要。生物的胎孕生长之所以有很大的差异,是机体本身内在基础和外在环境共同作用的结果。这种内因外因统一起来的认识,是中医学整体恒动观在对生命现象分析研究中的具体运用和体现。

关于经文"根于中""根于外"的解释,历代注家看法不一。王冰曰:"生气之根本,发自身形之中,中根也""谓五味五色类也,然木火土金水之形类,悉假外物色藏,乃能生化。外物既去则生气离绝,故皆是根于外也。"认为"中根"即生气之根本;"根于中"是表现于外的五色、五味、五气等。张隐庵曰:"此言五运之气,根于外而生化气味色类于外也。"认为"根中"和"根外"是指五运之气的作用表现。张介宾曰:"凡动物有血气心知者,其生气之本,皆藏于五内,以神气为主,故曰根中""凡植物之无知者,其生成之本,悉由外气所化,以皮谷为命,故根于外",认为"根中"是指动物,"根于外"是指植物。根据《内经》内因、外因统一认识的基本精神,王冰和张隐庵的看法较为正确。

【原文】

帝曰:气始而生化,气散而有形,气布而蕃育,气终而象变[1],其致一也。然而五味所资,生化有薄厚,成熟有少多,终始不同,其故何也?岐伯曰:地气制之也,非天不生,地不长也。帝曰:愿闻其道。岐伯曰:寒热燥湿,不同其化也。故少阳在泉,寒毒[2]不生,其味辛,其治苦酸,其谷苍丹。阳明在泉,湿毒不生,其味酸,其气湿,其治辛苦甘,其谷丹素。太阳在泉,热毒不生,其味苦,其治淡咸,其谷黅秬[3]。厥阴在泉,清毒不生,其味甘,其治酸苦,其谷苍赤,其气专,其味正[4]。少阴在泉,寒毒不生,其味辛,其治辛苦甘,其谷白丹。太阴在泉,燥毒不生,其味咸,其气热,其治甘咸,其谷黔秬。化淳则咸守,气专则辛化而俱治。

【注释】

[1]气始而生化……气终而象变:指万物在一年四时,六气中的生化过程。

[2]毒:指偏盛暴烈的行为。

[3]秬:黑黍,此指黑色的谷类。

[4]其气专,其味正:气化专一,味化纯正之意。

【语译】

黄帝说:万物都依靠气而生化,气开始就有了生化作用,气散于万物而万物成形,气敷布而万物发育繁殖,气终了的时候,物体的形就发生变化,一切物质都是如此。然而五味的资生,在生化上有厚有薄,成熟上有多有少,开始和结果也不尽相同,这是什么缘故呢?岐伯说:这是由于受地气控制的结果。没有天气万物就不能生,没有地气万物就不能长。黄帝说:我想听听其中的道理。岐伯说:寒、热、燥、湿都有不同的气化作用。所以少阳相火在泉,寒毒之物不能生长,火克金,辛味之物也不能生长,其主治之味是苦、酸,其在谷类是青色和赤色一类。阳明燥金在泉,湿毒之物不能生长,金克木,酸味之物也不能生长,其主治之味是辛、苦、甘,其在谷类是赤色和白色一类。太阳寒水在泉,热毒之物不能生长,水克火,苦味之物也不能生长,其主治之味是淡、咸,其在谷类是黄色和黑色一类。厥阴风木在泉,清毒之物不能生长,木克土,甘味之物也不能生长,其主治之味是酸、苦,其在谷类是青色和赤色一类,其气化专一,其味化纯正。少阴君火在泉,寒毒之物不能生长,火克金,辛味之物也不能生长,其主治之味是辛、苦、甘,其在谷类是白色和赤色一类。太阴湿土在泉,燥毒之物不能生长,土克水,咸味之物不能生长,燥热类同,热毒之物也不能生长,其主治之味是甘、咸,其在谷类是黄色和黑色一类。太阴气化淳厚,土能制水,所以咸味内守,土居土位,其气专精,而能生金,所以辛味得以生化而与湿土共同主治。

【讨论】

关于经文"化淳则咸守,气专则辛化而俱治"的认识,历代注家看法不一。

王冰曰:"淳,和也,化淳,谓少阳在泉之岁也。火来居水而反能化育,是水咸自守不与火争化也。气专,谓厥阴在泉之岁也,木居于水而复下化,金不受害,故辛复生化与咸俱王也。"认为是指少阳在泉与厥阴在泉而言。张介宾曰:"六气惟太阴属土,太阴司地,土得位也,故其化淳。淳,厚也。五味惟咸属水,其性善泻,淳土制之,庶得其守矣。土居土位,故曰气专,土盛生金,故与辛化俱治,俱治者,谓辛与甘咸兼用为治也。"认为是指太阴在泉之气而言。高士宗的认识与张介宾大同小异,其曰:"化淳则咸守,言太阴在泉,土制其水,咸味不生,土承太阳水化之淳,则咸守,气专则辛化俱治,言辛属燥金之味,太阴在泉,燥毒不生,若太阴之气专一,则土生其金,辛味生化而与太阴俱治。"张隐庵曰:"此复申明五味所资其化气者,因胜制而从之也。化淳者,谓阳明从中见湿土之化。燥湿相合,故其化淳一,金从土化,故味之咸者,守而勿敢泛滥,畏太阴之制也,气专者,厥阴从中见少阳之主气。故味之辛者,与甘酸苦味俱主之。故辛受火制,制则从火化也。夫寒热燥湿,在泉之六气也,酸苦甘辛咸,五运之五味也。以燥湿之化淳则咸守,相火之气专则辛化。盖因地气制之而味归气化也。"认为这是从标本中气的角度来讲五味的产生与在泉之气的关系。以上各家的注解可互参。

【原文】

故曰:补上下者从之,治上下者逆之[1],以所在寒热盛衰而调之。故曰:上取下取,内取外取[2],以求其过。能毒[3]者以厚药,不胜毒者以薄药,此之谓也。气反者[4],病在上,取之下;病在下,取之上;病在中,傍取之。治热以寒,温而行之;治寒以热,凉而行之;治温以清,冷而行之;治清以温,热而行之。故消之削之,吐之下之,补之泻之,久新同法。

【注释】

[1]补上下者从之,治上下者逆之:天地之气太过,则逆其气味而治;天地之气不足,则顺其气味而补。

[2]上取下取,内取外取:指审察疾病所在的上下部位而作相应的处理。

[3]能毒:能,音义同"耐";毒,指性猛烈味厚的药物。

[4]气反者:指病气反其常候,是由病情标本不同所致。

【语译】

所以说,因司天在泉之气不及造成病不足的应该用补法,补必须用顺其气的药物;因司天在泉之气太过造成病有余的应该用逆治法,逆治必须用逆其气药物,都要根据病之所在,表现出的寒热盛衰而进行调治。所以说,必须从上部、下部、内部、外部各方面仔细寻求病因,了解病情,再给治疗。身体强能耐受毒药的,治以气味俱厚的药物,身体弱不耐毒药的,治以气味俱薄的药物,就是这个道理。病气反其常候是病情有标本不同所致,如病在上部而治其下部,病在下部而治其上部,病在中部而治其旁侧。治疗热病用寒药,药应温热时服;治疗寒病用热药,药应凉时服;治疗温病用清凉药,药应冷时服;治疗凉病用温药,药应热时服。所以,无论是用消法,或是用削法,或是用吐法,或是用下法,或是用补法,或是用泻法,也无论是新病久病,都应遵守以上治则。

【原文】

帝曰:病在中而不实不坚,且聚且散,奈何?岐伯曰:悉乎哉问也!无积者求其脏,虚则补之,药以祛之,食以随之,行水渍之,和其中外,可使毕已。帝曰:有毒无毒,服有约[1]乎?岐伯曰:病有久新,方有大小,有毒无毒,固宜常制矣。大毒治病,十去其六;常毒治病,十去其七;小毒治病,十去其八;无毒治病,十去其九。谷肉果菜,食养尽之,无使过之,伤其正也。不尽,行复如法,必先岁气,无伐天和[2],无盛盛[3],无虚虚[4],而遗人夭殃,无致邪,无失正,绝人长命。

【注释】

[1]约:规则。

[2]必先岁气,无伐天和:指治病首先应了解主岁之气的太过不及,不要损伤天气与人气相对应的规律。

[3]盛盛:指用补法治实证,能造成留邪、助邪的危害,使实证更实。

[4]虚虚:指用泻法治虚证,能伤正而扬邪,使虚证更虚。

【语译】

黄帝说:病在里而不实不坚,忽聚而有形,忽散而无形,应如何治疗呢?岐伯说:你问得很详细啊?如果没有积滞的,应从内脏里去探求病因,虚证用补法,有外邪的用药物驱除它,随后用饮食调养,用长流水煎汤浴渍肌表,通调腠理,使其内外气血调和,就可以使疾病完全治愈。黄帝说:有毒的药物和无毒的药物,服用时有一定的规则吗?岐伯说:病有新久之分,处方有大小之别,药物有有毒与无毒的差异,因此也就有它一定的常规服药法。凡用大毒的药物治病,病去十分之六,即停药不再服;用一般毒性的药物治病,病去十分之七,即停药不再服;用小毒的药物治病,病去十分之八,即停药不再服;用没有毒性的药物治病,病去十分之九即停药不再服。以后只用谷肉果菜,饮食类加以调养,病气就可以全部去掉,但是服药和饮食都不可过分,损伤正气。如果邪气未除尽,还可按上述方法服药。治病,首先应了解岁气的太过不及情况,用药时不要损伤天气与人气相对应的规律,不要实证用补法,使实者更实,不要虚证用泻法,使虚者更虚,给患者留下身体损伤甚至早死的灾祸。总之不要因用药不当助长邪气和克伐正气,以免断送了人的生命。

【原文】

帝曰:其久病者,有气从不康,病去而瘠[1],奈何?岐伯曰:昭乎哉圣人之问也!化不可代,时不可违。夫经络以通,血气以从,复其不足,与众齐同,养之和之,静以待时,谨守其气,无使倾移,其形乃彰,生气以长,命曰圣王。故《大要》[2]曰:无代化[3],无违时,必养必和,待其来复,此之谓也。帝曰:善。

【注释】

[1]瘠:瘦弱。

[2]《大要》:上古经法也。

[3]无代化:代,替;化,气也。指不要干扰、代替天地间正常的气化规律。

【语译】

黄帝说:久病的人,有的气已调顺,而身体并不健康,病气虽然去了,而身体却很瘦弱,又该怎样办呢?岐伯说:你问得高明啊!只有圣人才能那样明确提出。大自然的变化,人力是不能代替的,四时变化的规律,人是不可违反的。只能顺应大自然四时的气化,使经络保持通畅,血气和顺,使其不足的正气得到恢复,才能达到和正常人一样健康。如能善于补养,调和性情,保持宁静等待有利的天时,谨慎地守护正气,使其协调而不发生偏胜偏衰,那么形体就会充实强壮,生气也会一天天地增长,能做到这样,就可以称为圣王。所以《大要》上说:不要代替正常的气化,不要违背四时运行规律,必须保养,必须调和,等待正气的恢复,就是这个意思。黄帝说:讲得好!

【讨论】

以上三节经文介绍运气致病的诊治。其中有许多原则具有普遍的意义,值得重视。

在诊治原则上强调定性和定位的治疗原则,即经文所谓"以所在寒热盛衰而调之",指出要全面分析病机以决定治疗;治疗上要因人而异、因病而异,"能毒者以厚药,不胜毒者以薄药""病在上,取之下,病在下,取之上,病在中,傍取之";在治法上提出了以补法和泻法为纲的各种疗法;在具体治疗手段上提出了药疗、食疗、理疗等综合治疗措施。这些诊治原则和方法,基本上是在前述气化学说的基础上演化出来的,是气化学说在医学上的具体运用。

对于有毒药物在临床运用上得有分寸,经文明确指出了毒性大的药物服药时间宜短,毒性小的药物服药时间可以适当延长,不管药物的毒性大小,有毒无毒,都应适可而止,不能无限期地使用,并明确指出饮食调养在疾病治疗中的重要作用。说明了人体疾病发生的原因,基本上是由于人体正气失调,因而在治疗疾病时必须处处以正气为着眼点。这些认识是在中医学对疾病本质和病因学正邪论的指导下,在临床诊治中的具体运用,是中医学的精华所在,具有重要的指导意义。

对于病后的调理,经文提出病后特别是久病之后,人体由于长期疾病的消耗,不能马上完全恢复健康,这是一种正常现象。并指出,根据自然规律,自然界的一切生化现象,都有一定的时令节序条件,不是凭主观意愿能随意加以改变的,因此对于疾病后的健康恢复,应依靠注意生活起居、饮食调养,慢慢地自然恢复,不能着急。这种既承认客观规律,认为必须服从自然规律,又强调人的主观能动性,强调生活起居、饮食营养对人体健康的重要性是完全正确的,这不仅适用于对运气致病的防治,而且对养生保健及防治各种疾病,都有一定的指导意义。

六元正纪大论篇第七十一

【提要】

本篇主要论述了六气司天于上,在泉于下,左右间气纪步,以及运、气合治,客主加临等,适三十年为一纪,六十年为一周,其中有化有变,有胜有复,有用有病,其政其候等的演变规律各不相同,还论述了五郁致病的治疗法则。故篇名"六元正纪大论"。

【原文】

黄帝问曰:六化六变[1],胜复淫治[2],甘苦辛咸酸淡先后,余知之矣。夫五运之化[3],或从天气[4],或逆天气[5],或从天气而逆地气[6],或从地气而逆天气[7],或相得[8],或不相得[9],余未能明其事。欲通天之纪,从地之理,和其运,调其化,使上下合德,无相夺伦[10],天地升降,不失其宜,五运宣行,勿乖其政,调之正味,从逆奈何?岐伯稽首再拜对曰:昭乎哉问也。此天地之纲纪,变化之渊源,非圣帝孰能穷其至理欤!臣虽不敏,请陈其道,令终不灭,久而不易。帝曰:愿夫子推而次之,从其类序[11],分其部主[12],别其宗司[13],昭其气数,明其正化[14],可得闻乎?岐伯曰:先立其年以明其气,金木水火土运行之数,寒暑燥湿风火临御之化[15],则天道可见,民气可调,阴阳卷舒[16],近而无惑,数之可数者,请遂言之。

【注释】

[1]六化六变:化,生化;变,变异。指六气正常的生化与异常的变异。

[2]胜复淫治:胜,胜气;复,复气;淫,淫邪;治,主治。全句指六气反常所致的胜气与复气,淫邪为害致病及主治法则。

[3]五运之化:五运所主的生化。

[4]从天气:五运值年岁运之气与司天之气相同。

[5]逆天气:五运值年岁运之气与司天之气不同。

[6]从天气而逆地气:五运值年岁运之气与司天之气同,与在泉之气不同。

[7]从地气而逆天气:五运值年岁运之气与在泉之气同,与司天之气不同。

[8]相得:相生为相得。

[9]不相得:相胜为不相得。

[10]无相夺伦:不互相争夺扰乱次序。

[11]类序:类,类属;序,次序。

[12]部主:指司天在泉,左右间气,各按一定部位,以主治其时之气。

[13]宗司:宗指主岁之运气统主一年,司指各有相应之气分司四时。

[14]正化:指六气正当其主令时位的生化。

[15]临御之化:六气的运动,有司天之气上临,有在泉之气下御。临御之化即六气司天在泉之气的生化。

[16]卷舒:屈伸的意思。

【语译】

黄帝问:六气的正常生化和异常变化,胜气复气等淫邪为害致病及主治法则,甘苦辛咸酸淡诸味先后生化的情况,我已经知道了。关于五运主岁的生化,有的与司天之气相顺,有的与司天之气相违,有的与司天之气相顺却与在泉之气相违,有的与在泉之气相顺,却与司天之气相违,有的岁运与司天之气相生,有的岁运与司天之气相克,我还不明白是怎么一回事。我想知晓天之六气运行的规律,顺从地之五行变化的道理,并据此来调和五运的气化,使其上下协调一致(同心同德),不致争夺而破坏正常的秩序,天地的升降不失其正常规律,五运之气布散畅行而不偏离它正常的政令,并根据运气的顺逆情况,用五味来调和,应该怎样呢?岐伯再次跪拜回答说:这个问题问得真高明啊!这是有关天气和地气运动的纲领,万化变化的本原,若不是圣明之帝,谁能全面深入地研究这些高深的道理呢?我虽然没有才智,却愿意讲解其中的道理,使其不致最终灭绝,长久留传而不被更改。黄帝说:希望先生把这些道理依次推演,使其更加条理,根据运气的类属与次序,分析司天在泉,左右间气等所生的部位和主治其时之气,分别每年主岁之运气及分司四时之气,明了五行生化的气与数,以及正常的生化规律。可以听你进行讲解吗？岐伯说：必须先建立纪年的干支，以便明了主岁之气金木水火土五行运行规律，寒暑燥湿风火六气司天在泉的生化情况，就可以发现自然界万物的变化规律，人体的生气就可以根据这种规律来调养，阴阳之气的屈伸道理，也浅近易懂，不被迷惑。关于气运之数可以计算的，我愿意全部尽我所知说一下。

【讨论】

本节首先指出了五运六气，以及运气之间有许多复杂的变化。其次指出了只要了解了这一变化规律，人们就可以进而掌握它，利用它，调整它，而调整的方法主要是应用饮食和药物。再其次指出了研究自然规律的具体方法是首先运用干支纪年的方法，然后在干支纪年的基础上分析各个年度的不同变化和气候、物候特点。这一小节虽然文字不多，但层次十分清楚。特别值得提出的是，作者在这里提出了一个重要的问题，即人能胜天的问题。这就是说，《内经》作者认为自然界虽然十分复杂，但是它又是能够被人们所了解和掌握的，并在此基础上可以对它的危害加以调整和矫正。这就是原文最后指出的"天道可见，民气可调"。这种自然观是十分卓越的，中医理论体系正是在这种自然观的基础上建立和发展起来的。

所谓相得与不相得的问题，乃是指运与气上下相临时的关系。凡气运相临时，有气生运者，即司天之气生中运（生或克，指的是六气与五运的五行属性的生克关系），如癸巳、癸亥年，木生火；甲子、甲午、甲寅、甲申年，火生土；乙丑、乙未年，土生金；辛卯、辛未年，金生水；壬辰、壬戌年，水生木。此十二年司天生中运，以上生下，名曰"顺化"，为相得之年。有气克运者，即司天之气克中运，如己巳、己亥年，木克土；辛丑、辛未年，土克水；戊辰、戊戌年，水克火；庚子、庚午、庚寅、庚申年，火克金；丁卯、丁酉年，金克木。此十二年司天克中运，以上克下，名曰"天刑"，为不相得之年。有运生气者，即中运生司天之气，如癸丑、癸未年，火生土；壬子、壬午、壬寅、壬申年，木生火；辛巳、辛亥年，水生木；庚寅、庚戌年，金生水；己卯、己酉年，土生金。此十二年中运生司天，以下生上，虽为相生，然而为子居母上，名曰"小逆"，而生微病。有运克气者，即中运克司天之气，如乙巳、乙亥年，金克木；丙子、丙午、丙寅、丙申年，水克火；丁丑、丁未年，木克土；癸卯、癸酉年，火克金；甲辰、甲戌年，土克水。此十二年中运克气，名曰"不和"，亦为不相得。有气运相同者，即中运与司天之气相同，如丁巳、丁亥年，运与气皆为木；戊子、戊午、戊寅、戊申年，气运皆为火；己丑、己未年，运气皆为土；乙卯、乙酉年，运气皆为金；丙辰、丙戌年，运气皆为水。此十二年运气皆同，名曰"天符"。

【原文】

帝曰：太阳之政[1]奈何？岐伯曰：辰戌之纪[2]也。

太阳太角太阴壬辰壬戌，其运风，其化鸣紊启拆[3]，其变振拉摧拔，其病眩掉目瞑[4]。

太角（初正）少徵太宫少商太羽（终）。

太阳太徵太阴戊辰戊戌同正徵[5]，其运热，其化暄暑郁燠，其变炎烈沸腾，其病热郁。

太徵少宫太商少羽（终）少角（初）太阳太宫太阴甲辰岁会（同天符）甲戌岁会（同天符）其运阴埃，其化柔润重泽，其变震惊飘骤，其病湿下重。

太宫少商太羽（终）太角（初）少徵太阳太商太阴庚辰庚戌其运凉，其化雾露萧飋，其变肃杀凋零，其病燥，背瞀胸满[6]。

太商少羽（终）少角（初）太徵少宫太阳太羽太阴丙辰天符丙戌天符，其运寒，其化凝惨凓冽，其变冰雪霜雹，其病大寒留于谿谷。

太羽（终）太角（初）少徵太宫少商。

【注释】

[1]太阳之政：太阳寒水司天主政的情况。

[2]纪：标志。

[3]鸣紊启拆：鸣，风吹木鸣响；紊，乱；启拆，萌芽发而地坼开。指风吹木鸣紊乱，万物破土而出。

[4]眩掉目瞑：眩晕头摇，肢体震颤，视物不明。

[5]同正徵：戊辰、戊戌之岁，戊属火运太过，但受太阳寒水司天之气相克，火气得平，故正常火运正徵同。

[6]背督胸满:肺金受病,肺居胸中,背为胸之府,故背闷督而胸胀满。

【语译】

黄帝说:太阳寒水司天主政的情况又是怎样的呢? 岐伯说:指的是以辰戌二支为标志的年份。壬辰、壬戌两年,太阳寒水司天,太阴湿土在泉。岁运属木,壬为阳属阳木,故客运起于太角,木运之气主风,它的正常气化是风吹木鸣音乱,万物破土而出,它异常变化是狂风劲吹,万物振撼,摧枯拉朽。淫邪之风为病是眩晕头摇,肢体震颤,视物不明。岁运属木,壬为阳木,主运客运都始于太角,五运依照相生为序,依次为少徵、太宫、少商,终于太羽。

戊辰、戊戌两年,岁运属火,戊为阳属阳火,故客运始于太徵,此两年为太阳寒水司天,太阴湿土在泉,火运虽旺由于受司天太阳寒水之气之克而成平气,故太徵与正徵相同。火运之气主热,它的正常气化是温暑闷热,它的异常变化是火热炎炎,水气为之蒸腾,其致病为热邪郁滞。客运五步,起于太徵,依次为少宫、太商、少羽,终于少角。主运五步,起于少角,依次为太徵、少宫,太商,终于少羽。

甲辰、甲戌两年,太阳寒水司天,太阴湿土在泉,甲为阳属阳土,故客运始于太宫,甲属土,辰戌也属土故此二年都是岁会,又且岁运太过的土气与在泉之气相同,故又是同天符。土运之气主阴雨绵绵,它的正常气化是柔润多雨,它的异常变化是雷电震惊,狂风暴雨,它的致病是湿气停滞,下部沉重。客运五步,起于太宫,依次为少商、太羽、少角,终于太徵。主运五步,起太角,依次为少徵、太宫、少商,终于太羽。

庚辰、庚戌两年,太阳寒水司天,太阴湿土在泉,岁运属金,庚为阳属阳金,故客运起于太商。金运之气主清凉,它的正常气化是雾露降临,气候萧瑟,它的异常变化是气候肃杀,草木凋零,它的致病是津少干燥,背闷胸满。客运五步,起于太商,依次为少羽、太角、少徵,终于少宫。主运五步,起于少角,依次为太徵、少宫、太商,终于少羽。

丙辰、丙戌二年,岁运之气与司天之气相间,故都为天符,太阳寒水属阳水,故客运起于太羽。水运之气为严寒肃杀,它的正常气化是严寒凝冻,它的异常变化是水凝为冰,霜雪冰雹降临,它的致病为大寒留滞于筋骨关节空隙处。客运五步,起于太羽,依次为太角、少徵、太宫,终于少商。主运五步,起于太角,依次为少徵,太宫,少商,终于太羽。

【讨论】

本文所列"其运""其变""其化""其病"等有关问题,皆指中运而言,所述各种物象灾变情况,当与《五常政大论》合看。

关于主客之运五步的具体时间,《图翼》二卷各年五运交司时日言之甚详,今录出,以备参考。

申子辰年:初运,大寒日寅初初刻起;二运,春分后第十三日寅正一刻起;三运,芒种后第十日卯初二刻起;四运,处暑后第七日卯正三刻起;五运,立冬后第四日辰初四刻起。

巳酉丑年:初运,大寒日巳初初刻起;二运,春分后第十三日巳正一刻起;三运,芒种后第十日午初二刻起;四运,处暑后第七日午正三刻起;五运,立冬后第四日未初四刻起。

寅午戌年:初运,大寒日申初初刻起;二运,春分后第十三日申正一刻起;三运,芒种后第十日酉初二刻起;四运,处暑后第七日酉正三刻起;五运,立冬后第四日戌初四刻起。

亥卯未年:初运,大寒日亥初初刻起;二运,春分后第十三日亥正一刻起;三运,芒种后第十日子初二刻起;四运,处暑后第七日子正三刻起;五运,立冬后第四日丑初四刻起。

在地支年中,申子辰寅午戌为六阳年,巳酉丑亥卯未为六阴年。凡阳年的初运,均起于阳时,所以申子辰三阳年都是起于寅时;寅午戌三阳年都起于申。阴年的初运均起于阴时,所以巳酉丑三阴年都起于巳,亥卯未三阴年都起于亥。所谓"初"、"正",即一个时辰的前半为初,后半为正。如寅时,相当于时钟三到五时,其中三到四时为寅初,四到五时为寅正。余亦同。

【原文】

凡此太阳司天之政,气化运行先天[1],天气肃,地气静,寒临太虚,阳气不令[2],水土合德[3],上应辰星镇星。其谷玄黅,其政肃,其令徐。寒政大举,泽无阳焰,则火发待时。少阳中治[4],时雨乃涯[5],止极雨散[6],还于太阴,云朝北极[7],湿化乃布,泽流万物,寒敷于上,雷动于下,寒湿之气,持于气交。民病寒湿,发肌肉萎,足痿不收,濡泻血溢。

初之气,地气迁[8],气乃大温,草乃早荣,民乃疠[9],温病乃作,身热头痛呕吐,肌腠疮疡。二之气,大凉反至,民乃惨,草乃遇寒,火气遂抑,民病气郁中满,寒乃始。三之气,天政布[10],寒气行,雨乃降,民病寒,反热中,痈疽注下,心热瞀闷,不治者死。四之气,风湿交争,风化为雨,乃长乃化乃成,民病大热少气,肌肉萎足痿,注下赤白。五之气,阳复化,草乃长乃化乃成,民乃舒。终之气,地气正[11],湿令行,阴凝太虚,埃昏郊野,民乃惨凄,寒风以至,反者孕乃死[12]。故岁宜苦以燥之温之,必折其郁气,先资其化源[13],抑其运气,扶其不胜[14],无使暴过而生其疾,食岁谷[15]以全其真,避虚邪以安其正。适气同异[16],多少制之,同寒湿者燥热化,异寒湿者燥湿化[17],故同者多之,异者少之,用寒远寒,用凉远凉,用温远温,用热远热,食宜同法。有假者反常[18],反是者病,所谓时也。

【注释】

[1]气化运行先天:指气化先天时而至。

[2]阳气不令:阳气不能施布其令。

[3]水土合德:太阳寒水与太阴湿土二者互相协调发挥作用。

[4]少阳中治:指主气的第三是少阳。

[5]涯:水际也,雨止之谓。

[6]止极雨散:岁半以后地气主之,司天之气已完,则时雨消失。

[7]北极:雨府。

[8]地气迁:地气,在泉之气。指上年在泉之气迁易其位。

[9]疠:疫疠之病。

[10]天政布:司天之政得到施布。

[11]地气正:在泉之气得以行其正令。

[12]反者孕乃死:人为倮虫,从土而化,风木非时淫胜,则土化者不育。

[13]折其郁气,先资其化源:即泻其有余之气,补其不足的生化之源。

[14]抑其运气,扶其不胜:抑制太过的运气,资助其运气所克的气。

[15]岁谷:与岁气相对应的谷物。

[16]适气同异:指根据气与岁运的相同与不同考虑治法。

[17]同寒湿者燥热化,异寒湿者燥湿化:指上文所说的十岁之中,其大运有与司天同寒者,有与在泉同湿者,则以燥热所化之品治之,燥治湿,热治寒也。其有与司天在泉异气者,是为运气平等,但以燥湿之品治之。

[18]有假者反常:假,凭借之意。天气反常,应寒反热,反热反寒,邪气假天气之异而亢盛,用药就不必拘用寒远寒等原则。

【语译】

凡是太阳寒水司天行使职权的年岁,太过的气先天时而至,气化运行早于正常,天气清凉肃厉,地气沉静,寒冷之气布满天空,阳和之气不能发挥其正常作用,太阳寒水与太阴湿土互相协调主事,天上的水星和土星与之相应较明亮,它在谷类,黑色与黄色与之对应成熟,司天之气主政严肃,在泉之气行令徐缓。如果寒气的作用过分用事,阳气受到抑制,湖泽中就看不到升腾的阳气之焰,火气就须等待到一定的时候才能发挥作用。到少阳当令的时候,火气旺,则时雨停止降下,到了极点时雨水稀少,迁移回到太阴湿土当令,乌云散开,云朝于北极雨府,湿气才得到布化,润泽遍及万物,太阳寒水之气敷布在天空,少阴君火抑郁难发而雷动于下,寒湿偏胜之气相持于气交之中。天下百姓易发生寒湿病,表现为肌肉萎弱,两脚痿软,伸缩无力,大便泄泻,血外溢等症。

初之气,少阳相火用事,由于上年在泉之气随运气迁移退位,温暖的气候大行其事,百草繁荣较早。天下百姓易患疫疠病,温热病发作,表现为身体发热、头痛、呕吐、肌肤疮疡等症。

二之气,阳明燥金当令,大凉的气候得以到来,人们感到气候凄惨,百草遭遇到寒气,火气于是受到抑制。天下百姓发病为气郁于中,胸腹胀满,太阳寒水之气也开始发动。

三之气,太阳寒水之气当令,司天之气施布政令,寒气得以流行,雨水降下。天下百姓易患寒病于外,热反病于内,发生痈疽、下痢、心中烦热、闷乱等病症,若不抓紧治疗就要发生死亡。

四之气,为厥阴风木之气主令,主气为太阴湿土,风气与湿气两相交争,风不胜湿而化为雨水,于是万物因之而长大、变化、成熟。天下百姓易患高热少气、肌肉萎弱、两足痿软、下痢赤白等病症。

五之气,少阴君火当令,阳气开始旺盛,重新施布生化,百草盛长、变化、成熟。天下百姓都感到舒畅无病。

终之气,太阴湿土当令,在泉之气得以行其正令,湿气得以流行,阴湿之气凝聚在太空,尘埃蒙蒙充斥郊野,人们感到凄惨不乐,若寒冷之风吹来,风能胜湿,胎孕受到影响也会损伤陨落。所以太阳寒水司天,太阴湿土在泉。火气受抑郁而不伸,宜用苦味泻火,用燥性治湿,用温性治寒。必须削减致郁的胜气,增补不足的生化源泉,不要使运气突然太过而发生疾病,服食与岁气相应的谷类以保全真气,防避四时不正之气。根据五行的相同或不同,从而确定用药食性制之需要的多少,运气与司天在泉之气寒湿相同者,应当用燥热的药物调治,运气与司天在泉之气寒湿不同者,用燥湿的药物调治,运与气相同者,其气太过,应多用制其气的药物,运与气不相同者,其气弱,应少用制其气的药物。用寒性药物,应该避开寒冷的季节气候,用凉性的药物应该避开清凉的季节气候,用温性的药物应该避开温暖的季节气候,用热性药物,应该避开炎热的季节气候,饮食的忌宜也应该遵循这个原则。如果天气有反常变化,就不必死守这个原则,如果不遵循这些规律,就会导致疾病的产生。这就是所说的因时制宜。

【讨论】

(1)每年岁气,计分六步,即文中所谓初之气、二之气、三之气、四之气、五之气、终之气。岁气又有主客之别,主岁六步的顺序是从厥阴风木开始,以下按五行相生的规律排列,即初之气厥阴风木;木能生火,二之气为少阴君火;三之气为少阳相火;火能生土,四之气为太阴湿土;土能生金,五之气为阳明燥金;金能生水,终之气为太阳寒水。每年不变。

客气六步是每年的司天之气为三之气,在泉之气为终之气,然后根据三之气向上推出初之气,其顺序是根据阴阳之气的多少来排列的,即厥阴、少阴、太阴、少阳、阳明、太阳。如辰戌之年,太阳司天为三之气,太阴在泉为终之气,从太阳上推二步为少阳,所以本年客气初之气为少阳,二之气为阳明,三之气为太阳,四之气为厥阴,五之气为少阴,终之气为太阴,根据年支的不同年年有变。客气虽分六步主令,但每年上半年以司天之气为主,下半年以在泉之气为主,所谓"岁半之前天气主之,岁半之后地气主之"即是此意。由于每年主气客气相加,即所谓"客主加临",形成复杂的气候变化。上文就是描述太阳司天之政,一年六步主客加临,气象物候及发病情况。下仿此。这是岁气演变的一般规律。

(2)对于"反者孕乃死"一句,历代注家多将此与"风寒以至"联系起来解释。张介宾曰:"以湿令而寒风至,风能胜湿,故曰反。反者,孕乃死。所以然者,人为倮虫,从土化也。风木非时相加,故土化者,当不育也。"认为"反"是指风胜湿,并把"孕"直接理解成人的胎孕。张隐庵曰:"土主化育倮虫,而人为倮虫之长,如寒风以至,是土为风木所胜,故主胎孕不成。此谓非时之邪而胜主时之气。"其认识与张介宾大致相同。高士宗曰:"太阳寒水,主终之气,故民乃凄惨,而寒风以至,此加临之气合在泉之气,主时之气合司天之气,无有偏胜,民当无病,若无寒湿之化,而有火热之气,反则胎孕不育不成,故孕乃死。"其看法与二张不同,认为"反"是指太阳寒水司天之年,无寒湿之化,而有火热之气。本书从二张之说。

(3)对于"先资其化源"一句,历代注家看法不一。王冰注曰:"化源,谓九月迎而取之,以补心火。"意即指十月、十一月、十二月为冬三月,气候寒冷,寒气太盛可使心火郁于内,故在冬令未到之前就先补益心火(资其化源),使心火到时不致为寒邪所束。《新校正》则曰:"详水将胜也,先于九月迎取其化源,先泻肾之源也。盖以水王十月,故先于九月迎而取之,泻水以补火也。"其认为先"资其化源"是指"泻肾水",与王冰"补心火"之说南辕北辙。张介宾注曰:"化源者,化生之源,如木年火失其养则当资木,金失其养则当资土,皆自其母气资养之,则被制者可以无伤,亦化源之谓也""资其化源,补不足也。"高士宗注曰:"郁者复之基,若欲折之,当先资其化源。"认为"资其化源"是折什么就先补什么。以上诸注,以王冰原注和张介宾之注较为符合临床实际,宜合参。

【原文】

帝曰:善。阳明之政奈何?岐伯曰:卯酉之纪也。阳明少角少阴,清热胜复同[1],同正商[2]。丁卯岁会丁酉,其运风清热[3]。少角(初正)太徵少宫太商少羽(终)。阳明少徵少阴,寒雨胜复同,同正商[4]。癸卯(同岁会)癸酉(同岁会),其运热寒雨。少徵太宫少商太羽(终)太角(初)。阳明少宫少阴,风凉胜复同。己卯己酉,其运雨风凉。少宫太商少羽(终)少角(初)太徵。阳明少商少阴,热寒胜复同,同正商[5]。乙卯天符,乙酉岁会,太一天符,其运凉热寒。少商太羽(终)太角(初)

少徵太宫。阳明少羽少阴,雨风胜复同,同少宫[6]。辛卯辛酉其运寒雨风。少羽(终)少角(初)太徵少宫太商。

【注释】

[1]清热胜复同:岁运不及之年,有胜气,胜气之后必有复气。木运不及,所胜之金来克,随之火气又可来复,胜气盛,复气也盛,胜气微,复气也微。金气主清,火气主热,故云清热胜复同。

[2]正商:即金运的平气。丁年木运不及,而司天燥金胜之,金兼木化,反得其政,故同"正商"平气,即《五常政大论》所说委和之纪,"上商与正商同"。

[3]其运气清热:凡运不及之年,常兼胜复之气。木运为风,木不及则被金克,胜气为清,金气胜则火气复,复气为热,故云其运风清热。

[4]同正商:癸年火运不及,上见阳明燥金司天,岁运之火无力相克,金气得政,故同正商平气。

[5]同正商:乙年金运不足,但得阳明燥金司天之气相助,故同正商平气。即《五常政大论》所谓从革之纪,"上商与正商同"。

[6]同少宫:辛为水运不及,被土气反克,故与少宫同。

【语译】

黄帝说:讲得好!阳明燥金司天主政的情况是怎样的呢?岐伯说:指的是以卯酉二支为标志的年份。丁卯、丁酉两年,丁卯为岁会。阳明燥金司天,少阴君火在泉,岁运属木,丁为阴,属阴木,故客运于少角。木运不及,则克木的金的清气就为胜气,盛极必衰,则木所生火的热气就来复,清气与热气胜复相同。司天燥金胜之,金兼木化,反得主政,故与金运平气正商相同。此二年运气为风,胜气为清,复气为热。客运五步,起于少角,依次为太徵、少宫、太商,终于少羽。木运主岁,主运与客运相同。

癸卯、癸酉两年,都是阴年,不及的中运之气与在泉之气相同,故都是同岁会年。阳明燥金司天,少阴君火在泉,岁运属火,癸为阴属阴火,故客运始于少徵。火运不及,则克火的水的寒气就为胜气,盛极必衰,则火所生土的雨气就来复,寒和雨的胜复相同。火运不及,无法克金,司天的燥金主政,故同金运平气正商。此二年运气为热,胜气为寒,复气为雨。客运五步,起于少徵,依次为太宫、少商、太羽,终于少角。主运五步,起于太角,依次为少徵、太宫、少商,终于太羽。

己卯、己酉两年,阳明燥金司天,少阴君火在泉,岁运属土,己为阴属阴土,故客运始于少宫。土运不及,则克土的木的风气就为胜气,盛极必衰,胜气之后,土所生的金的凉气来复,风与凉的胜复相同。此二年,运气为雨,胜气为风,复气为凉。客运五步,起于少宫,依次为太商、少羽、少角,终于太徵。主运五步,起于少角,依次为太徵、少宫、太商,终于少羽。

乙卯、乙酉两年。乙卯为天符年,乙酉为岁会,亦为天符,天符兼岁会,则为太一天符年。阳明燥金司天,少阴君火在泉,岁运属金,乙为阴属阴金,故客运起于少商。金运不及,则克金的火的热气就为胜气,盛极必衰,胜气之后,金所生的水的寒气来复,热与寒气胜复相同。金运不及,但得司天金气相助,故同金运平气正商同。此二年,运气为凉,胜气为热,复气为寒。客运五步,起于少商,依次为太羽、太角、少徵,终于太宫,主运五步起于太角,依次为少徵、太宫、少商,终于太羽。

辛卯、辛酉两年,阳明燥金司天,少阴君火在泉,岁运属水,辛年为阴属阴水,故客运起于少羽。水运不及,则克水的土的雨气就为胜气,盛极必衰,胜气之后,水所生的木的风气来复,雨与风的胜复相同。辛卯年水运不及,土气当旺,但非司天之气,亦不太盛,故与土运不及之年少宫相同。此二年,运气为寒,胜气为雨,复气为风。客运五步,起于少羽,依次为少角、太徵、少宫,终于太商。主运五步,起于少角,依次为太徵、少宫、太商,终于少羽。

【原文】

凡此阳明司天之政,气化运行后天,天气急,地气明,阳专其令[1],炎暑大行,物燥以坚,淳风乃治[2],风燥横运[3],流于气交,多阳少阴[4],云趋雨府,湿化乃敷。燥极而泽[5],其谷白丹,间谷命太[6]者,其耗白甲品羽[7],金火合德,上应太白荧惑。其政切,其令暴,蛰虫乃见,流水不冰,民病咳嗌塞,寒热发,暴振溧癃閟,清先而劲[8],毛虫乃死,热后而暴[9],介虫乃殃,其发躁,胜复之作,扰而大乱,清热之气,持于气交。初之气,地气迁,阴始凝,气始肃,水乃冰,寒雨化。其病中热胀,面目浮肿,善眠,鼽衄,嚏欠,呕,小便黄赤,甚则淋。二之气,阳乃布,民乃舒,物乃生荣。疠大至,民善暴死。三之气,天政布,凉乃行,燥热交合,燥极而泽,民病寒热。四之气,寒雨降,病暴仆,振栗谵妄,少气嗌干引饮,及为心痛痈肿疮疡疟寒之疾,骨痿血便。五之气,春令反行,草乃生荣,民气和。终之气,阳气布,候反温,蛰虫来见,流水不冰,民乃康平,其病温。故食岁谷以安其气,食间谷以去其邪,岁宜以咸以苦以辛[10],汗之清之散之[11],安其运气[12],无使受邪,折其郁气,资其化源。以寒热轻重少多其制,同热者多天化,同清者多地化[13],用凉远凉,用热远热,用寒远寒,用温远温,食宜同法。有假者反之,此其道也。反是者,乱天地之经,扰阴阳之纪也。

【注释】

[1]阳专其令:指金运不及,火气必旺为胜气,阳气得独施布其政令。

[2]淳风乃治:淳风,淳和之风。指金运不及,木亦无畏,木气得以舒展,淳和之风流行。

[3]风燥横运:金运不及,金之燥气不足,木气无畏,金木之气并行,风燥之气横偏于岁运之中。

[4]多阳少阴:指金运不足,火气乘之,火气胜则阳气旺。

[5]燥极而泽:指司天之燥金之气,终于上半年之气,至半年四之气时,客气为太阳寒水,主气为太阴湿土,水土用主事,水湿并重,故燥极而泽。

[6]间谷命太:间谷,间气所化之谷;命,天赋也;太,气有余也。全句指禀承太过之间气而化生的谷类。

[7]其耗白甲品羽:指金气火气所化的虫类皆受到伤害。

[8]清先而劲:阳明燥金司天,金之精气主上半年在先,故清气主在先而劲切。

[9]热后而暴:少阴君火在泉,炎热之气主下半年在后,故热气至在后而暴烈。

[10]以咸以苦以辛:咸从水化,治在泉之君火也。苦从火化,治司天之燥金也。以辛者,辛以金化,木年火胜金衰,同司天之气,以求其平。

[11]汗之清之散之:燥金司天,岁半之前气过于敛,故宜汗之散之;君火在泉,则岁半之后,气过于热故宜清之。

[12]安其运气:顺其运气而安之也。

[13]同热者多天化,同清者多地化:阳明司天,少阴在泉。若岁运之气与在泉之气同为热气,则治当多用清凉之气调,若与司天清凉之气同,则治当多用火热之气调之,即与在泉大热之气同类。

【语译】

凡是阳明燥金司天行使职权的年份,其气不及,后天时而至,气化之行迟于正常,阳明燥金司天,天气劲急,少阴君火在泉,地气光明。金气不及,火气旺盛乘之为胜气,阳气得独施布其政令,炎暑之气盛行,万物干燥而坚硬,金气不及则木无所畏,木气舒展,淳和之气得以主治。风气与燥气横偏于岁运之中,流行于天地气交之内,阳气多而阴气少,得到四之气,即客气为太阳寒水,主气为太阴湿土主令之时,云向雨府集中,湿气敷布,干燥之气变为湿润。它在谷类对应于白色与赤色者,禀承太过之间气而化生的谷类成熟。金气不及,火气旺而乘之为胜气,属金的白色虫类便遭到损伤,盛极必衰,胜气之后,则水气来复,属火的羽虫类也遭到损害。金火相互协调发挥作用,与天上相对应的金星、火星特别光亮。司天之气主政劲急,在泉之气施令急暴,在泉之气为少阴君火,故蛰虫不藏伏,流水不结冰。天下百姓易患咳嗽、咽喉肿塞、寒热突然发作、振动寒栗、大小便不通等病症。上半年燥金之气早而劲切,属木的毛虫类死亡,下半年火热之气急暴,介虫受到灾殃,金气和火气的发作都很急迫,胜气和复气交相发作,正常的气候受其干扰而大乱,清气和热气持续交争于气交之中。

初之气,太阴湿土用事,由于上年在泉之气随运气迁移退位,阳明燥金司天,天气寒而湿气胜,故阴气开始凝聚,天气肃杀,水结为冰,寒雨形成降下。人们易患内热胀满、面目浮肿、喜睡、鼻塞、衄血、喷嚏、呵欠、呕吐、小便黄赤,严重的为淋沥不通等病症。

二之气,主气为少阴君火,客气少阳相火,二火用事,阳气施布盛行,人们感到舒畅,万物生长繁荣,疫疠流行,人们易感而容易骤然死亡。

三之气,阳明燥金司天之气主事施布政令,清凉之气流行,由于主气是少阳相火,故燥与热二者相互交合,燥气胜极则土气来复,故转化为润泽,人们易患寒热交作之病。

四之气,太阳寒水用事,主气为太阴湿土,故寒雨时时降下,人们患病则为突然仆倒、震颤、谵妄、少气、咽干、口渴引饮,以及心痛、痈肿疮疡、寒疟、骨痿、便血。

五之气,厥阴风木主事,秋天反见春天气候,百草于是生发繁荣,人们也感到平和无病。

终之气,少阴君火用事,阳气敷布,气候反常而温暖,蛰虫不见归藏,流水不结冰,天下百姓健康平安,阳气盛则容易发生温病。

所以应该服食与岁气相应的谷类以安定正气,服食间气所化的谷类以祛病邪,阳明燥金司天,少阴君火在泉的年岁,用药时应用咸味、苦味、辛味的药物,治则以汗法、清法、散法为主,顺从其运气而使之安定,避免遭受外邪的侵袭,削减其致郁的胜气,补足生化的源泉。根据寒热的轻重来确定方药的多少。如果岁运与在泉之热气相同的,就多用与司天清凉之气相同之药;若岁运与司天之清凉之气相同的,就多用与在泉热气相同之药。用凉性的药物,应该避开清凉的季节气候;用热性的药物,应该避开炎热的季节气候;用寒性药物,应该避开寒冷的季节气候;用温性的药物,应该避开温暖的季节气候,饮食的忌宜也应遵循这个原则。如果天气反常变化,就不必拘守这个原则,这就是适应自然变化的法则,如果反其道而行之,只能扰乱天地阴阳的自然规律。

【讨论】

"间谷命太者"一句,历来众说纷纭。对于"间谷"的具体认识,王冰注曰:"太角商等气之化者,间气化生,故云间谷也。"认为"间谷"是岁运太过之年的间气所化生之谷。《新校正》曰:"按《玄珠》云,岁谷与间谷者何？即在泉为岁谷,及在泉之左右间者皆为岁谷,其司天及运间而化者名间谷。又别有一名间谷者是地化不及即反有所胜而生者,故名间谷。即邪气之化,又名并化之谷也,亦名间谷。"认为"间谷"是司天之气与岁运之间的变化中所生之谷,岁运偏胜之气所化生的谷也叫"间谷",与王冰之注颇异。张介宾曰:"除正化岁谷之外,则左右四间之化皆为间谷。"张隐庵曰:"间谷者,感左右之间气而成熟,间气者,在司天在泉左右之四气也。"此二人的认识大致相同,认为"间谷"是左右四间气所生之谷。高士宗曰:"左右二气,谓之间气,间谷者,感左右间气成熟之谷也。"对于"命太"的认识,历代注家的看法更不一致,王冰曰:"命太者,谓前文太角商等气之化者。"认为"命太"即太过之年。张介宾曰:"间谷,间气所化之谷也。命,天赋也。太,气之有余也。""按太少间谷之义,其说有二；凡司天属太者,在泉必为少,司天属少者,在泉必为太……命其太者,则当以在泉之间气,命其谷也。"认为"命太"是间谷气之有余者,之所以"命太"是由于六气分太少。以上诸注以王冰之义长。

【原文】

帝曰:善。少阳之政奈何?岐伯曰:寅申之纪也。少阳太角厥阴壬寅(同天符)壬申(同天符),其运风鼓[1],其化鸣紊启拆,其变振拉摧拔,其病掉眩支胁惊骇。太角(初正)少徵太宫少商太羽(终)。少阳太徵厥阴戊寅天符戊申天符,其运暑,其化暄嚣[2]郁燠,其变炎烈沸腾[3],其病上热郁血溢血泄[4]心痛。太徵少宫太商少羽(终)少角(初)。少阳太宫厥阴甲寅甲申,其运阴雨,其化柔润重泽,其变震惊飘骤,其病体重胕肿痞饮。太宫少商太羽(终)太角(初)少徵。少阳太商厥阴庚寅庚申,同正商[5],其运凉,其化雾露清切,其变肃杀凋零,其病肩背胸中。太商少羽(终)少角(初)太徵少宫。少阳太羽厥阴丙寅丙申,其运寒肃,其化凝惨溧冽,其变冰雪霜雹,其病寒浮肿。太羽(终)太角(初)少徵太宫少商。

【注释】

[1]风鼓:如风气鼓动。

[2]暄嚣:火盛之象。

[3]炎烈沸腾:火热蒸腾。

[4]血溢血泄:热盛迫血妄行的各种出血症。

[5]同正商:本年金运太过,被相火司天相克制之,则同金运平气,故同正商。

【语译】

黄帝说:讲得好!少阳相火司天主政的情况又是怎样的呢?岐伯说:指的是以寅、申二支为标志的年份。壬寅、壬申两年,都是同天符年。少阳相火司天,厥阴风木在泉。岁运属木,壬为阳属阳木,故客运起于太角。木运之气主风,风性鼓动,其正常的气化为风吹木鸣音乱,万物破土而出,它的异常变化是大风突起,万物振动,摧枯拉朽,它的致病是眩晕头摇、胁肋支满、惊骇。

客运五步,起于太角,依次为少徵、太宫、少商、终于太羽。主运五步与客运相同,起于太角,终于太羽。

戊寅、戊申两年,都是天符年。少阳相火司天,厥阴风木在泉。岁运属火,戊为阳属阳火,故客运起于太徵。火运之气主暑热,它的正常气化是火盛热郁,它的异常变化为火热炎炎如沸腾之状,它的致病是热郁于上,各种出血症、心痛。

客运五步,起于太徵,依次为少宫、太商、少羽,终于少角。主运五步,起于少角,依次为太徵、少宫、太商,终于少羽。

甲寅、甲申两年。少阳相火司天,厥阴风木在泉。岁运属土,甲为阳属阳土,故客运起于太宫。土运之气主阴雨绵绵,它的正常气化是湿气柔润,雨露滋泽,它的异常变化的雷电震惊,狂风暴雨,它的致病是身体沉重、浮肿、痞满、痰饮。

客运五步,起于太宫,依次为少商、太羽、太角,终于少徵。主运五步,起于太角,依次为少徵、太宫、少商,终于太羽。

庚寅、庚申两年。少阳相火司天,厥阴风木在泉。岁运属金,庚为阳属阳金,故客运起于太商。金运太过,但被司天相火所克,故与金运平气相同。金运之气主清凉,它的正常气化为雾露降下清凉急切,它的异常变化是肃杀凋零,它的致病是病变部位多在肩背胸中。

客运五步,起于太商,依次为少羽、少角、太徵,终于少宫。主运五步,起于少角,依次为太徵、少宫、太商,终于少羽。

丙寅、丙申两年。少阳相火司天,厥阴风木在泉。岁运属水,丙为阳属阳水,故客运起于太羽。水运之气为寒冷,它的正常气化为严寒凝冻,它的异常变化是水凝为冰,霜雪冰雹降下,它的致病是多寒证、水肿。

客运五步,起于太羽,依次为太角、少徵、太宫,终于少商。主运五步,起于太角,依次为少徵、太宫、少商,终于太羽。

【原文】

凡此少阳司天之政,气化运行先天,天气正,地气扰[1],风乃暴举,木偃沙飞[2],炎火乃流,阴行阳气[3],雨乃时应,火木同德[4],上应荧惑岁星。其谷丹苍,其政严,其令扰。故风热参布,云物沸腾,太阴横流[5],寒乃时至,凉雨并起。民病寒中,外发疮疡,内为泄满。故圣人遇之,和而不争。往复之作,民病寒热疟泄,聋瞑呕吐,上怫肿色变。初之气,地气迁,风胜乃摇,寒乃去,候乃大温,草木早荣。寒来不杀[6],温病乃起,其病气怫于上,血溢目赤,咳逆头痛,血崩胁满,肤腠中疮。二之气,火反郁,白埃四起,云趋雨府,风不胜湿,雨乃零,民乃康。其病热郁于上,咳逆呕吐,疮发于中,胸嗌不利,头痛身热,昏愦脓疮。三之气,天政布,炎暑至,少阳临上,雨乃涯。民病热中,聋瞑血溢,脓疮咳呕,衄衊渴嚏欠,喉痹目赤,善暴死。四之气,凉乃至,炎暑间化[7],白露降,民气和平,其病满身重。五之气,阳乃去,寒乃来,雨乃降,气门[8]乃闭,刚木早凋,民避寒邪,君子周密。终之气,地气正,风乃至,万物反生,霿[9]雾以行。其病关闭不禁,心痛,阳气不藏而咳。抑其运气,赞所不胜,必折其郁气,先取化源,暴过不生,苛疾不起。故岁宜咸宜酸,渗之泄之,渍之发之[10],观气寒温以调其过,同风热者多寒化,异风热者少寒化,用热远热,用温远温,用寒远寒,用凉远凉,食宜同法,此其道也。有假者反之,反是者,病之阶也。

【注释】

[1]天气正,地气扰:少阳火气司天,阳得其位,故天气正。厥阴木气在泉,风动于下,故地气扰。

[2]木偃沙飞:偃,放倒。风吹倒树木,吹得飞沙走石。

[3]阴行阳气:太阴湿土,主二之气,与少阳并行于岁半之前,故阴行阳气。

[4]火木同德:六气惟少阴厥阴司天司地,为上下通和,无相胜克,故言火木同德。

[5]太阴横流:太阴湿土之气横行于天地气交之中。

[6]寒来不杀:初气之客气为少阴君火用事,司天又为少阳相火,故气候温热,所以虽有寒来,但不能行其杀伐之令。

[7]炎暑间化:指四之气,正值大暑与处暑之际,而主客之气,土金相生,其气清凉,故炎暑之气时作时止主治生化。

[8]气门:汗毛孔。汗孔是阳气散泄的门户,故称气门。

[9]霿,méng,音"萌",天色昏暗。

[10]故岁宜咸辛宜酸,渗之泄之,渍之发之:以上十年,相火司天,风木在泉,咸

从水化,能胜火也;辛从金化,能胜木也;酸从木化,顺木火之性也。渗之泄之,以去二便之实。渍之发之,以去腠理之邪也。

【语译】

凡是少阳相火司天行使职权的年份,其气有余,先天时而至,气化运行比正常早,相火司天,司天之气得春正化之位,厥阴风木在泉,地气扰动不宁,大风突然发作,吹倒树木,飞沙走石,少阳相火之气流行,岁半之前,太阴湿土与少阳相火并行之时,阴气流行,阳气布化,雨水应时降下,少阳司天为火,厥阴在泉为木,火木二气相互为用,同为一气发挥功用,天上的火星木星与之对应光较强。它在谷类对应于赤色与青色者,司天之气主政严肃,在泉之气行令扰动不宁。所以司天之热气与在泉之风气相互掺合而敷布,云物沸腾,流动不定。湿土之气横行于天地气交之中,寒气不时降临,凉雨也随时降下。人们易患寒中,外部生疮疡,内为泄泻胀满等病。所以圣人遇到这种情况,则调和顺从与之适应,而不与之抗争冲突。寒热相争,反复发作,人们易患寒热、疟疾、泄泻、耳聋、目瞑、呕吐、上部气郁、肿胀、皮肤变色等病症。

初之气,少阴君火用事,上年在泉之气随运气迁移退位,风气亢盛摇动不止,容易君火加临,寒气退去,又兼相火司天,气候大温,草木过早地繁荣,即使有时有些寒气,但无杀伐损伤之作用。于是湿热病发生,其发病为上部气郁、血溢、目赤、咳嗽气逆、头痛、血崩、两胁胀满、肌肤生疮。

二之气,太阴湿土用事,火气反被湿土之气郁遏,白色之气四起,云气向雨府集中,风气不能胜过湿土之气,雨水零落。天下百姓都安康。其发病为热郁于上部、咳嗽气逆、呕吐、体内生疮、胸部咽喉不利、头痛身热、神志昏瞆、脓疮。

三之气,少阳相火用事,主客气相同,司天之气施布政令,炎暑随之来到,少阳相火上临,火气旺盛,雨就停止下降。人们易患内里发热、耳聋、目瞑、出血、脓疮、咳嗽、呕吐、鼻塞流涕、鼻出血、口渴、喷嚏、呵欠、喉痹、目赤,往往猝死。

四之气,阳明燥金用事,凉气来到,炎暑之气时作时止主治生化,白露降下。天下百姓身体平和无恙,它的致病为胀满、身重。

五之气,太阳寒水用事,阳热之气退去,寒冷之气到来,雨水随之降下,人体汗孔关闭,坚硬的树木提前凋落。天下百姓纷纷躲避寒邪,通晓养生之道者,居于周密的室内。

终之气,厥阴风木用事,在泉之气得其正化之位,风气来到,万物反有生发之象,时常晦雾流行。它的致病为二便失禁、心痛,阳气不能闭藏、咳嗽。

必须抑制太过的运气,赞助克己的所不胜之气,削减其致郁的胜气,资助不胜之气的生化之源,就可防止太过的气产生,严重的疾病也不会发生。少阳相火司天,厥阴风木在泉之年当用咸味、辛味、酸味药物,并用渗法、泻法、水渍、发汗等方法治疗,还应该观察气候的寒热盛衰,调治其有过者。如果岁运与在泉同风化、司天同热化的,就应当多用寒凉之品,如果岁运之气与在泉、司天风热之气不相同的,就应当少用寒凉之品。用热性药物,应该避开炎热的季节气候;用温性的药物,应该避开温暖的季节气候;用寒性药物,应该避开寒冷的季节气候;用凉性药物,应避开清凉的季节气候;饮食的忌宜也应该遵循这个原则,这是用药的一般规律。如果天气反常变化,就不必拘守这个原则,否则就会导致疾病发生。

【原文】

帝曰:善。太阴之政奈何?岐伯曰:丑未之纪也。太阴少角太阳,清热胜复同,同正宫[1],丁丑丁未,其运风清热。少角(初正)太徵少宫太商少羽(终)。太阴少徵太阳,寒雨胜复同,癸丑癸未,其运热寒雨。少徵太宫少商太羽(终)太角(初)。太阴少宫太阳,风清胜复同,同正宫[2],己丑太一天符,己未太一天符,其运雨风清。少宫太商少羽(终)少角(初)太徵。太阴少商太阳,热寒胜复同,乙丑乙未,其运凉热寒。少商太羽(终)太角(初)少徵太宫。太阴少羽太阳,雨风胜复同,同正宫[3]。辛丑(同岁会)辛未(同岁会),其运寒雨风。少羽(终)少角(初)太徵少宫太商。

【注释】

[1]同正宫:太阴之气司天,辛年木运不及,土不受制,故同正宫平气。

[2]同正宫:己年土运不及,但得司天湿土相助,故同正宫平气。

[3]同正宫:辛年水运不及,湿土司天则克水,土气得政,故同正宫平气。

【语译】

黄帝说:讲得好!太阴湿土司天主政的情况又是怎样的呢?岐伯说:指的

是以丑未二支为标志的年份。丁丑、丁未两年，太阴湿土司天，太阳寒水在泉，岁运属木，丁为阴属阴木，故客运起于少角。木运不及，则克木的金的清气就为胜气，盛极必衰，胜气之后，则木所生火的热气就来复，清气与热气胜复相同。太阴土气司天，木运不及，土不受制而得政，故与土运平气正宫相同。此二年运气为风，胜气为清，复气为热。

客运五步，起于少角，依次为太徵、少宫、太商，终于少羽。主运五步与客运相同，起于少角，终于少羽。

癸丑、癸未两年，太阴湿土司天，太阳寒水在泉，岁运属火，癸为阴属阴火，故客运起于少徵。火运不及，则克火的水的寒气就为胜气，盛极必衰，胜气之后，则火所生的土的雨气就来复，寒气与雨气胜复相同。此二年，运气为热，胜气为寒，复气为雨。

客运五步，起于少徵，依次为太宫、少商、太羽，终于太角。主运五步，起于太角，依次为少徵、太宫、少商，终于太羽。

己丑、己未两年，都是太一天符年。太阴湿土司天，太阳寒水在泉，岁运属土，己为阴属阴土，故客运起于少宫。土运不及，则克土的木的风气就为胜气，盛极必衰，胜气之后，则土所生的金的清气就来复，风气与清气胜复相同。土运不及，但得司天湿土相助，故同土运平气正宫相同。此二年，运气为雨，胜气为风，复气为清。

客运五步，起于少宫，依次为太商、少羽、少角，终于太徵。主运五步，起于少角，依次为太徵、少宫、太商、少羽。

乙丑、乙未两年，阳明燥金司天，太阳寒水在泉，岁运属金，乙为阴属阴金，故客运起于少商，金运不及则克金的火的热气就为胜气，盛极必衰，胜气之后，则金所生的水的寒气就来复，热气与寒气胜复相同。此二年运气为凉，胜气为热，复气为寒。

客运五步，起于少商，依次为太羽、太角、少徵，终于太宫。主运五步，起于太角，依次为少徵、太宫、少商，终于太羽。

辛丑、辛未两年，都是同岁会年。太阴湿土司天，太阳寒水在泉，岁运属水，辛为阴属阴水，故客运起于少羽。水运不及，则克水的土的雨气就为胜气，盛极必衰，胜气之后，则水所生的木的风气就来复，雨气与风气胜复相同。水运不及,湿土司天则克水,土气得政,故与土运的平气正宫相同。此二年,运气为寒,胜气为雨,复气为风。

客运五步,起于少羽,依次为少角、太徵、少宫,终于太商。主运五步,起于少角,依次为太徵、少宫、太商,终于少羽。

【原文】

凡此太阴司天之政,气化运行后天,阴专其政[1],阳气退辟,大风时起,天气下降,地气上腾,原野昏霿,白埃四起,云奔南极[2],寒雨数至,物成于差夏[3]。民病寒湿,腹满身膜[4]膜胕肿,痞逆寒厥拘急。湿寒合德,黄黑埃昏,流行气交,上应镇星辰星。其政肃,其令寂,其谷黔玄。故阴凝于上,寒积于下,寒水胜火,则为冰雹,阳光不治,杀气乃行。故有余宜高,不及宜下,有余宜晚,不及宜早[5],土之利,气之化也,民气亦从之,间谷命其太也。初之气,地气迁,寒乃去,春气正[6],风乃来,生布万物以荣,民气条舒,风湿相薄,雨乃后。民病血溢,筋络拘强,关节不利,身重筋痿。二之气,大火正[7],物承化[8],民乃和,其病温疠大行,远近咸若,湿蒸相薄,雨乃时降。三之气,天政布,湿气降,地气腾,雨乃时降,寒乃随之。感于寒湿,则民病身重胕肿,胸腹满。四之气,畏火[9]临,溽蒸化,地气腾,天气否隔,寒风晓暮,蒸热相薄,草木凝烟,湿化不流,则白露阴布,以成秋令。民病腠理热,血暴溢疟,心腹满热胪胀[10],甚则胕肿。五之气,惨令已行,寒露下,霜乃早降,草木黄落,寒气及体,君子周密,民病皮腠。终之气,寒大举,湿大化,霜乃积,阴乃凝,水坚冰,阳光不治。感于寒,则病人关节禁固,腰脽[11]痛,寒湿推于气交而为疾也。必折其郁气,而取化源,益其岁气,无使邪胜,食岁谷以全其真,食间谷以保其精。故岁宜以苦燥之温之,甚者发之泄之。不发不泄,则湿气外溢,肉溃皮拆而水血交流。必赞其阳火,令御甚寒,从气异同,少多其判也,同寒者以热化,同湿者以燥化,异者少之,同者多之,用凉远凉,用寒远寒,用温远温,用热远热,食宜同法。假者反之,此其道也,反是者病也。

【注释】

[1]阴专其政:太阴司天以湿,太阳在泉以寒,均属阴,故阴专其政。

[2]南极:南方。

[3]差夏:指夏末秋初。

[4]䐜,chēn,音"嗔",胀满。

[5]有余宜高……不及宜早:有余不及言谷气也。凡岁谷间会,色味坚脆,各有气衰气盛之别。本年寒政太过,故谷气有余者,宜高宜晚,以其能胜寒也;不及者,宜下宜早,以其不能胜寒也。

[6]春气正:太阴司天之岁,初之气,客气与主气都是厥阴风木,风气用事故春得气化之正。

[7]大火正:二之气,客气与主气都是少阴君火,火气用事故火得气化之正。

[8]物承化:承,承受。火气用事,万物禀承火正之气而开始生化。

[9]畏火:少阳相火用事,其气尤烈,故曰畏火。

[10]胪胀:胪,腹间曰胪。腹部胀满。

[11]脽:臀部。

【语译】

凡是太阴湿土司天行使职权的年份,其气不及,后天时而至,气化运行比正常晚,太阴司天以湿,少阴在泉以寒,都属阴,阴气单独主政,阳气退避,大风经常刮起,天气下降,地气上升,田野昏暗,白色的云气四起,云奔向南方,寒雨时常降下,万物在夏秋之交才能成熟。天下百姓容易患寒湿、腹胀满、全身胀满、水肿、痞满气逆、寒厥、筋脉拘急等病症。湿气与寒气相互配合发挥作用,黄色与黑色的尘埃流行,昏暗蒙蒙,流行于天地气交之中,天上的土星水星与之相对应光较强。司天之气主政严肃,在泉之气行令寂静,它在谷类是黄色和黑色与之相对应。所以司天阴湿之气是凝结于上,在泉寒水之气积留于下,寒水之气克制火热之气,就形成冰雹降下,阳气发挥不了它的功用,阴寒肃杀之气流行。在运气太过之年,种植谷物应选择地势高的土地;在运气不及之年,种植谷物应选择地势低的土地,运气太过的年岁宜晚种,运气不及的年岁宜早种,土地有利与否,要根据运气的变化来决定,人们也要根据运气的变化,进行适应调节,间谷则是禀承太过之气而成熟的。

初之气,厥阴风木用事,上年在泉之气随运气迁移退位,寒气退去,主客二气都是厥阴风木,故春得气化之正,和风来临,生发之气敷布,万物生发繁荣,人们感到畅达舒适。太阴湿土司天,风气与湿气交争,风胜湿,故雨水降下较迟。天下百姓易患血溢、筋络拘急强直、关节不利、身体沉重、筋痿软等病症。

二之气,少阴君火用事,客气与主气相同,故火得气化之正,火气当令,万物感受其气而生化,人们也感到身体平和,它的发病为温热与疫疠流行,不论远近都是一样的。湿气与热气相迫,湿气上蒸,雨水及时降下。

三之气,太阴湿土用事,司天之气施布政令,湿气下降,地气上升,雨水时常降下,寒气也随之来临,感受了寒湿之邪,人们易患身体沉重、水肿、胸腹胀满等病症。

四之气,少阳相火用事,相火加临于主气之上,火土合气,湿热相蒸,湿化为热,湿热蒸化,地气上腾,则天气闭塞不通,寒风早晚吹来,与蒸腾的湿热之气相搏,草木之上有烟雾凝集,湿化之气不流动,白露就暗暗降下,从而形成了秋天的时令。天下百姓病腠理热、突然出血、疟疾、心腹满热、腹部胀满,甚至水肿。

五之气,阳明燥金用事,凄惨寒凉之气已施布,寒露下降,霜降下较早,草木枯黄零落,寒气侵犯人体,通晓养生之道的人居于避风的室内,人们易患皮肤与腠理等部位的疾病。

终之气,太阳寒水用事,客气与主气相同,寒气大兴,湿气大化,寒霜积聚,阴气凝结,水凝成坚冰,阳气不得施治。如果感受寒邪,则病人关节强直,腰部与臀部疼痛,这是因为寒气与湿气相持于气交之中而形成的。

必须削减其致郁的胜气,而取不胜之气的生化之源,扶助不及的岁气,不要使邪气胜之,服食与岁气相应的谷类以保全真气,服食间气所化生的谷类以保全精气。所以太阴脾土司天,厥阴风木在泉之年当用苦味的药物,并用燥法、温法,甚者用发散法、泻法等治则。如果不发散宣泄,湿气就会外流,导致肌肉溃烂,皮肤开裂,血水交相流出。必须赞助阳火之气,以抵御严寒,根据司天在泉之气与中运之气五行的相同或不同,从而确定用药食性味制之需要的多少,运气与司天在泉之气同寒者,用热性之药;运气与司天在泉之气同湿者,用燥性之药。运与气不同者,其气不及,应少用制其气的药物;运与气相同者,其气太过,应多用制其气的药物。用凉性药物,应该避开清凉的季节气候;用寒性药物,应避开寒冷的季节气候;用温性药物,应该避开温暖的季节气候;用热性药物,应该避开炎热的季节气候;饮食宜忌,也必须遵循这个规律。如果天气反常变化就不必拘守这个原则,否则就会导致疾病发生。

【原文】

帝曰:善。少阴之政奈何?岐伯曰:子午之纪也。少阴太角阳明壬子壬午,其运风鼓,其化鸣紊启坼,其变振拉摧拔,其病支满。太角(初正)少徵太宫少商太羽(终)。少阴太徵阳明戊子天符戊午太一天符,其运炎暑,其化暄曜郁燠,其变炎烈沸腾,其病上热血溢。太徵少宫太商少羽(终)少角(初)。少阴太宫阳明甲子甲午,其运阴雨,其化柔润时雨,其变震惊飘骤,其病中满身重。太宫少商太羽(终)太角(初)少徵。少阴太商阳明庚子(同天符)庚午(同天符)同正商。其运凉劲,其化雾露萧飋,其变肃杀凋零,其病下清[1]。太商少羽(终)少角(初)太徵少宫。少阴太羽阳明丙子岁会丙午,其运寒,其化凝惨凓冽,其变冰雪霜雹,其病寒下[2]。太羽(终)太角(初)少徵太宫少商。

【注释】

[1]下清:便泻清澈,下体清冷。

[2]寒下:指下部有寒之病。

【语译】

黄帝说:讲得好!少阴君火司天主政的情况又是怎样的呢?岐伯说:指的是以子午二支为标志的年份。壬子壬午两年,少阴君火司天,阳明燥金在泉,岁运属木,壬为阳属阳木,故客运起于太角。木运之气主风,风性鼓动,它的正常气化为风吹木鸣音乱,万物破土而出,它的异常变化是大风突起、万物振动、摧枯拉朽,它的致病是胁肋支满。

客运五步,起于太角,依次为少徵、太宫、少商,终于太羽。主运五步与客运相同,起于太角终于太羽。

戊子、戊午两年,戊子为天符年,戊午为太一天符年。少阴君火司天,阳明燥金在泉,岁运属火,戊为阳属阳火,故客运起于太徵。火运之气主炎暑,它的正常气化为温暖明朗郁热,它的异常变化是火热炎炎如沸腾之状,它的致病是热在上部,出血。

客运五步,起于太徵,依次为少宫、太商、少羽,终于少角。主运五步,起于少角,依次为太徵、少宫、太商,终于少羽。

甲子、甲午两年,少阴君火司天,阳明燥金在泉,岁运属土,甲为阳属阳土,故客运起于太宫。土运之气主阴雨,它的正常气化是湿气柔润、雨露滋泽,它的异常变化是雷电震惊,狂风暴雨,它的致病为中满,身体沉重。

客运五步,起于太宫,依次为少商、太羽、太角,终于少徵。主运五步,起于太角,依次为少徵、太宫、少商,终于太羽。

庚子、庚午两年,都是同天符年。少阴君火司天,阳明燥金在泉,岁运属金,庚为阳属阳金,故客运起于太商。金运太过,但被司天君火所克,所以运气与金运之气正商相同。金运之气清凉劲急,它的正常气化是雾露下降,凉风萧瑟,它的异常变化是肃杀凋零,它的致病为下利清冷。

客运五步,起于太商,依次为少羽、少角、太徵,终于少宫。主运五步,起于少角,依次为太徵、少宫、太商,终于少羽。

丙子、丙午两年,丙子为岁会年。少阴君火司天,阳明燥金在泉,岁运属水,丙为阳属阳水,故客运起于太羽。水运之气寒冷,它的正常气化为严寒凝冻,它的异常变化是水凝为冰,雪霜冰雹降下,它的致病为寒在下部。

客运五步,起于太羽,依次为太角、少徵、太宫,终于少商。主运五步,起于太角,依次为少徵、太宫、少商,终于太羽。

【原文】

凡此少阴司天之政,气化运行先天,地气肃,天气明,寒交暑[1],热加燥[2],云驰雨府,湿化乃行,时雨乃降,金火合德,上应荧惑太白。其政明,其令切,其谷丹白。水火寒热持于气交而为病始也,热病生于上,清病生于下,寒热凌犯而争于中,民病咳喘血溢血泄,鼽嚏,目赤眦疡,寒厥入胃,心痛腰痛,腹大嗌干肿上。初之气,地气迁,燥将去,寒乃始,蛰复藏,水乃冰,霜复降,风乃至,阳气郁,民反周密,关节禁固,腰脽痛,炎暑将起,中外疮疡。二之气,阳气布,风乃行,春气以正,万物应荣,寒气时至,民乃和,其病淋,目暝目赤,气郁于上而热。三之气,天政布,大火行,庶类蕃鲜[3],寒气时至。民病气厥心痛,寒热更作,咳喘目赤。四之气,溽暑至,大雨时行,寒热互至。民病寒热,嗌干黄瘅,鼽衄饮发。五之气,畏火临,暑反至,阳乃化,万物乃生乃长荣,民乃康,其病温。终之气,燥令行,余火内格[4],肿于上,咳喘,甚则血溢。寒气数举,则霿雾翳,病生皮腠,内舍于胁,下连少腹而作寒中,地将易也[5]。必抑其运气,资其岁胜,折其郁发,先取化源,无使暴过而生其病也。食岁谷以全真气,食间谷以辟虚邪。岁宜咸以软之,而调其上[6],甚则以苦发之;以酸收之,而安其下[7],甚则以苦泄之。适气同异而多少之,同天气者以寒清化,同地气者以温热化,用热远热,用凉远凉,用温远温,用寒远寒,食宜同法。有假则反,此其道也,反是者病作矣。

【注释】

[1]寒交暑:前发终之气少阳,今岁初之气太阳,太阳寒交前岁少阳之暑也。

[2]热加燥:少阴君火司天在上,阳明燥金在泉在下,二气相加,为热加燥。

[3]庶类蕃鲜:庶,众也;鲜,鲜明。指万物蕃盛鲜明。

[4]余火内格:五之气相火之余火,郁留于内,不得外泄。

[5]地将易也:在泉之气完结,明年初之气将要开始。

[6]而调其上:司天少阴君火,咸从水化,故能调之。

[7]以酸收之,而安其下:酸收之,可以补金,平上之君火,则下之燥金得安矣。

【语译】

凡是少阴君火司天行使职权的年份,其气有余,先天时而至,气化运行比正常早,阳明燥金在泉,地气肃杀,少阴君火司天,天气明朗,初之气,太阳寒水主事,寒与上年终气少阳之暑相交,司天的热气与在泉的燥气相加,云奔向雨府,湿化之气流行,雨水时常降下,金之燥气与火之热气相互配合发挥作用,天上的火星和金星与之相对应光较强。司天之气主政光明,在泉之气行令急切,它在谷类与之相对应的是红色白色,水之寒气与火之热气相持于气交之中,成为疾病发生的起因,热病发生在上部,寒病发生在下部,寒热之气相互侵犯而争扰于中部,人们易患咳嗽、气喘、血溢于上、大便下血、鼻塞流涕、喷嚏、目赤、眼角生疮、寒厥入于胃部、心痛、腰痛、腹部胀大、咽干、上部肿等病症。

初之气,太阳寒水用事,上年在泉之气随运气迁移退位,燥气将要退去,寒气开始,蛰虫又藏伏起来,水凝结成冰,寒霜又降,主气为厥阴风木,故寒风刮起,阳气被寒气郁遏。人们反而居于室中避寒,如果不注意就会患关节强硬,活动不灵,腰部与臀部疼痛等病症,等到炎暑将临的时候,还会内部和外部发生疮疡。

二之气,厥阴风木用事,主气是少阴君火,故阳气敷布,风气流行。正常的春季当令,万物因之该当繁荣。寒气有时而至,但因阳气敷布,人们仍然感到安和。它的致病为小便淋沥、目瞑、目赤,气郁于上部为热病。

三之气,少阴君火用事,主气是少阳相火,司天之气施布政令,主客二气皆是火,故炎炎大火流行,万物繁盛鲜明,寒气有时降临。人们易患气厥、心痛、寒热交替发作、咳嗽气喘、目赤等病症。

四之气,太阴湿土用事,客气与主气相同,湿与暑都至,大雨常降,寒热交互来临。人们易患寒热、咽喉干燥、黄疸、鼻塞、衄血、水饮发作等病症。

五之气,少阳相火用事,少阳之火降临,暑热之气反而又至,阳气主治生化,万物又生发、盛长、繁荣,天下百姓安康。如患病易得温病。

终之气,阳明燥金用事,燥气盛行,金气收敛,相火之余火隔拒于内,不得外泄,人病则见上部肿胀、咳嗽气喘,甚至血溢。由于生气是少阳寒水,故寒气时常降临,出现晦雾迷漫的景象,其致病多为病变在皮腠间,内留于胁肋处,向下牵连到少腹而产生内部寒冷的病,终气之末,在泉之地气将发生变易。

必须抑制其太过的运气,资助其岁气所克的气,削减其郁结将发之气,先取所不胜之气生化之源,不要使运气突然太过而产生疾病。服食与岁气相对应的谷类以保全真气,服食间气所化生的谷类以防避邪气的侵袭。少阴君火司天,阳明燥金在泉的年岁,当用咸味的药物以软坚,而调和其上部,严重的用苦味的药物来发散,用酸味的以收敛,而安定其下部,严重的用苦味的药物来使其下泄。根据司天在泉之气与中运之气五行的相同或不同,从而确定用药食性味之需要的多少,运气与司天之气相同的,用寒性药物清化调治,运气在泉之气相同的,用温性药物热化调治。用热性药物,应该避开炎热的季节气候;用凉性药物,应该避开清凉的季节气候;用温性药物,应该避开温暖的季节气候;用寒性药物,应该避开寒冷的季节气候;饮食忌宜也必须遵循这个规律。如果气候反常变化,就不必拘守这个原则,这是基本法则,违背这个法则就会严重产生疾病。

【原文】

帝曰:善。厥阴之政奈何? 岐伯曰:巳亥之纪也。厥阴少角少阳清热胜复同,同正角[1]。丁巳天符丁亥天符其运风清热。少角(初正)太徵少宫太商少羽(终)。厥阴少徵少阳寒雨胜复同。癸巳(同岁会)癸亥(同岁会),其运热寒雨。少徵太宫少商太羽(终)太角(初)。厥阴少宫少阳风清胜复同,同正角[2]。己巳己亥其运雨风清。少宫太商少羽(终)少角(初)太徵。厥阴少商少阳寒热胜复同,同正角[3]。乙巳乙亥其运凉热寒。少商太羽(终)太角(初)少徵太宫。厥阴少羽少阳雨风胜复同。辛巳辛亥其运寒雨风。少羽(终)少角(初)太徵少宫太商。

【注释】

[1]同正角:丁年木运不及,但得司天厥阴风本相助,故与木运平气正角相同。

[2]同正角:己年土运不及,风木司天胜土,木气得政,故与木运平气正角相同。

[3]同正角:乙年金运不及,厥阴司天,风木无制,木气得政,故与木运平气正角相同。

【语译】

黄帝说:讲得好! 厥阴风木司天主政的情况又是怎样的呢? 岐伯说:指的是以巳亥二支为标志的年份。丁巳、丁亥两年,都是天符年。厥阴风木司天,少阳相火在泉,岁运属木,丁为阴属阴木,故客运起于少角。木运不及,则克木的金的清气就为胜气,盛极必衰,胜气之后,木所生的火的热气就来复,清气与热气胜复相同。丁年木运不及,但得司天厥阴风木相助,故与木运平气正角相同。此二年,运气为风,胜气为清,复气为热。

客运五步,起于少角,依次为太徵、少宫、太商,终于少羽。主运五步与客运相同,起于少角终于少羽。

癸巳、癸亥两年,都是同岁会年。厥阴风木司天,少阳相火在泉,岁运属火,癸为阴属阴火,故客运起于少徵。火运不及,则克火的水的寒气就为胜气,盛极必衰,胜气之后,则水所生的土的雨气就来复,寒气与雨气胜复相同。此二年,运气为热,胜气为寒,复气为雨。

客运五步,起于少徵,依次为太宫、少商、太羽,终于太角。主运五步,起于太角,依次为少徵、太宫、少商,终于太羽。

己巳、己亥两年,厥阴风木司天,少阳相火在泉,岁运属土,己为阴属阴土,故客运起于少宫。土运不及,则克土的木的风气就为胜气,盛极必衰,胜气之后,则土所生的金的清气来复,风气与清气胜复相同。土运不及,司天的木胜土,木兼土化,反得其政,故与木运平气正角相同。此二年,运气为雨,胜气为风,复气为清。

客运五步,起于少宫,依次为太商、少羽、少角,终于太徵。主运五步,起于少角,依次为太徵、少宫、太商,终于少羽。

乙巳、乙亥两年,厥阴风木司天,少阳相火在泉,岁运属金,乙为阴属阴金,故客运起于少商。金运不及,则克金的火的热气就为胜气,盛极必衰,胜气之后,则金所生的水的寒气来复,热气与寒气胜复相同。金运不及,厥阴司天,风木无制,木气得政,故与木运平气正角相同。此二年,运气为凉,胜气为热,复气为寒。

客运五步,起于少商,依次为太羽、太角、少徵,终于太宫。主运五步,起于太角,依次为少徵、太宫、少商,终于太羽。

辛巳、辛亥两年,厥阴风木司天,少阳相火在泉,岁运属水,辛为阴属阴水,故客运起于少羽。水运不及,则克水的土的雨气就为胜气,盛极必衰,胜气之后,则水所生的木的风气来复,水气与风气胜复相同。此二年,运气为寒,胜气为雨,复气为风。

客运五步,起于少羽,依次为少角、太徵、少宫,终于太商。主运五步,起于少角,依次为太徵、少宫、太商,终于少羽。

【原文】

凡此厥阴司天之政,气化运行后天,诸同正岁[1],气化运行同天[2],天气扰,地气正[3],风生高远[4],炎热从之,云趋雨府,湿化乃行,风火同德,上应岁星荧惑。其政挠[5],其令速,其谷苍丹,间谷言太者,其耗文角品羽[6]。风燥火热,胜复更作,蛰虫来见,流水不冰,热病行于下,风病行于上,风燥胜复形于中。初之气,寒始肃,杀气方至,民病寒于右之下。二之气,寒不去,华雪[7]水冰,杀气施化,霜乃降,名草上焦,寒雨数至,阳复化,民病热于中。三之气,天政布,风乃时举,民病泣出耳鸣掉眩。四之气,溽暑湿热相薄,争于左之上,民病黄疸而为胕肿。五之气,燥湿更胜,沉阴乃布,寒气及体,风雨乃行。终之气,畏火司令,阳乃大化,蛰虫出见,流水不冰,地气大发,草乃生,人乃舒,其病温厉,必折其郁气,资其化源,赞其运气,无使邪胜,岁宜以辛调上,以咸调下[8],畏火之气,无妄犯之。用温远温,用热远热,用凉远凉,用寒远寒,食宜同法。有假反常,此之道也,反是者病。

【注释】

[1]正岁:无太过不及之气,即平气之年。

[2]同天:气与天时同主,生长化收藏的气化运行同于天时。

[3]地气正:相火在泉,土得温养,故地气正。

[4]风生高远:厥阴风木司天,风气在上,故风生高远。

[5]挠:扰动。

[6]文角品羽:指羽虫、角虫。

[7]华雪:白雪花。华,白也。

[8]以辛调上,以咸调下:指金克木,木得辛味相助便旺,金胜则抑制司天之风木;水克火,水得咸味相助亦旺,水旺则抑制在泉之相火。

【语译】

凡是厥阴风木司天行使职权的年份,其气不足,后天时而至,气化运行比正常晚。如果是平气之年,气与天同主,生长化收藏的气化运行同于天时。风木司天,故天气扰动,少阳相火在泉,火生土,土得温养,故地气正。风气先于司天之气,在泉之炎热从之,至四之气,太阴湿土主气当令,云聚雨成,湿气化行。风火二气相互为用,上与岁星、荧惑星相应。风施政扰动,火行令迅速,它在谷类与之对应的是青色、红色者。得太过间气之助的谷物为盛,角虫、羽虫类昆虫少繁育而渐耗损,风燥火热之气胜复更作,蛰虫出现,流水不结冰,下部发生热病,上部发生风病,风燥之气交争其中。

初之气,阳明燥金用事,阴寒肃杀之气来临,人们多患右下部的疾病。

二之气,太阳寒水用事,寒气不去,雪飘水冰。肃杀之气施令,霜降,草木尖梢焦枯,寒雨时常降下。因主气为少阴君火,阳气变化,所以人们病生于中。

三之气,厥阴风木司天用事,司天之气施布政令,经常有风刮起,人们患病多为两眼流泪、耳鸣、眩晕、震颤。

四之气,少阴君火用事,主气为太阴湿土,暑湿湿热相搏,交争司天左间上部,人们患病为黄疸,进而为水肿。

五之气,太阴湿土用事,主气是阳明燥金,燥与湿互相交替胜复,阴寒沉降之气敷布,寒气侵犯人体,风雨经常降临。

终之气,少阳相火用事,少阳之火主令,阳气大盛主化,蛰虫不藏伏而外面可见,流水不结冰,地中阳气泄发,草类萌生,人们感到舒畅,其患病则为温热疫疠。

必须削减致郁的胜气,培补其不足的生化之源,赞助其不及的运气,不要让邪气太过。厥阴风木司天,少阳相火在泉的年岁,宜用辛味药物调制司天的风气,用咸味药物调制在泉的火气,少阳相火之气,不要随意触犯它。用温性药物,应该避开温暖的季节气候;用热性药物,应该避开炎热的季节气候;用凉性药物应该避开清凉的季节气候;用寒性药物,应该避寒冷的季节气候;饮食忌宜也应遵循这个原则。如果天气反常变化,就不必拘守这个法则,这是一般的用药规律,反其道而行之就会导致疾病发生。

【讨论】

(1)厥阴司天之政一节,在治法中无"适气同异少多之制"一法。新校正云:"详此运何以不言适气同异少多之制者,盖厥阴之政与少阳之政同,六气分政,唯厥阴与少阳之政,上下无克伐之异,治化唯一,故不再言同风热者多寒化,异风热者少寒化也。"此说或是,然经文中重出之文亦屡见不鲜,如"用寒远寒,用凉远凉"等,此虽与少阳之政同,亦当重申,今不载此文,亦或有脱简。

(2)以上几节经文比较全面地概述了六气司天的六十年中各个年份的气候、物候变化的具体情况,人体在各个年份中的疾病表现,以及临床诊断治疗,选方用药和饮食调养上的特点。内容十分全面,也十分系统。从所述内容加以归纳,基本上可以说明以下几个问题。第一,说明了中医学对自然界的气候、物候变化规律的认识,完全是从自然界气候物候变化的客观表现中总结出来的。第二,说明了人体疾病的发生,与气候变化密切相关,什么样的气候变化就相应地有什么样的疾病发生,因而就可以以气候变化对疾病命名和病机分析。例如,在寒冷气候中发生的各种病症就命名为寒病,证候性质也定为寒;在风气偏胜的气候变化中发生的各种病症,就命名为风病,病性也定为风。反过来,病名、病性既定之后,尽管疾病不是由于气候变化所引起,但是只要病症具有了上述病症的特点,也可以作出同样的病名诊断及病机分析。这是古人通过长期对气候和疾病观察得出的经验总结。第三,说明了中医学对人体疾病的治疗,也是从自然气候变化与人体相互关系及适应性方面总结出来的。例如,从自然气候变化来说,天热就需要用清凉的方法来防暑;天冷就需要用保温的方法来防寒;天气潮湿就需要用通风的方法来防潮;等等。在治疗上,古人也是通过饮食药物的特性,采取了"调之正味从逆"的方法,制定了"制热以寒,制寒以热""用寒远寒,用温远温,用凉远凉,用热远热"的治疗原则,并且还从自然变化中的各种复杂表现,例如胜复淫治郁发等,体会出人体病理生理变化的整体性、连续性和复杂性,从而在对疾病的诊断治疗上提出"运气同异多少制之""同者多之,异者少之""有假者反常""折其郁气,先取化源"等诊断治疗原则。这些都是古人在长期与疾病斗争中的经验总结。总的来说,经文内容十分广泛、丰富,也十分系统,而且这些论述直接指导着中医临床实践。这是中医整体恒动观在分析自然及指导医疗实践中的具体运用和体现,是中医基本理论的重要内容之一,值得认真学习、研究、继承、发扬。

【原文】

帝曰:善。夫子之言可谓悉矣,然何以明其应乎?岐伯曰:昭乎哉问也!夫六气者,行有次,止有位,故常以正月朔日[1]平旦视之,睹其位而知其所在矣。运有余,其至先,运不及,其至后,此天之道,气之常也。运非有余非不足,是谓正岁,其至当其时也。帝曰:胜复之气,其常在也,灾眚时至,候也奈何?岐伯曰:非气化[2]者,是谓灾也。

【注释】

[1]正月朔日:正月初一。

[2]非气化:不当其位的气所主的气化,乃属邪化。

【语译】

黄帝说:讲得好!先生以上讲的道理,已经很详尽了,但是怎样才能证明运气的相应与不相应呢?岐伯说:你问得真高明啊!关于主客六气的运行,都各有一定的顺序,其终止也各有一定的方位,所以通常是正月初一早晨平明的时候进行观察,看六气所在的气位,就知道其气应与不应了。凡岁运之气太过的,气至在时令节候之前,岁运不及的,气至在时令节候之后,这是自然气象的一般规律,也是六气运行的规律。如果岁运之气既不是有余也不是不及的平气,就是所谓的"正岁",其气至恰好在时令节候到来之时。黄帝说:胜气与复气是经常有的,而灾害也时常到来,怎样去测知呢?岐伯说:不当其位的气所生的气化,就是所说的灾害了。

【原文】

帝曰:天地之数[1],终始奈何?岐伯曰:悉乎哉问也!是明道也。数之始,起于上而终于下[2],岁半之前,天气主之,岁半之后,地气主之,上下交互,气交主之[3],岁纪毕矣。故曰:位明气月[4]可知乎,所谓气[5]也。帝曰:余司其事,则而行之,不合其数何也?岐伯曰:气用有多少[6],化治[7]有盛衰,衰盛多少,同其化[8]也。帝曰:愿闻同化何如?岐伯曰:风温春化同,热曛昏火夏化同,胜与复同[9],燥清烟露秋化同,云雨昏暝埃长夏化同,寒气霜雪冰冬化同,此天地五运六气之化,更用盛衰之常也。

【注释】

[1]天地之数:司天在泉起止之数。

[2]起于上而终于下:上,司天之气;下,在泉之气。岁运主气开始于司天,终止于在泉。

[3]上下交互,气交主之:交互,天气地气上下交合为用。气交主之,三气四气之际,天地气交之时,为气交之时。

[4]气月:六气对应于十二月。

[5]气:天地之气。

[6]气用有多少:六气之用有余不足也。

[7]化治:指五运六气相配合之气化。

[8]同其化:指六气与春、夏、长夏、秋、冬之气化相同(如风气与春气化相同)。

[9]胜与复同:指胜气与复气,也与六气与四时气化的情况一样。

【语译】

黄帝说:司天在泉之气数,其开始与终止的情况是怎样的呢?岐伯说:你问得很详细啊!这是需要弄明白的道理。天地的气数,开始于司天,终止于在泉,上半年是司天之气所主治,下半年是在泉之气所主治。天气与地气上下互合为用,是气交所主,一年之中的气数就是这些了。所以说明白了司天在泉之气的位置,那么每气所主的月份就可以知道,也就是所说的天地气数的始终。黄帝说:我负责这件事,按照以上原则去进行研究运气,结果有时与实际的气数完全不相符合,这是什么原因呢?岐伯说:六气的作用有有余与不足的差别,而与五运的配合之气化又有盛与衰的不同,其原因在于存在盛衰的多少与春、夏、长夏、秋、冬气化相同的同化问题。黄帝说:希望听听同化是怎样的?岐伯说:风温为木气与春气同化,炎炎闷热为火气与夏气同化,胜气与复气的同化与此相同,燥清烟露为金气与秋气同化,云雨蒙蒙昏暗为土气与长夏气同化,寒气霜雪冰为水气与冬气同化,这就是天地五运六气交互化合、盛衰变化的规律。

【讨论】

本节谈到了自然气候变化有其固有规律。认为"位明气月可知",但是有时实际情况与规律又不尽相符,所谓"则而行之,不合其数",并就此问题作出了解释。即"气用有多少,化治有胜衰,衰盛多少,同其化也"。张介宾注此云:"运气更用则化有盛衰,盛衰有常变,故难合于数也。"这就是说由于五运六气彼此更替作用,因此影响生物生化就有盛有衰,因而就有常有变。这就是气候变化规律在实际验证中有时不尽相符的原因。《内经》一方面强调了运气规律并提出了具体的计算方法,但另一方面又承认有时候不尽相符,谆谆告诫人们要知常达变,不可拘泥。

【原文】

帝曰:五运行同天化[1]者,命曰天符,余知之矣。愿闻同地化[2]者何谓也?岐伯曰:太过而同天化者三,不及而同天化者亦三,太过而同地化者三,不及而同地化者亦三,此凡二十四岁也。帝曰:愿闻其所谓也。岐伯曰:甲辰甲戌太宫下加[3]太阴,壬寅壬申太角下加厥阴,庚子庚午太商下加阳明,如是者三。癸巳癸亥少徵下加少阳,辛丑辛未少羽下加太阳,癸卯癸酉少徵下加少阴,如是者三。戊子戊午太徵上临[4]少阴,戊寅戊申太徵上临少阳,丙辰丙戌太羽上临太阳,如是者三。丁巳丁亥少角上临厥阴,乙卯乙酉少商上临阳明,己丑己未少宫上临太阴,如是者三。除此二十四岁,则不加不临[5]也。帝曰:加者何谓?岐伯曰:太过而加同天符,不及而加同岁会也。帝曰:临者何谓?岐伯曰:太过不及,皆曰天符,而变行有多少,病形有微甚,生死有早晏耳。

【注释】

[1]同天化:岁运与司天之气同化,即与司天之气相同。

[2]同地化:岁运与在泉之气同化,即与在泉之气相同。

[3]下加:指运与在泉之气同化。

[4]上临:指运与司天之气同化。

[5]不加不临:指岁运与司天在泉之气都不相同的年份。

【语译】

黄帝说:五运值年与司天之气五行属性相同,称为天符,我已经知道了。我还想听听五运值年与在泉之气相同的是怎样的呢?岐伯说:岁运太过而与司天之气相同的有三,岁运不及而与司天之气相同的也有三,岁运太过而与在泉之气相同有三,岁运不及而与在泉之气相同的也有三。上述情况总计有二十四年。黄帝说:希望听听具体内容。岐伯说:甲辰甲戌为土运太过,下加太阴湿土在泉;壬寅壬申为木运太过,下加厥阴风木在泉;庚子庚午为金运太过,下加阳明燥金在泉,这是太过的岁运与在泉之气相同的三。癸巳癸亥为火运不及,下加少阳相火在泉;辛丑辛未为水运不及,下加太阳寒水在泉;癸卯癸酉为火运不及,下加少阴君火在泉,这是不及的岁运与在泉之气相同的三。戊子戊午为火运太过,上临少阴君火司天;戊寅戊申为火运太过,上临少阳相火司天;丙辰丙戌为水运太过,上临太阳寒水司天,这是太过的岁运与司天之气相同的三。丁巳丁亥为木运不及,上临厥阴风木司天;乙卯乙酉为金运不及,上临阳明燥金司天;己丑己未为土运不及,上临太阴湿土司天,这是不及的岁运与司天之气相同的三。除开这二十四年,就是岁运与司天在泉之气都不相同的年岁了。黄帝说:加是什么意思呢?岐伯说:岁运之气太过而与在泉之气相同的叫做同天符,岁运之气不及而与在泉之气相同的叫做同岁会。黄帝说:临是什么意思呢?岐伯说:岁运之气太过与不及的而与司天相同的都叫做天符,只不过其中变化运行有多少的不同,病形有轻有重,生死有早有晚罢了。

【原文】

帝曰:夫子言用寒远寒,用热远热,余未知其然也,愿闻何谓远?岐伯曰:热无犯热,寒无犯寒,从者和,逆者病,不可不敬畏而远之,所谓时兴六位[1]也。帝曰:温凉何如?岐伯曰:司气以热,用热无犯,司气以寒,用寒无犯,司气以凉,用凉无犯,司气以温,用温无犯,间气同其主[2]无犯,异其主则小犯之,是谓四畏[3],必谨察之。帝曰:善。其犯者何如?岐伯曰:天气反时,则可依时[4],及胜其主[5]则可犯,以平为期,而不可过,是谓邪气反胜者。故曰:无失天信[6],无逆气宜[7],无翼[8]其胜,无赞其复,是谓至治。

【注释】

[1]时兴六位:指一年中,六气分时兴起于六位。

[2]间气同其主:间气与主气相同。

[3]四畏:指寒热温凉四气。

[4]天气反时,则可依时:天气反时,即客气与主气不合;依时,即顺从主气。

[5]胜其主:客气太过,胜过主气。

[6]天信:主客之气,反时而至,应时而至,信而有征,故称之为天信。

[7]气宜:六气的忌宜。

[8]翼:帮助,赞助。

【语译】

黄帝说:先生讲过,用寒性药物应该避开寒冷的季节气候,用热性药物应该避开炎热的季节气候,我不知道其中的道理,希望听你讲讲怎样叫作避开?岐伯说:用热性药不要触犯炎热的天气,用寒性药不要触犯寒冷的天气,顺从这一原则,就能平和,违背这一原则,就要生病,所以必须小心谨慎地避免此类情况发生。这就是所说的应时而起的六气分主六步的方位。黄帝说：温凉又应该如何掌握呢？岐伯说：主时之气热，用热药应该避免；主时之气寒，用寒药应该避免；主时之气凉，用凉药应该避免；主时之气温，用温药应该避免，间气和主气相同的应该避免，间气与主气不相同的就可以轻微地触犯，以上所说的寒热温凉之气称四畏，不可轻易触犯，必须谨慎地观察注意。黄帝说：讲得好！不得已要触犯又是怎样的呢？岐伯说：客气与主气不相合的，就应该顺从主气，至于客气胜过主气的，就可以触犯，以达到平衡为标准，超过标准，是指邪气胜过主气者而言。所以说，不要违反气候时令，不要违反六气的忌宜，不助长胜气，也不赞助复气，这是最好的治疗方法。

【讨论】

本节阐述了自然季节气候变化特点与治疗、饮食起居方面的关系，指出了如何处常，又如何达变。在具体处理中，强调了"以平为期"的治疗原则。这是古人与天地相应的自然观和整体恒动观在人体摄生和对疾病防治方面的具体应用，体现了运气学说的基本精神。

【原文】

帝曰：善。五运气行主岁之纪，其有常数[1]乎？岐伯曰：臣请次之[2]。

甲子甲午岁，上[3]少阴火，中[4]太宫土运，下[5]阳明金，热化二[6]，雨化五[7]，燥化四[8]，所谓正化日[9]也。其化[10]上咸寒，中苦热，下酸热，所谓药食宜也。

乙丑乙未岁，上太阴土，中少商金运，下太阳水，热化寒化胜复同[11]，所谓邪气[12]化日也。灾七宫[13]。湿化五，清化四，寒化六，所谓正化日也。其化上苦热，中酸和，下甘热，所谓药食宜也。

丙寅丙申岁，上少阳相火，中太羽水运，下厥阴木，火化二，寒化六，风化三，所谓正化日也。其化上咸寒，中咸温，下辛温，所谓药食宜也。

丁卯（岁会）丁酉岁，上阳明金，中少角木运，下少阴火，清化热化胜复同，所谓邪气化日也。灾三宫。燥化九，风化三，热化七，所谓正化日也。其化上苦小温，中辛和，下咸寒，所谓药食宜也。

戊辰戊戌岁,上太阳水,中太徵火运,下太阴土,寒化六,热化七,湿化五,所谓正化日也。其化上苦温,中甘和,下甘温,所谓药食宜也。

己巳己亥岁,上厥阴木,中少宫土运,下少阳相火,风化清化胜复同,所谓邪气化日也。灾五宫。风化三,湿化五,火化七,所谓正化日也。其化上辛凉,中甘和,下咸寒,所谓药食宜也。

庚午(同天符)庚子岁(同天符),上少阴火,中太商金运,下阳明金,热化七,清化九,燥化九,所谓正化日也。其化上咸寒,中辛温,下酸温,所谓药食宜也。

辛未(同岁会)辛丑岁(同岁会),上太阴土,中少羽水运,下太阳水,雨化风化胜复同,所谓邪气化日也。灾一宫。雨化五,寒化一,所谓正化日也。其化上苦热,中苦和,下苦热,所谓药食宜也。

壬申(同天符)壬寅岁(同天符),上少阳相火,中太角木运,下厥阴木,火化二,风化八,所谓正化日也。其化上咸寒,中酸和,下辛凉,所谓药食宜也。

癸酉(同岁会)癸卯岁(同岁会),上阳明金,中少徵火运,下少阴火,寒化雨化胜复同,所谓邪气化日也。灾九宫。燥化九,热化二,所谓正化日也。其化上苦小温,中咸温,下咸寒,所谓药食宜也。

【注释】

[1]常数:指正常的规律,即后文所列各年司天、中运,在泉与正化、邪化等气化规律。

[2]次之:依次排列。

[3]上:指司天。

[4]中:指中运。

[5]下:指在泉。

[6]热化二:热化为少阴君火司天的气化,二为火的生数,故曰热化二。

[7]雨化五:雨化为中运湿土的气化,五为土的生数,故曰雨化五。

[8]燥化四:燥化为阳明燥金在泉的气化,四为金之生数,故曰燥化四。

[9]正化日:六气正当其时所化之日。

[10]其化:司天、在泉、中运之气化所致的病。

[11]热化寒化胜复同:金运不足,则火气胜而热化,盛极必衰,热化之后,水来复之,故有复气寒化,并且乙丑、乙未两年,胜气与复气相同。

[12]邪气:非正气所化,谓之邪气。

[13]灾七宫:七宫,两方兑宫金位。灾害发生在七宫。

【语译】

黄帝说:讲得好!主岁之年与五运的气化流行,有一定的规律吗?岐伯说:让我把它依次排列出来,分别说明吧。

甲子、甲午年。

在上为少阴君火司天,中属太宫土运太过,下为阳明燥金在泉。司天之气热化,故热化二;中运之气雨化,故雨化五;在泉之气燥化,故燥化四,这就是不出现胜复之气变化的正化日。它的气化导致病症时,司天热气所致的应该用咸寒,中运雨湿之气所致的应该用苦热,在泉燥气所致的应该用酸热,这就是根据气候特点定的适宜的药物与食品。

乙丑、乙未年。

在上为太阴湿土司天,中属少商金运不及,下为太阳寒水在泉。金运不及,就导致热化的胜气与寒化的复气产生,并且两年相同,因胜复之气不属本年正气,就是所说的邪化日。灾害发生在西方七宫。司天之气湿化,故湿化五;中运之气清化,故清化四;在泉之气寒化,故寒化六,这是正气所化,即所说的正化日。它的气化导致疾病时,司天湿气所致的应该用苦热,中运清气所致的应该用酸和,在泉寒气所致的应该用甘热,这就是根据气候特点定的适宜的药物与食品。

丙寅、丙申年。

在上为少阳相火司天,中属太羽水运太过,下为厥阴风木在泉。司天之气火化,故火化二;中运之气寒化,故寒化六;在泉之气风化,故风化三,这就是不出现胜复之气变化的正化日。它的气化导致疾病时,司天热气所致的应该用咸寒,中运寒冷之气所致的应该用咸温,在泉清凉之气所致的应该用辛温,这就是根据气候特点所定的适宜的药物与食品。

丁卯(岁会年)、丁酉年。

在上为阳明燥金司天,中属少角木运不及,下为少阴君火在泉。木运不及,就导致清化的胜气与热化的复气产生,并且两年相同,因胜复之气不属本年正气,就是所说的邪化日。灾害发生在东方三宫。司天之气燥化,故燥化九;中运之气风化,故风化三;在泉之气热化,故热化七,这里正气所化,即所说的正化日。它的气化导致疾病时,司天燥气所致的应该用苦小温,中运风气所致的应该用辛和,在泉热气所致的应该用咸寒,这是根据气候特点所定的适宜的药物与食品。

戊辰、戊戌年。

在上为太阳寒水司天,中属太徵火运太过,下为太阴湿土在泉。司天之气寒化,故寒化六;中运之气热化,故热化七;在泉之气湿化,故湿化五,这就是不出现胜复之气变化的正化日。它的气化导致疾病时,司天寒冷之气所致的应该用苦温,中运热气所致的应用甘和,在泉湿气所致的应该用甘温,这就是根据气候特点所定的适宜的药物与食品。

己巳、己亥年。

在上为厥阴风木司天,中属少宫土运不及,下为少阳相火在泉。土运不及,就导致风化的胜气与清气的复气产生,并且两年相同,因胜复之气不属本年正气,就是所说的邪化日。灾害发生在中央五宫。司天之气风化,故风化三;中运之气湿化,故湿化五;在泉之气火化,故火化七,这是正气所化,即所说的正化日。它的气化致病时,司天风气所致的应该用辛凉,中运湿气所致的应该用甘和,在泉火气所致的应该用咸寒,这就是根据气候特点所定的适宜的药物与食品。

庚午(同天符)、庚子(同天符)年。

在上为少阴君火司天,中属太商金运太过,下为阴明燥金在泉。司天之气热化,故热化七;中运之气清化,故清化九;在泉之气燥化,故燥化九,这就是不出现胜复之气变化的正化日。它的气化导致疾病时,司天热气所致的应该用咸寒,中运清冷之气所致的应该用辛温,在泉燥气所致的应该用酸温,这就是根据气候特点所定的适宜的药物与食品。

辛未(同岁会)、辛丑(同岁会)年。

在上为太阴湿土司天,中属少羽水运不及,下为太阳寒水在泉。水运不及,就导致雨化的胜气与风化的复气,并且两年相同,因胜复之气不属本年正气,就是所说的邪化日。灾害发生在北方一宫。司天之气雨化,故雨化五;中运之气寒化,故寒化一;在泉之气也为寒化,故寒化一,这是正气所化,即所说的正化日。它的气化致病时,司天湿气所致的应该用苦热,中运寒气所致的应该用苦和,在泉寒冷之气所致的应该用苦热,这就是根据气候特点所定的适宜的药物与食品。

壬申(同天符)、壬寅(同天符)年。

在上为少阳相火司天,中属太角木运太过,下为厥阴风木。司天之气火化,故火化二;中运之气风化,故风化八;在泉之气也为风化,故风化八,这就是不出现胜复之气变化的正化日。它的气化致病时,司天热气所致的应该用咸寒,中运风气所致的应该用酸和,在泉风气所致的应该用辛凉,这就是根据气候特点所定的适宜的药物与食品。

癸酉(同岁会)、癸卯(同岁会)年。

在上为阳明燥金司天,中属少徵火运不及,下为少阴君火在泉。火运不及,就导致寒化的胜气与雨化的复气产生,并且两年相同,因胜复之气不属本年正气,就是所说的邪化日。灾害发生在南方九宫。司天之气燥化,故燥化九;中运之气热化,故热化二;在泉之气也为热化,故热化二,这是正气所化,即所说的正化日。它的气化致病时,司天燥气所致的应该用苦小温,中运热气所致的应该用咸温,在泉热气所致的应该用咸寒,这就是根据气候特点所定的适宜的药物与食品。

【原文】

甲戌(岁会同天符)甲辰岁(岁会同天符),上太阳水,中太宫土运,下太阴土,寒化六,湿化五,正化日也。其化上苦热,中苦温,下苦温,药食宜也。

乙亥乙巳岁,上厥阴木,中少商金运,下少阳相火,热化寒化胜复同,邪气化日也。灾七宫。风化八,清化四,火化二,正化度[1]也。其化上辛凉,中酸和,下咸寒,药食宜也。

丙子(岁会)丙午岁,上少阴火,中太羽水运,下阳明金,热化二,寒化六,清化四,正化度也。其化上咸寒,中咸热,下酸温,药食宜也。

丁丑丁未岁,上太阴土,中少角木运,下太阳水,清化热化胜复同,邪气化度也。灾三宫。雨化五,风化三,寒化一,正化度也。其化上苦温,中辛温,下甘热,药食宜也。

戊寅戊申岁(天符),上少阳相火,中太徵火运,下厥阴木,火化七,风化三,正化度也。其化上咸寒,中甘和,下辛凉,药食宜也。

己卯己酉岁,上阳明金,中少宫土运,下少阴火,风化清化胜复同,邪气化度也。灾五宫。清化九,雨化五,热化七,正化度也,其化上苦小温,中甘和,下咸寒,药食宜也。

庚辰庚戌岁,上太阳水,中太商金运,下太阴土。寒化一,清化九,雨化五,正化度也。其化上苦热,中辛温,下甘热,药食宜也。

辛巳辛亥岁,上厥阴木,中少羽水运,下少阳相火,雨化风化胜复同,邪气化度也。灾一宫。风化三,寒化一,火化七,正化度也。其化上辛凉,中苦和,下咸寒,药食宜也。

壬午壬子岁,上少阴火,中太角木运,下阳明金。热化二,风化八,清化四,正化度也。其化上咸寒,中酸凉,下酸温,药食宜也。

癸未癸丑岁,上太阴土,中少徵火运,下太阳水,寒化雨化胜复同,邪气化度也。灾九宫。雨化五,火化二,寒化一,正化度也。其化上苦温,中咸温,下甘热,药食宜也。

甲申甲寅岁,上少阳相火,中太宫土运,下厥阴木。火化二,雨化五,风化八,正化度也。其化上咸寒,中咸和,下辛凉,药食宜也。

乙酉(太一天符)乙卯岁(天符),上阳明金,中少商金运,下少阴火,热化寒化胜复同,邪气化度也。灾七宫。燥化四,清化四,热化二,正化度也。其化上苦小温,中苦和,下咸寒,药食宜也。

丙戌(天符)丙辰岁(天符),上太阳水,中太羽水运,下太阴土。寒化六,雨化五,正化度也。其化上苦热,中咸温,下甘热,药食宜也。

丁亥(天符)丁巳岁(天符),上厥阴木,中少角木运,下少阳相火,清化热化胜复同,邪气化度也。灾三宫。风化三,火化七,正化度也。其化上辛凉,中辛和,下咸寒,药食宜也。

戊子(天符)戊午岁(太一天符),上少阴火,中太徵火运,下阳明金。热化七,清化九,正化度也。其化上咸寒,中甘寒,下酸温,药食宜也。

己丑(太一天符)己未岁(太一天符),上太阴土,中少宫土运,下太阳水,风化清化胜复同,邪气化度也。灾五宫。雨化五,寒化一,正化度也。其化上苦热,中甘和,下甘热,药食宜也。

庚寅庚申岁,上少阳相火,中太商金运,下厥阴木。火化七,清化九,风化三,正化度也。其化上咸寒,中辛温,下辛凉,药食宜也。

辛卯辛酉岁,上阳明金,中少羽水运,下少阴火,雨化风化胜复同,邪气化度也。灾一宫。清化九,寒化一,热化七,正化度也。其化上苦小温,中苦和,下咸寒,药食宜也。

【注释】

[1]正化度:义同正化日。

【语译】

甲戌(岁会同天符)、甲辰(岁会同天符)年。

在上为太阳寒水司天,中属太宫土运太过,下为太阴湿土在泉。司天之气寒化,故寒化六;中运之气湿化,故湿化五;在泉之气也为湿化,故湿化五,这就是不出现胜复之气变化的正化日。它的气化致病时,司天寒冷之气所致的应该用苦热,中运湿气所致的应该用苦温,在泉湿气所致的应该用苦温,这就是根据气候特点所定的适宜的药物和食品。

乙亥、乙巳年。

在上为厥阴风木司天,中属少商金运不及,下为少阳相火在泉。金运不及,就导致热化的胜气与寒化的复气产生,并且两年相同,因胜复之气不属本年的正气,就是所说的邪化日。灾害发生在西方七宫。司天之气风化,故风化八;中运之气清化,故清化四;在泉之气火化故火化二,这是正气所化,即所说的正化日。它的气化致病时,司天风气所致的应该用辛凉,中运清凉之气所致的应该用酸和,在泉火气所致的应该用咸寒,这就是根据气候特点所定的适宜的药物和食品。

丁子(岁会)、丙午年。

在上为少阴君火司天,中属太羽水运太过,下为阳明燥金在泉。司天之气热化,故热化二;中运之气寒化,故寒化六;在泉之气清化,故清化四,这就是不出现胜复之气变化的正化日。它的气化致病时,司天热气所致的应该用咸寒,中运寒冷之气所致的应该用咸热,在泉清凉之气所致的应该用酸温,这就是根据气候特点所定的适宜的药物和食品。

丁丑、丁未年。

在上为太阴湿土司天,中属少角木运不及,下为太阳寒水在泉。木运不及,就导致清化的胜气与热化的复气产生,并且两年相同,因胜复之气不属本年的正气,就是所说的邪化日。灾害发生在东方三宫。司天之气雨化,故雨化五;中运之气风化,故风化三;在泉之气寒化,故寒化一,这是正气所化,即所说的正化日。它的气化致病时,司天雨气所致的应该用苦温,中运风气所致的应该用辛温,在泉寒冷之气所致的应该用甘热,这就是根据气候特点所定的适宜的药物和食品。

戊寅、戊申(天符年)年。

在上为少阳相火司天,中属太徵火运太过,下为厥阴风木在泉。司天之气火化,故火化七;中运之气也火化,故火化七;在泉之气风化,故风化三,这是不出现胜复之气变化的正化日。它的气化致病时,司天热气所致的应该用咸寒,中运热气所致的应该用甘和,在泉风气所致的应该用辛凉,这就是根据气候特点所定的适宜的药物和食物。

己卯、己酉年。

在上为阳明燥金司天,中属少宫土运不及,下为少阴君火在泉。土运不及,就导致风化的胜气与清化的复气产生,并且两年相同,因胜复之气不属本年的正气,就是所说的邪化日。灾害发生在中央五宫。司天之气清化,故清化九;中运之气雨化,故雨化五;在泉之化热化,故热化七,这是正气所化,即所说的正化日。它的气化致病时,司天清气所致的应该用苦小温,中运雨气所致的应该用甘和,在泉热气所致的应该用咸寒,这就是根据气候特点所定的适宜的药物与食品。

庚辰、庚戌年。

在上为太阳寒水司天,中属太商金运太过,下为太阴湿土在泉。司天之气寒化,故寒化一;中运之气清化,故清化九;在泉之气雨化,故雨化五,这就是不出现胜复之气变化的正化日。它的生化致病时,司天寒冷之气所致的应该用苦热,中运清气所致的应该用辛温,在泉雨气所致的应该用甘热,这就是根据气候特点所定的适宜的药物和食品。

辛巳、辛亥年。

在上为厥阴风木司天,中属少羽水运不及,下为少阳相火在泉。水运不及,就导致雨化的胜气与风化的复气产生,并且两年相同,因胜复之气不属本年的正气,就是所说的邪化日。灾害发生在北方一宫。司天之气风化,故风化三;中运之气寒化,故寒化一;在泉之气火化,故火化七,这是正气所化,即所说的正化日。它的气化致病时,司天风气所致的应该用辛凉,中运寒冷之气所致的应该用苦和,在泉火气所致的应该用咸寒,这就是根据气候特点所定的适宜的药物和食品。

壬午、壬子年。

在上为少阴君火司天,中属太角木运太过,下为阳明燥金在泉。司天之气热化,故热化二;中运之气风化,故风化八;在泉之气清化,故清化四,这就是不出现胜复之气的正化日。它的气化致病时,司天热气所致的应该用咸寒,中运风气所致的应该用酸凉,在泉清凉之气所致的应该用酸温,这就是根据气候特点所定的适宜的药物和食品。

癸未、癸丑年。

在上为太阴湿土司天,中属少徵火运不及,下为太阳寒水在泉。火运不及,就导致寒化的胜气与雨化的复气产生,并且两年相同,因胜复之气不属本年的正气,就是所说的邪化日。灾害发生在南方九宫。司天之气雨化,故雨化五;中运之气火化,故火化二;在泉之气寒化,故寒化一,这是正气所化,即所说的正化日。它的气化致病,司天雨气所致的应该用苦温,中运火气所致的应该用咸温,在泉寒冷之气所致的应该用甘热,这就是根据气候特点所定的适宜的药物和食品。

甲申、甲寅年。

在上为少阳相火司天,中属太宫土运太过,下为厥阴风木在泉。司天之气火化,故火化二;中运之气雨化,故雨化五;在泉之气风化,故风化八,这就是不出现胜复之气变化的正化日。它的气化致病时,司天火气所致的应该用咸寒,中运雨气所致的应该用咸和,在泉风气所致的应该用辛凉,这就是根据气候的特点所定的适宜的药物和食品。

乙酉(太一天符)、乙卯(天符)年。

在上为阳明燥金司天,中属少商金运不及,下为少阴君火在泉。金运不及,就导致热化的胜气与寒化的复气产生,并且两年相同,因胜复之气不属本年的正气,就是所说的邪化日。灾害发生在西方七宫。司天之气燥化,故燥化四;中运之气清化,清化四;在泉之气热化,故热化二,这是正气所化,即所说的正化日。它的气化致病时,司天燥气所致的应该用苦小温,中运清气所致的应该用苦和,在泉热气所致的应该用咸寒,这就是根据气候特点所定的适宜的药物和食品。

丙戌(天符)、丙辰(天符)年。

在上为太阳寒水司天,中属太羽水运太过,下为太阴湿土在泉。司天之气寒化,故寒化六;中运之气也为寒化,故寒化六;在泉之气雨化,故雨化五,这就是不出现胜复之气变化的正化日。它的气化致病时,司天寒冷之气所致的应该用苦热,中运寒冷之气所致的应该用咸温,在泉雨气所致的应该用甘热,这就是根据气候特点所定的适宜的药物和食品。

丁亥(天符)、丁巳(天符)年。

在上为厥阴风木司天,中属少角木运不及,下为少阳相火在泉。木运不及,就导致清化的胜气与热化的复气产生,并且两年相同,因胜复之气不属本年的正气,就是所说的邪化日。灾害发生在东方三宫。司天之气风化,故风化三;中运之气也为风化,故风化三;在泉之气火化,故火化七,这是正气所化,即所说的正化日。它的气化致病时,司天风气所致的应该用辛凉,中运风气所致的应该用辛和,在泉火气所致的应该用咸寒,这就是根据气候特点所定的适宜的药物和食品。

戊子（天符）、戊午（太一天符）年。

在上为少阴君火司天，中属太徵火运太过，下为阳明燥金在泉。司天之气热化，故热化七；中运之气也为热化，故热化七；在泉之气清化，故清化九，这就是不出现胜复之气变化的正化日。它的气化致病时，司天热气所致的应该用咸寒，中运热气所致的应该用甘寒，在泉清气所致的应该用酸温，这就是根据气候特点所定的适宜的药物和食品。

己丑（太一天符）、己未（太一天符）年。

在上为太阴湿土司天，中属少宫土运不及，下为太阳寒水在泉。土运不及，就导致风化的胜气与清化的复气产生，并且两年相同，因胜复之气不属本年的正气，就是所说的邪化日。灾害发生在中央五宫。司天之气雨化，故雨化五；中运之气也为雨化，故雨化五；在泉之气寒化，故寒化一，这是正气所化，即所说的正化日。它的气化致病时，司天雨气所致的应该用苦热，中运雨气所致的应该用甘和，在泉寒冷之气所致的应该用甘热，这是根据气候特点所定的适宜的药物和食品。

庚寅、庚申年。

在上为少阳相火司天，中属太商金运太过，下为厥阴风木在泉。司天之气火化，故火化七；中运之气清化，故清化九；在泉之气风化，故风化三，这就是不出现胜复之气变化的正化日。它的气化致病时，司天火气所致的应该用咸寒，中运清凉之气所致的应该用辛温，在泉风气所致的应该用辛凉，这就是根据气候特点所定的适宜的药物和食品。

辛卯、辛酉年。

在上为阳明燥金司天，中属少羽水运不及，下为少阴君火在泉。水运不及，就导致雨化的胜气与风化的复气产生，并且两年相同，因胜复之气不属本年的正气，就是所说的邪化日。灾害发生在北方一宫。司天之气清化，故清化九；中运之气寒化，故寒化一；在泉之气热化，故热化七，这是正气所化，即所说的正化日。它的气化致病时，司天清气所致的应该用苦小温，中运寒冷之气所致的应该用苦和，在泉热气所致的应该用咸寒，这就是根据气候特点所定的适宜的药物和食品。

【原文】

壬辰壬戌岁,上太阳水,中太角木运,下太阴土。寒化六,风化八,雨化五,正化度也。其化上苦温,中酸和,下甘温,药食宜也。

癸巳(同岁会)癸亥岁(同岁会),上厥阴木,中少徵火运,下少阳相火,寒化雨化胜复同,邪气化度也。灾九宫。风化八,火化二,正化度也。其化上辛凉,中咸和,下咸寒,药食宜也。

凡此定期之纪[1],胜复正化,皆有常数,不可不察。故知其要者,一言而终,不知其要,流散无穷,此之谓也。

【注释】

[1]定期之纪:指以六十年为周期五运六气的定期值年。

【语译】

壬辰、壬戌年。

在上的太阳寒水司天,中属太角木运太过,下为太阴湿土在泉。司天之气寒化,故寒化六;中运之气风化,故风化八;在泉之气雨化,故雨化五,这就是不出现胜复之气变化的正化日。它的气化致病时,司天寒冷之气所致的应该用苦温,中运风气所致的应该用酸和,在泉雨气所致的应该用甘温,这就是根据气候特点所定的适宜的药物和食品。

癸巳(同岁会)、癸亥(同岁会)年。

在上为厥阴风木司天,中属少徵火运不及,下为少阳相火在泉。火运不及,就导致寒化的胜气与雨化的复气产生,并且两年相同,因胜复之气不属本年的正气,就是所说的邪化日。灾害发生在南方九宫。司天之气风化,故风化八;中运之气火化,故火化二;在泉之气也为火化,故火化二,这是正气所化,即所说的正化日。它的气化致病时,司天风气所致的应该用辛凉,中运火气所致的应该用咸和,在泉火气所致的应该用咸寒,这就是根据气候特点所定的适宜的药物和食品。

凡此六十周年为周期的五运六气的定期值年中,胜气与复气的变化及正化,都有一定的规律,不可不加以研究。所以说知道了事物要领的,一句话就要可以说明问题,不知道事物的要领,就会茫然无头绪,说的就是这个意思。

【讨论】

上文各节所列五运六气中气化数,即五行生数与成数。其基本规律即下文中所云:"太过者其数成,不及者其数生,土常以生也。"就是说干支阳年,为太过之年,运气气化之数,应为五行成数。干支阴年,为不及之年,运气气化之数,应为五行生数。而土则不论司运司气,其气化之数均为生数。而经文中所列之数,并不完全符合这一规律,新校正所列正化对化之数,亦不完全符合这一规律,其义难详。吴昆则以为文有误谬,并根据经文精神,予以订正。其谓:"诸言正化度,有言生数者,有言成数者,以理推之,言五运化度,宜以甲丙戊庚壬阳年太过从成数,乙丁己辛癸阴年不及从生数。言上下之气化度,宜以正化从成数,对化从生数,如子午均为少阴君火,午为正化,子为对化;卯酉均为阳明燥金,酉为正化,卯为对化;寅申均为少阳相火,寅为正化,申为对化;巳亥皆为厥阴风木,巳为正化,亥为对化;辰戌均为太阳寒水,戌为正化,辰为对化;丑未俱为太阴湿土,未为正化,丑为对化。对司化令之虚,正司化令之实。故正化宜从成数,对化宜从生数。惟土主长生,故无成数而常五也。《内经》一书,历史久远,上言化度,不无误谬,总订于此,以俟识者数之。"张景岳《类经》注按,则不是完全以干支阳年阴年及正化对化为太过不及气化数的根据,而是从司天中运在泉上中下三气的相互生克关系上对其气化数之多少进行解释。且谓:"上文六十年气化之数,有言生数者,有言成数者。新校正注云:详对化从标成数,正化从本生数。谓如甲子年司天热化七,在泉燥化九,具从对化也;甲午年司天热化二,在泉燥化四,具从正化也。六十年司天在泉正对,皆同此义。似乎近理,今诸家多宗之,而实有未必然者何也?如少阴司天子午年也,固可以子午分正对,然少阴司天,阳明在泉,阳明用事,则气属卯酉也,又安得以子午之气,言在泉之正对矣,且凡司天有余,则在泉必不足,司天不足,在泉则必有余,气本不同。若以司天从正化之成数,而言在泉亦成数,司天从正化之生数,而言在泉亦生数,则上有余下亦有余,上不足下亦不足,是未求上下不同之意尔,故以司天言正对则可,以在泉言正对则不合矣。且《内经》诸篇并无正对之说,惟本篇后文曰:太过者其数成,不及者其数生。此但欲以生成之数,以明气化之微甚耳,故其言成不言生,言生不言成,皆各有深意,似不可以强分矣。然欲明各年生成之意者,但当以上中下三气合而观之,以查其盛衰之相,庶得本经之意。但正化对化之意,亦不可不知。"黄元御亦同此说。详各说不一,实难稽查,今并存之,以备参考。

【原文】

帝曰:善。五运之气,亦复岁[1]乎? 岐伯曰:郁极乃发,待时而作也。帝曰:请问其所谓也? 岐伯曰:五常之气[2],太过不及,其发异也。帝曰:愿卒闻之。岐伯曰:太过者暴,不及者徐,暴者为病甚,徐者为病持。帝曰:太过不及,其数[3]何如? 岐伯曰:太过者其数成,不及者其数生,土常以生也[4]。

【注释】

[1]复岁:复气的年岁。

[2]五常之气:五运之气。

[3]数:五行的生成数。

[4]太过者其数成,不及者其数生,土常以生也:运气太过之年气化盛而应成数,运气不及之年,气化弱而应生数,土气长于四季,只用生数。

【语译】

黄帝说:讲得好! 五运之气也与六气一样有复气的年岁吗? 岐伯说:五运之气抑郁到极点也会产生复气,它要等到一定的时候才会发作。黄帝说:请问它的道理是什么呢? 岐伯说:五运之气,有太过不及的区别,所以复气的发作有所不同。黄帝说:希望完全了解一下。岐伯说:气太过的发作急暴,气不及的发作徐缓,急暴的致病严重,徐缓的致病持续时间长。黄帝说:太过和不及在五行生成数上又是怎样相应的呢? 岐伯说:太过的气化盛而应五行的成数,不及的气化弱而应五行的生数,土气长于四季,只应五行的生数。

【原文】

帝曰:其发也何如? 岐伯曰:土郁之发,岩谷震惊,雷殷[1]气交,埃昏黄黑,化为白气,飘骤高深,击石飞空[2],洪水乃从,川流漫衍,田牧土驹[3]。化气乃敷,善为时雨,始生始长,始化始成。故民病心腹胀,肠鸣而为数后,甚则心痛胁膜,呕吐霍乱,饮发注下,胕肿身重。云奔雨府,霞拥朝阳,山泽埃昏。其乃发也,以其四气。云横天山,浮游生灭[4],怫之先兆。

【注释】

[1]殷:盛也。

[2]击石飞空:形容崩裂,乱石纷飞的形态。

[3]田牧土驹:指田地荒芜,不能耕种,但适于牧养。

[4]浮游生灭:云气聚散飘浮不定。

【语译】

黄帝说:五运之气郁极而产生的复气发作的情况是怎样的呢?岐伯说:土气郁极则复气发作时山岩峡谷震荡惊动,气交之间雷声大作,尘埃黄黑弥漫,湿气上蒸化为白色,暴风骤雨降落于高山深谷,岩崩石走,山洪暴发,大水随之而来,河水上涨溢流漫衍,原野一片汪洋,土质破坏,水去之后,田土荒芜,只可牧养,不能耕种。复气发作之后,土的生化之气得以敷布,雨水及时降下,万物开始生发、生长、变化、收成。受其影响人们易患心腹胀满,肠鸣泄泻,甚则心痛、胁胀、呕吐霍乱、水饮病发作大便泄下如注、水肿身重等病。云奔向雨府,云霞环绕着早晨的太阳,尘埃蒙蒙,山河之间模糊不清,这就是土郁开始发作的现象,它的发作时间在四气当令的时候。如果云气横贯于天空与山间,聚散不定,或生或灭,浮动游移,这就是土气抑郁将发的先兆。

【原文】

金郁之发,天洁地明,风清气切,大凉乃举,草树浮烟[1],燥气以行,霜雾数起,杀气来至,草木苍干,金乃有声[2]。故民病咳逆,心胁满引少腹,善暴痛,不可反侧,嗌干面尘色恶。山泽焦枯,土凝霜卤[3],怫乃发也,其气五。夜零白露,林莽声凄,怫之兆也。

【注释】

[1]浮烟:飘浮的白色烟雾。

[2]金乃有声:金,秋的代称。指秋声发作。

[3]土凝霜卤:指地下盐碱之气,凝结于土表,色白如霜。

【语译】

金气郁极发作的时候,天气洁浮,地气明朗,凉风清爽急切,凉气大起,草与树木之上飘浮着白色的烟雾,燥气流行,晦雾经常出现,肃杀之气来临,草木苍老干枯,金气劲急发出切切的秋声。受其影响人们易患咳嗽气逆,心胁胀满牵引少腹,经常突然疼痛,不能翻身,咽干,面色如烟尘而缺乏光泽等病症。山泽干枯,地面上凝结了如霜一样的白色盐碱,这就是金郁开始发作的现象,它的发作时间在五气当令的时候。如果出现夜间白露下降,森林草原上发出凄凉的风声,这就是金气抑郁将发的先兆。

【原文】

水郁之发,阳气乃辟[1],阴气暴举,大寒乃至,川泽严凝,寒雾[2]结为霜雪,甚则黄黑昏翳,流行气交,乃为霜杀,水乃见祥[3]。故民病寒客心痛,腰脽痛,大关节不利,屈伸不便,善厥逆,痞坚腹满。阳光不治,空积沉阴,白埃昏暝,而乃发也,其气二火前后。太虚深玄[4],气犹麻散[5],微见而隐,色黑微黄,怫之先兆也。

【注释】

[1]辟:辟同避。

[2]寒雾:寒冷的雾气。

[3]水乃见祥:水预先显示某些征兆。

[4]深玄:言高远而黯黑也。

[5]麻散:乱如散麻。

【语译】

水气郁极发作的时候,阳气退避,阴气突然发起,严寒来到,河流湖泽水凝成冰,寒冷的雾气结为霜雪,甚至水湿之气昏暗遮蔽流行于气交之中,而为严霜肃杀之气,水乃预先显示某些征兆。受其影响人们易患寒邪侵犯人体而心痛,腰部与臀部疼痛,大关节活动困难,屈伸不利,常厥逆,痞硬腹胀满等病症。阳气失其作用不得主治,太空集聚着阴沉之气,白色尘埃之气昏蒙不清,这就是水郁开始发作的现象,它的发作时间在君火与相火的前后。如果太空出现高远黑暗,其气散乱如麻,稍微可见而又隐隐约约,颜色黑而微黄,这就是水气抑郁将发的先兆。

【原文】

木郁之发,太虚埃昏,云物以扰,大风乃至,屋发[1]折木,木有变。故民病胃脘当心而痛,上支两胁,鬲咽不通,食饮不下,甚则耳鸣眩转,目不识人,善暴僵仆。太虚苍埃,天山一色,或气浊色,黄黑郁若,横云不起雨,而乃发也,其气无常[2]。长川草偃[3],柔叶呈阴[4],松吟高山,虎啸岩岫[5],怫之先兆也。

【注释】

[1]屋发:大风吹坏屋顶。

[2]其气无常:风善行而数变,故其发无常期。

[3]长川草偃:平川的野草被风吹倒。

[4]柔叶呈阴:柔软的树叶被风吹得叶背朝天。

[5]虎啸岩岫:虎叫于岩洞之中。

【语译】

木气郁极发作的时候,太空中尘埃蒙蒙昏暗,云物扰动,大风刮来,吹掉屋顶,树木被吹断,这是风木之气的异常变化。人们易患胃脘当心处疼痛,两胁支撑胀满,咽喉隔塞不通,饮食难咽下,甚至耳鸣眩晕,两眼看不清人,时常突然僵直倒仆等病症。天空中尘埃苍茫,天空与山脉颜色一致,难以分辨,有时呈混浊色。黄黑之气郁滞不散,好像要下雨,虽有云横天空,但雨水仍不下降,这就是木郁开始发作的现象,因风气善行而数变,它的发作时间不固定。如果出现平川的野草被吹得叶背朝天,高山上有松吟之音,岩洞里有虎啸之声,这就是木气抑郁将发的先兆。

【原文】

火郁之发,太虚肿翳,大明[1]不彰,炎火行,大暑至,山泽燔燎,材木流津,广厦腾烟,土浮霜卤,止水乃减,蔓草焦黄,风行惑言[2],湿化乃后。故民病少气,疮疡痈肿,胁腹胸背,面首四支,䐜膹胪胀,疡痱呕逆,瘛疭骨痛,节乃有动,注下温疟,腹中暴痛,血溢流注,精液乃少,目赤心热,甚则瞀闷懊恼,善暴死。刻终大温[3],汗濡玄府,其乃发也,其气四。动复则静,阳极反阴,湿令乃化乃成。华发水凝,山川冰雪,焰阳午泽[4],怫之先兆也。有怫之应而后报也,皆观其极而乃发也,木发无时,水随火也。谨候其时,病可与期,失时反岁,五气不行,生化收藏,政无恒也。

【注释】

[1]大明:太阳。

[2]风行惑言:指热极生风,风热交炽,人们语言错乱不清。

[3]刻终大温:指一日百刻终尽之后,即丑寅相交之时,相当于凌晨三时,阴极阳生,天气炎热。

[4]焰阳午泽:指于南面涝泽之地则有阳气蒸腾的现象。

【语译】

火气郁极发作的时候,太空中暮色蒙蒙不清,太阳光不甚明亮,炎热流行,暑热之气来临,高山和湖泽之间热如火烤,树木被烤得流出汁液,大厦上也被热气蒸腾冒出烟云,地面上浮起一层霜卤样的物质,池水井水日渐减少,蔓草变得焦黄。由于热极生风,风热交炽,人们出现语言错乱不清,湿气的敷布后期而行。所以人们易患少气,疮疡痈肿,胁腹、胸、背、头面、四肢郁滞胀满,生疮疡或痱子,呕逆,筋脉抽搐,骨痛,关节也发生异常抽动,泄泻如注,温疟,腹中急剧疼痛,血热妄行,出血如流,精液减少,目赤,心中烦热,甚至眼花,烦闷,心中懊恼不安,常常突然死亡等病症。一日百刻之数终了时,阳气来复,气候本应凉而反出现温热,汗出不止,汗孔湿润,这就是火郁开始发作的现象,它发作的时间在四气当令的时候。动极必静,阳极则阴,热极土生,湿土之气发挥作用,万物因之而变化收成。如果出现百花开放时,又见水凝成冰,山川之间仍有冰雪,南面的水泽中有阳气蒸腾的现象,这就火气抑郁将发的先兆。

有郁发的先兆,然后才有报复之气的发生,据观察都是在郁极的时候才发生,木郁的发作没有固定时间,水郁的发作,在君、相二火主时的前后。若能仔细观察时令,发病的情况是可以预料的。不按照正常的时令和违反岁运,就是五行之气失却运行,生长化收藏之事,都没有始终不变的定律。

【讨论】

以上几节主要论述了"五郁之发"的问题。经文首先指出了郁发是自然气候变化中的一种自调现象,然后指出郁发的规律是郁积到了极度而发作出来,即"郁极乃发,待时而作",而后指出了郁发与人体疾病的关系表现为疾病的性质与郁发之气的性质基本一致,因此"谨候其时,病可与期"。同时也指出了自然气候变化是复杂,所谓"政无恒也",因此不能完全机械地对待。原文比较详细地列举了五郁之气发时的气候、物候、人体疾病方面的特点以及郁发的各种先兆,这些都是古人对自然气候变化、物候变化以及人体疾病之间关系长期观察的总结。

【原文】

帝曰:水发而雹雪,土发而飘骤,木发而毁折,金发而清明,火发而曛昧,何气使然?岐伯曰:气有多少,发有微甚,微者当其气[1],甚者兼其下[2],微[3]其下气而见可知也。帝曰:善。五气之发,不当位者何也?岐伯曰:命其差[4]。帝曰:差有数乎?岐伯曰:后皆三十度而有奇[5]也。帝曰:气至而先后者何?岐伯曰:运太过则其至先。运不及则其至后,此候之常也。帝曰:当时而至者何也?岐伯曰:非太过非不及,则至当时,非是者眚也。

【注释】

[1]当其气:郁气的发作只限于当令的本位之气。

[2]下:六气各自的下承之气。

[3]微:证据。

[4]命其差:指由于气的盛衰导致郁发不应时,而有差数。

[5]后皆三十度而有奇:指五气郁发的差数或前或后都在三十天有余,余数为四十三刻七分半。

【语译】

黄帝说:水郁而发则出现冰雹和雪,土郁而发则出现狂风暴雨,木郁而发则出现毁坏房屋折断树木,金郁而发则出现清爽明净,火郁而发则出现茫茫天日光昏暗不明,是什么气使它们那样的呢?岐伯说:五运之气太过不及,复气的发作就有的轻微,有的严重。发作轻微的只限于当令的本位之气,严重的就兼见于下承之气,观察其下承之气的变化,就可以知道它发作的微甚了。黄帝说:讲得好! 五气郁而发作,有时不应其时,是什么原因呢? 岐伯说:是因为气有盛衰,它到来的时候有先有后,也就有了差数。黄帝说:先后的差数,有日数吗? 岐伯说:其先后的差数都是三十天多一点。黄帝说:主时之气,到来的时候,有先后的不同,是什么原因呢? 岐伯说:岁运太过,则气来早于时令;岁运不及,则气来晚于时令,这是气候的常规。黄帝说:主时之气,不早不迟按时而来的,这是为什么? 岐伯说:岁运没有太过,也没有不及,那么气来就正当时令,不是这样就要发生灾害。

【原文】

帝曰:善。气有非时而化者何也? 岐伯曰:太过者当其时,不及者归其己胜[1]也。帝曰:四时之气,至有早晏高下左右,其候何如? 岐伯曰:行有逆顺,至有迟速,故太过者化先天,不及者化后天。帝曰:愿闻其行何谓也? 岐伯曰:春气西行,夏气北行,秋气东行,冬气南行[2]。故春气始于下,秋气始于上,夏气始于中,冬气始于标[3],春气始于左,秋气始于右,冬气始于后,夏气始于前[4],此四时正化之常。故至高之地,冬气常在,至下之地,春气常在。必谨察之。帝曰:善。

【注释】

[1]己胜:指胜己之气,即己被胜。如春时反见清凉之气,为金胜木。

[2]春气西行……冬气南行:春气发于东,故春气从东西行;夏气发于南,故夏气从南北行;秋气发于西,故秋气从西东行;冬气发于北,故冬气从北南行。

[3]标:即表,冬主闭藏,气由表而归于内。

[4]春气始于左……夏气始于前:以面南而立,定四方之位,左东右西,前南后北。春气生于东故始于左;秋气生于西,故始于右;冬气生于北,故始于后;夏气生于南,故始于前。

【语译】

黄帝说:讲得好! 气有的不是在自己主时的时候而行其治化的,这是什么原因呢? 岐伯说:气太过的就在自己主时的时候行其治化,气不及的就在自己主时的时候出现胜己之气行其治化。黄帝说：四时之气的到来，有早晚、高下、左右的差别，怎样测知呢？岐伯说：气的运行有顺有逆，气的到来有快有慢，所以气太过的，其气化先天时而至，气不及的，其气化后天时而至。黄帝说：希望听听气的运行情况是怎样的呢？岐伯说：春气发生在东方，故由东向西运行；夏气发生在南方，故由南向北运行；秋气发生在西方，故由西向东运行；冬气发生在北方，故由北向南运行。所以说春气开始于下，向上而升主升发；秋气开始于上，自上而降主肃杀；夏气开始于中，由内而外主盛长；冬气开始于外，由外而内主收藏。面南而立，定四方之位，左东右西，前南后北。春气生于东，故开始于左；秋气生于西，故开始于右；冬气生于北，故开始于后；夏气生于南，故开始于前，这是四时的正常气化。所以高山之巅，气候严寒，常有冬气存在；低下之地，气候温和，常有春气存在，必须仔细地加以考察。黄帝说：讲得好！

【讨论】

本节主要论述了气候变化中的各种复杂情况。

本节经文所云四时之气的运行和迁移，涉及历象方面的问题，清人陆儋辰氏根据当时之历算，予以解释，颇可参考，今录其文如下：六气之交迁，随乎节气，节气日数平分者为定气，为太阳本天之平行。日数有多寡者为恒气，为黄道上视行。黄道者，交赤道左右前后而行者也。黄道秋分由赤道之后南行，冬至赤道二十三度二十九分（遵乾隆甲子减算）为极南。故《内经》谓冬气始于后而南行也。黄道春分由赤道之前北行，夏至南距赤道二十三度二十九分为极北。故《内经》谓夏气始于前而北行也。黄道春秋分，正当赤道阔度。自右而东行矣。黄道应乎四时，而四时析为六气，六气行于二十四节气之中，所云天运以日光明者是也。

【原文】

黄帝问曰：五运六气之应见[1]，六化之正，六变之纪何如？岐伯对曰：夫六气正纪，有化有变，有胜有复，有用有病，不同其候，帝欲何乎？帝曰：愿尽闻之。岐伯曰：请遂言之。夫气之所至也，厥阴所至为和平，少阴所至为暄，太阴所至为埃溽，少阳所至为炎暑，阳明所至为清劲，太阳所至为寒雾，时化之常[2]也。

【注释】

[1]应见:运气变化相应而见的物象。

[2]时化之常:四时气正化之常候。

【语译】

黄帝问道:五运六气的正常循行和异常变化相应,其所见的物象有什么反映呢?岐伯回答说:天气有正化有变化,有胜气有复气,有作用有病害,各有不同的征象,您要问的是什么呢?黄帝说:我希望全部听听。岐伯说:那就让我详细地说吧!六气来临时,厥阴之气来临是和煦的,少阴之气来临是温暖的,太阴之气来临是尘埃湿润,少阳之气来临是暑热炎炎,阳明之气来临是清凉劲急,太阳之气来临是寒冷的雾气,这是四时气化的正常现象。

【原文】

厥阴所至为风府[1]为璺启[2],少阴所至为火府为舒荣,太阴所至为雨府为员盈[3],少阳所至为热府为行出[4],阳明所至为司杀府为庚苍[5],太阳所至为寒府为归藏,司化之常[6]也。

【注释】

[1]府:指物体聚会之处。

[2]璺启:此指草木萌芽破土而出。

[3]员盈:员,周也;盈,满也。指万物周备丰满。

[4]行出:指阳气旺盛,气化尽现于外,万物因华实外荣。

[5]庚苍:苍,老也。指阳明燥金肃杀之气,使苍老,凋零。

[6]司化之常:指六气所生气化的常规。

【语译】

厥阴之气来临是风聚集,草木萌芽破土而出;少阴之气来临是火聚集,万物舒发荣美;太阴之气来临是雨聚集,万物周备丰满;少阳之气来临是热聚集,阳气旺盛,气化尽行于外;阳明之气来临是肃杀之气聚集,万物变为更替苍老;太阳之气来临是寒聚集,万物潜藏。这是六气所生气化的常规。

【原文】

厥阴所至为生为风摇,少阴所至为荣为形见[1],太阴所至为化为云雨,少阳所至为长为蕃鲜,阳明所至为收为雾露,太阳所至为藏为周密,气化之常[2]也。

【注释】

[1]形见:少阳所主阳气盛,故物荣而形显。

[2]气化之常:指六气主时所起的正常生化作用。

【语译】

厥阴之气来临是万物生发,风吹动摇;少阴之气来临是万物繁荣,形象的显现;太阴之气来临是万物盛长;少阳之气来临是万物茂盛鲜明;阳明之气来临是万物收敛,雾露降下;太阳之气来临是万物闭藏,阳气闭密。这是六气主时所起的正常生化作用。

【原文】

厥阴所至为风生,终[1]为肃;少阴所至为热生,中[2]为寒;太阴所至为湿生,终为注雨;少阳所至为火生,终为蒸溽;阳明所至为燥生,终为凉;太阳所至为寒生,中为温;德化[3]之常也。

【注释】

[1]终:下承之气。

[2]中:中气。

[3]德化:德,善也;化,生化。万物得六气的正常生化为"德化"。

【语译】

厥阴之气来临是风有发生,厥阴之下,金气承之,故末了转为肃杀;少阴之气来临是热气发生,少阴之中见太阳,故中生寒气;太阴之气来临是湿气发生,太阴之下,风气承之,湿为风吹,化而为雨,故末了转发变暴雨注下;少阳之气来临,是火气发生,相火之下,水气承之,故末了转为热蒸湿濡;阳明之气来临是燥气发生,末了是清凉;太阳之气来临是寒气发生,太阳之中见少阴,故中生温暖。这是六气当令的正常气化现象。

【原文】

厥阴所至为毛化,少阴所至为翮[1]化,太阴所至为倮化,少阳所至为羽[2]化,阳明所至为介化,太阳所至为鳞化,德化之常也。

【注释】

[1]翮:hé,音"何",指具翎羽之禽类。

[2]羽:指具羽翼的虫类。

【语译】

厥阴之气来临是毛虫类化育;少阴之气来临是羽禽类化育;太阴之气来临是倮虫类化育;少阳之气来临是有羽翼昆虫类化育;阳明之气来临是介虫类化育;太阳之气来临是鳞虫类化育。这是六气化育万物的正常规律。

【原文】

厥阴所至为生化,少阴所至为荣化,太阴所至为濡化,少阳所至为茂化,阳明所至为坚化,太阳所至为藏化,布政[1]之常也。

【注释】

[1]布政:指六气敷布,万物顺从六气而生化。

【语译】

厥阴之气来临万物生发,故为生发之化;少阴之气来临万物繁荣,故为荣华之化;太阴之气来临万物湿润,故为濡润之化;少阳之气来临万物茂盛,故为茂盛之化;阳明之气来临万物坚实,故为坚实之化;太阳之气来临万物潜藏,故为闭藏之化。这是六气施政,万物生化的正常现象。

【原文】

厥阴所至为飘怒、大凉,少阴所至为大暄、寒,太阴所至为雷霆骤注、烈风,少阳所至为飘风[1]燔燎、霜凝,阳明所至为散落、温,太阳所至为寒雪冰雹、白埃,气变[2]之常也。

【注释】

[1]飘风:即旋风。

[2]气变:指六气变异后相互承制的常规。

【语译】

太过的厥阴之气来临是大风怒吼,风木亢盛则金气承而制之,气候为之大凉;太过的少阴之气来临是过分温暖,火气亢盛则水气承而制之,气候又为寒冷;太过的太阴之气来临是雷霆暴雨,土气亢盛则风气承而制之,又会狂风大作;太过的少阳之气来临是旋风吹热如燎,火气亢盛则水气承而制之,又出现寒凝霜降;太过的阳明之气来临是草木凋零衰落,金气亢盛则火气承而制之,又出现湿热;太过的太阳之气来临是寒冷,水凝成冰,雪、雹降下,寒水亢盛则土气承而制之,又出现漫天白尘。这是六气太过变常的现象。

【原文】

厥阴所至为挠动为迎随[1],少阴所至为高明焰为曛,太阴所至为沉阴为白埃为晦暝,少阳所至为光显为彤云为曛;阳明所至为烟埃为霜为劲切为凄鸣;太阳所至为刚固为坚芒为立;令行[2]之常也。

【注释】

[1]迎随:物体随风往来。

[2]令行:指六气时令于四时的常规。

【语译】

厥阴之气来临是万物扰动,随风飘摇;少阴之气来临是火焰高明,空中满布黄赤色;太阴之气来临是天气阴沉,有白色灰尘,晦暗不明;少阳之气来临是虹电火光,红云当空或黄赤之色满布空中;阳明之气来临是烟尘弥漫,霜降下,刚劲急切,秋虫凄鸣;太阳之气来临是冰坚硬,寒风刺骨,物体挺立。这是六气行令于四时的常规。

【原文】

厥阴所至为里急,少阴所至为疡胗身热,太阴所至为积饮否隔,少阳所至为嚏呕为疮疡,阳明所至为浮虚[1],太阳所至为屈伸不利,病之常也。

【注释】

[1]浮虚:指肌肤水肿。

【语译】

厥阴之风来临而致病是筋脉缩急;少阴之气来临而致病是疮疡皮疹身热;太阴之气来临而致病是水饮积聚,痞塞不通;少阳之气来临而致病是喷嚏呕吐、疮疡;阳明之气来临而致病是肌肤水肿;太阳之气来临而致病是关节屈伸不利。这是六气致病的一般规律。

【原文】

厥阴所至为支痛,少阴所至为惊惑恶寒战栗谵妄,太阴所至为稸满[1],少阳所至为惊躁瞀昧暴病,阳明所至为鼽尻阴膝髀腨胻足病,太阳所至为腰痛,病之常也。

【注释】

[1]稸满:蓄积而胀满,太阴主脾,病在中焦故腹部胀满。

【语译】

厥阴之气来临而致病是两胁支撑疼痛;少阴之气来临而致病是惊骇、疑惑、恶寒战栗、谵妄;太阴之气来临而致病是蓄积胀满;少阳之气来临而致病是惊骇、烦躁、昏昧,常突然发作;阳明之气来临而致病是鼻塞流涕,尻、阴股、膝、髀、腨、胻、足等部位发病;太阳之气来临而致病是腰痛。这是六气致病的一般规律。

【原文】

厥阴所至为緛戾[1],少阴所至为悲妄衄衊[2],太阴所至为中满霍乱吐下,少阳所至为喉痹耳鸣呕涌,阳明所至皴揭[3],太阳所至为寝汗痉,病之常也。

【注释】

[1]緛戾:短缩屈曲。

[2]衄衊:污血。

[3]皴揭:指皮肤粗糙干揭。

【语译】

厥阴之气来临而致病是筋脉短缩屈曲不伸;少阴之气来临而致病是悲哀、

狂妄、衄血、血污；太阴之气来临而致病是腹胀满、霍乱吐泻；少阳之气来临而致病是喉痹、耳鸣、呕吐、涌出；阳明之气来临而致病是皮肤粗糙皱裂而揭起；太阳之气来临而致病是睡则汗出、发痉。这是六气致病的一般规律。

【原文】

厥阴所至为胁痛呕泄，少阴所至为语笑，太阴所至为重胕肿，少阳所至为暴注瞤瘛暴死，阳明所至为鼽嚏，太阳所至为流泄禁止[1]，病之常也。

【注释】

[1]流泄禁止：流泄，二便失禁；禁止，二便闭塞不通。

【语译】

厥阴之气来临而致病是胁痛、呕吐、泻利；少阴之气来临而致病是多言、笑不休；太阴之气来临而致病是身重浮肿；少阳之气来临而致病是暴泻、肌肉颤动、筋脉抽掣，有的会突然死亡；阳明之气来临而致病是鼻塞流涕、喷嚏；太阳之气来临而致病是大小便失禁或大小便不通。这是六气致病的一般规律。

【原文】

凡此十二变[1]者，报[2]德以德，报化以化，报政以政，报令以令，气高则高，气下则下，气后则后，气前则前，气中则中，气外则外，位之常也。故风胜则动，热胜则肿，燥胜则干，寒胜则浮，湿胜则濡泄，甚则水闭胕肿，随气所在，以言其变耳。

【注释】

[1]十二变：指以上六气的时化、司化、气化、布政、德化、行令、气变、发病等十二种变化。

[2]报：反应，回报。

【语译】

总括以上的十二种变化，可以看出六气作用为德者，万物则回报以德；六气作用为化者，万物则回报以化；六气作用为政者，万物则回报以政；六气作用为令者，则万物回报以令。六气所在的位置不尽相同，人体也有不同的位置与之相应。气在上的则上部与之相应;气在下的则下部与之相应;气在后的则后部与之相应;气在前的则前部与之相应;气在中的则中部与之相应;气在外的则外部与之相应。这是六气所在的位置与人体部位相应的一般情况。所以风气胜就躁动不宁,热气胜就肿胀,燥气胜就干枯,寒气胜就虚浮,湿气胜就湿泻,甚至小便不通、水肿。这些都是根据气所在的位置来说明各种病变的。

【原文】

帝曰:愿闻其用也。岐伯曰:夫六气之用,各归不胜而为化。故太阴雨化,施于太阳;太阳寒化,施于少阴;少阴热化,施于阳明;阳明燥化,施于厥阴;厥阴风化,施于太阴。各命其所在以徵之也。帝曰:自得其位何如?岐伯曰:自得其位,常化也。帝曰:愿闻所在也。岐伯曰:命其位而方月可知也。

【语译】

黄帝说:我想听听六气的气化作用。岐伯说:六气的气化作用,都是施加于我克之气而产生的。所以太阴湿土的雨化,施加于太阳而产生;太阳的寒化,施加于少阴而产生;少阴热化,施加于阳明而产生;阳明燥化,施加于厥阴而产生;厥阴风化,施加于太阴而产生;这要各随六气所在的方位来推测。黄帝说:我想听听六气在本位所发生的作用。岐伯说:六气本位的所在是气化的正常表现。黄帝说:我想知道六气所在的方隅与月时。岐伯说:明白了六气所在的位置,就可以知道它的方隅与月时了。

【讨论】

以上几节经文,具体阐述了六十年运气主时的一般情况。但运气主时的气候变化,是否可以据此以求其实,这在经文中有多处谈过这一问题。经文又进一步提出六气之胜,"随气所在以言其变",六气之用,"各归不胜而为化",有常化,有变化等具体情况,示人以通常达变之法。根据经文精神可以体会到,运气学说,除应了解其一般规律以知其常外,还需结合气至的早晚,方位的南北,四时的常变,地理的高低等具体情况,进行分析,才能达到灵活运用的目的。张介宾对此论之甚详,亦能启发后学。他说:"上文云:报德以德,报化以化,报政令以政令者,言胜复之气,因变之邪正,而报有不同也。云:气高则高,气下则下,气后则后,气前则前,气中外则中外者,言胜复之方,随气所在而或此或彼,变无定位也。故以天下之广言之,则东南方阳也,阳者其精降于下,故右热而左温。西北方阴也,阴者其精奉于上,故左寒而右凉。以一州之地言之,则崇高者,阴气治之,故高者气寒;污下者,阳气治之,故下者气热。此方隅大小之气有不同也。以运气所主言之,则厥阴所至为风,少阴所至为火,太阴所至为雨,少阳所至为热,阳明所至为燥,太阳所至为寒。此六气之更胜,有衰有王不一也。以九宫言之,则有曰灾一宫,灾三宫,灾四宫,灾五宫,灾九宫,而四正四隅有异也。故本篇言位、言方、言月。夫以三者相参,则四时八方之候,其变不同者多也,故有应于此而不应于彼者,有寒热温凉主客相反者,有南方清燥而温,北方雨湿而潦者,有中原冰雪而寒,左右温凉更互者。以此地理有高下,形势有大小,气位方月有从逆。小者小异,大者大异,而运气之变,所以有无穷之妙也。先儒有以天下旱潦不同,而非运气主岁之说者,盖未达此章之理。"此说颇有道理,当结合有关内容,领会运气学说的精神实质。

【原文】

帝曰:六位[1]之气盈虚何如?岐伯曰:太少异也,太者之至徐而常,少者暴而亡[2]。帝曰:天地之气,盈虚何如?岐伯曰:天气不足,地气随之,地气不足,天气从之,运居其中而常先[3]也。恶所不胜[4],归所同和[5],随运归从[6]而生其病也。故上胜则天气降而下,下胜则地气迁而上,多少而差其分[7],微者小差,甚者大差,甚则位易气交易,则大变生而病作矣。《大要》曰:甚纪五分,微纪七分,其差可见,此之谓也。

【注释】

[1]六位:岁气六步主时之位。

[2]太者之至徐而常,少者暴而亡:太过之年,其气到来徐缓而时间持久;不及之年,其气到来急骤,但消逝也迅速。

[3]运居其中而常先:岁运居上下之中,气交之分,故天气欲降,则运必先之而降,地气欲升,则运必先之而升也。

[4]恶所不胜:中运之气憎恶自己不胜的司天在泉之气。

[5]归所同和:中运之气与司天在泉之气相同相和。

[6]随运归从:不胜者受其制,同和者助其胜,皆能为病,故曰随运归从。

[7]多少而差其分:指胜气的微甚决定着升降的差分。

【语译】

黄帝说:岁气六步之位的盈虚情况怎样?岐伯说:太过和不及之气两者是不相同的,阳年为太过,阴年为不及,太过的气到来时缓慢而时间持续长,不及的气到来时急骤但很快就消失。黄帝说:司天在泉之气盈虚是怎样?岐伯说:司天之气不足,则在泉之气随之上升;在泉之气不足,则司天之气随之下降;岁运之气居于上下之中,气交之分,它的升降,常在司天在泉之气升降的前面。岁运与自己所不胜的司天在泉之气相恶,自己相同的司天在泉之气归属于同和之气,但是遇自己所不胜就受克制,遇自己同和就助其气而亢,随之就会产生病变。所以司天之气有余,天气就下降,在泉之气有余,地气就上升。上升与下降存在着程度多少的差别,胜气的微甚决定着升降的差分,胜气微的差别就小,胜气甚的差就大。如果胜气过甚,就会导致气交的位置移易,移易就要发生大的变化而疾病也随之产生。《大要》上说:胜气甚的年岁差别的五分在本位,五分升降,胜气微的年岁差别约七分在本位,三分升降,它们之间的差分是可以看出的。就是这个意思。

【原文】

帝曰:善。论言热无犯热,寒无犯寒。余欲不远寒,不远热奈何?岐伯曰:悉乎哉问也!发表不远热,攻里不远寒。帝曰:不发不攻而犯寒犯热何如?岐伯曰:寒热内贼,其病益甚。帝曰:愿闻无病者何如?岐伯曰:无者生之,有者甚之。帝曰:生者何如?岐伯曰:不远热则热至,不远寒则寒至。寒至则坚否腹满,痛急下利之病生矣。热至则身热,吐下霍乱,痈疽疮疡,瞥郁注下,瞤瘛肿胀,呕鼽衄头痛,骨节变肉痛,血溢血泄,淋闷之病生矣。帝曰:治之奈何?岐伯曰:时必顺之[1],犯者治以胜也。

【注释】

[1]时必顺之:指用药治病当顺应四时之寒温。

【语译】

黄帝说:讲得好! 论中讲述过用热性药物不要触犯主时之热,用寒性药物不要触犯主时之寒。我想不避开寒,也不避开热,该怎么办呢? 岐伯说:你问得真详细啊! 发表可以不避忌热药,攻里可以不避忌寒药。黄帝说:不发表也不攻里而触犯了主时之寒热又怎样呢? 岐伯说:那就会造成寒热之伤害内脏,它的病就要加重了。黄帝说:我想听听没有病的人会怎样呢? 岐伯说:没有病的就会生病,有病的就会病情加重。黄帝说:发病是怎么样的呢? 岐伯说:不避热则热至而生热病,不避寒则寒至而生寒病。寒至就会发生腹坚硬痞闷胀满、痛急、下利等病变;热至就会发生身热、呕吐、下利、霍乱、痈肿、疮疡、昏蒙郁闷、泄泻、肌肉动、肿胀、呕吐、鼻塞衄血、头痛、骨节改变、肌肉疼痛、出血、便血、小便淋沥、癃闭等病变。黄帝说:怎样治疗呢? 岐伯说:必须顺从四时寒热温凉的所宜,假如触犯了四时禁忌而发生疾病,应该用相胜之气的药品加以治疗,即热病用寒药,寒病用热药。

【原文】

黄帝问曰:妇人重身[1],毒之何如? 岐伯曰:有故[2]无殒,亦无殒[3]也。帝曰:愿闻其故何谓也? 岐伯曰:大积大聚,其可犯也,衰其大半而止,过者死。

【注释】

[1]重身:怀孕。

[2]故:谓有大坚癥瘕。

[3]亦无殒:指胎儿也不会受到损害。

【语译】

黄帝问道:妇人怀孕,用峻猛药物治疗会怎样? 岐伯说:如有癥瘕,用峻猛的药物攻伐,母体不会受伤害,胎儿也不会受损害。黄帝说:我希望听听这是什么原因? 岐伯说:大积大聚的病,虽然是怀孕,仍可用峻猛的药物攻伐,但是必须在积聚衰减一大半时,停止攻伐,用峻猛药攻伐太过就要引起死亡。

【原文】

帝曰:善。郁[1]之甚者治之奈何?岐伯曰:木郁达[2]之,火郁发[3]之,土郁夺[4]之,金郁泄[5]之,水郁折[6]之,然调其气,过者折之,以其畏[7]也,所谓泻之。帝曰:假者何如?岐伯曰:有假其气[8],则无禁也。所谓主气不足,客气胜也。

【注释】

[1]郁:指人五脏郁病。

[2]达:畅达。

[3]发:发散。

[4]夺:劫取、剥夺。

[5]泄:渗泄。

[6]折:顿挫其势。

[7]以其畏:指气郁过甚,为有余之病,当以相制之药泻之。

[8]假其气:假,假借也,气有假借者,应热反寒,应寒反热也。

【语译】

黄帝说:讲得好!五脏之气抑郁过甚的如何治疗?岐伯说:肝木之气抑郁就应该舒畅条达它,心火之气抑郁就应该发散它,脾土之气抑郁就应该劫夺它,肺金之气抑郁的就应该渗泄它,肾水之气抑郁的就应该挫折它。用如是五法以去其邪,从而调整了五脏的气机,气太过的就要挫折其势,应当用相制的药物来泻它。黄帝说:有假借之气致病,应该怎样治疗呢?岐伯说:如果有假借之气,就不必遵守远寒远热的禁忌,这是由于主气不足,客气胜之而有非时之气的缘故。

【讨论】

本节所论五郁的治疗原则,是对五运致郁为病而论,对临床有重要的指导意义。后世医家根据这一精神,联系到对五气及五脏因郁致病的治疗,并从理论上进行了总结和阐发。翁藻所论,颇值得参考,兹引之于下:"木达,谓木郁达之。达者,条达舒畅的意思。凡木郁之病,风为清敛也,宜以辛散之疏之,以甘调之缓之,以苦平之涌之,使木气条达舒畅,皆治木郁之法。火发,谓火郁发之。

发者,发扬解散之意。凡火郁之病,为寒束也,宜以辛温散之,以辛甘扬之,以辛凉解之,以辛苦散之,但使火气发扬解散,皆治火郁之法。金泄,谓金郁泄之。泄者,宣泄疏降之意。凡金郁之病,燥为火困也,宜以辛宣之、疏之、润之,以苦泄之、降之、清之,但使燥气宣通疏畅,皆治金郁之法。水折,谓水郁折之。折者,逐导渗通之意。凡水郁之病,水为湿淤也,宜以辛苦逐之、导之,以辛淡渗之、通之,但使水气流通不蓄,皆治水郁之法。土夺,谓土郁夺之。夺者,汗吐下利之意。凡土郁之病,湿为风阻也。在外者汗之,在内者攻之,在上者吐之,在下者利之,但使土气不致壅阻,此皆治土郁之法也。"

【原文】

帝曰:至哉圣人之道!天地大化运行之节,临御之纪,阴阳之政,寒暑之令,非夫子孰能通之!请藏之灵兰之室,署曰《六元正纪》,非斋戒不敢示,慎传也。

【语译】

黄帝说:圣人的学说真是太高深了!关于天地气化的大道理,五运循行的节律,六气加临的纲纪,阴阳作用表现,寒暑时节的号令,除了先生你,谁还能够通晓呢?让我把这些精辟的论述藏在圣灵宫中,署名叫《六元正纪》,不经过斋戒沐浴,不敢随意翻看,谨慎地传授给他人。

【讨论】

《内经》以人和自然的联系为基本出发点,以四时六气为中心。把气候天气与人类健康的关系具体贯穿到生理、病理、诊断、预防、治疗等各个方面,形成了一套较为完整的医学气象理论,对后世医学发展起着重大影响。在此简要总结如下:

1. 关于气候变化与人体生理、病理的关系

《内经》所论述的气象问题,是直接为医疗保健服务的,《内经》中关于四时气候变化与人体生理的关系的论述主要体现在以下几方面。

(1)气候与精神活动的关系。《素问·阴阳应象大论》说:"天有四时五行,以生长化收藏,以生寒暑燥湿风。人有五脏,化五气,以生喜怒悲忧恐。"指出自然界有春夏秋冬四时的更迭,有木火土金水五行的不同变化,因此产生了风暑

燥湿寒的气候,它影响到自然界的万物,形成了生长化收藏的规律,人与天地相应,人体五脏的生理也产生了喜怒悲忧恐五种不同的精神活动。

(2)气候与五脏功能活动及经气运行的关系。《素问·金匮真言论》明确提出"五脏应四时,各有收受",指出五脏和自然界四时阴阳相应,各有影响。《素问·六节藏象论》则具体地指出:"心者,生之本……为阳中之太阳,通于夏气。肺者,气之本……为阳中之太阴,通于秋气。肾者,主蛰,封藏之本……为阴中之少阴,通于冬气。肝者,罢极之本……为阳中之少阳,通于春气。"《内经》运气七篇以外的其他篇章有关脏气与气候关系的论述,主要是用以五行为基础的生克乘侮理论来阐述"四时—五脏—阴阳"的关系,揭示了脏气对一般气候的应答反应。运气七篇则更突出脏腑气化与运气气化的密切关系,强调脏气源于天气从而奠定藏象生理的理论基础;用以"六化"为核心的"亢害承制"理论来阐述"六化—五脏—阴阳"的关系,更深刻地揭示了脏气对复杂气化的应答反应。

对于经气运行与四时气候的变化的关系,《素问·四时刺逆从论》曰:"春气在经脉,夏气在孙络,长夏气在肌肉,秋气在皮肤,冬气在骨髓。"为了解释人身经脉之气与四时相应的道理,又说:"春者,天气始开,地气始泄,冻解冰释,水行经通,故人气在脉。夏者,经满气溢,入孙络受血,皮肤充实。长夏者,经络皆盛,内溢肌中。秋者,天气始收,腠理闭塞,皮肤引急。冬者盖藏,血气在中,内著骨髓,通于五脏。"形象地说明了春夏秋冬四时之气对人体经脉之气的影响。

(3)气候对气血运行及脉象的影响。《内经》认为外界气候变化对气血的影响十分显著,《素问·八正神明论》指出:"天温日明,则人血淖液而卫气浮,故血易泄,气易行;天寒日阴,则人血凝泣而卫气沉。"天热则气血畅通易行,天寒则气血凝滞沉涩。现代研究也证明,人体血液的某些生理指标是具有季节差异的。气血运行是脉象形成的基础,气候对气血运行的影响进一步引起脉象的变化,《内经》认为正常脉象与四时相应,《素问·脉要精微论》曰:"春应中规,夏应中矩,秋应中衡,冬应中权。"现代通过统计研究证实,正常人体脉象具有季节性的变化,其规律与《内经》的记载基本相符,认为冬季气温低,脉象亦呈现紧张,气压高,血液流向体表受外界阻力大,脉因之沉,从而形成了深沉有力微石的冬脉;到了春天,气温渐升,气压渐低,故脉渐转浮浅,但仍带紧张余势;夏天气温高,气压低,气温高则人汗出而脉管扩张,气压低则血流外周阻力小,相应就形成了来盛去衰、微似钩状的夏脉；秋天气温渐低，气压渐高，人体汗出减少，血液流行不如夏天那样旺盛，但血管仍带扩张余势，从而形成了轻虚而浮、其状若毛的秋脉。《五运行大论》精辟地概括特殊气化下的脉象规律为："从其气则和，违其气则病，不当其位者病，迭移其位者病，失守其位者危，尺寸反者死。"对于特殊气化对脉象的影响在运气七篇中有具体而充分的阐述，在此不必赘述。

（4）气候变化对人体水液排泄调节的关系。《灵枢·五癃津液别》指出："天暑衣厚则腠理开，故汗出……天寒则腠理闭，气湿不行，水下留于膀胱，则为溺与气。"指出春夏阳气发泄，气血容易趋向于表，表现为皮肤松弛，疏泄多汗；秋冬阳气收藏，气血容易趋向于里，表现为皮肤致密，少汗多溺等，以调节和维持人与自然的统一。这已被现代生理学所证实，在高温环境下，人体为了加强散热，周围血管扩张，85％～90％的水分经汗腺排出；而在寒冷的环境下，人体为防止体温散失，周围血管收缩，汗液减少，60％～80％的水分由肾排泄，表现为多尿。

2. 气候变化与发病的关系

中医学的病因学说，十分重视气候变化对发病的影响，如《素问·至真要大论》说："夫百病之生也，皆生于风寒暑湿燥火，以之化之变也。"同时《内经》指出疾病的发生，起决定因素的是机体的内因条件，"正气存内，邪不可干；邪之所凑，其气必虚"。《灵枢·百病始生》曰："风雨寒热，不得虚，邪不能独伤人。卒然逢急风暴雨而不病者，盖无虚，故邪不能独伤人，此必因虚邪之风，与其身形，两虚相得，乃客其形……其中于虚邪也，因于天时，与其身形，参以虚实，大病乃成。"说明在人与自然这一对矛盾中，如果气候变化急剧，超过人体调节功能的限度，或者人体调节功能失常，不能对外界变化作出适应性的调节，就会发生疾病，明确说明了疾病是由于内外因素共同作用的结果，对作为致病因素的气候条件，提出了科学的见解。

（1）关于季节性的多发病及疾病的季节分类问题。《内经》讨论了人体疾病的发生与四时气候变化相关的一般规律，《灵枢·四时气》指出："四时之气，各不同形，百病之起，各有所生。"并在大量医疗实践的基础上，对某些季节的多发病或时令流行病，做过比较符合实际的总结。如《素问·金匮真言论》曰："春善病鼽衄，仲夏善病胸胁，长夏善病洞泄寒中，秋善病风疟，冬善病痹厥。"不仅如此,《内经》还注意到四时发病的相互影响问题,如《素问·阴阳应象大论》有"冬伤于寒,春必病温;春伤于风,夏生飧泄;夏伤于暑,秋必痎疟;秋伤于湿,冬生咳嗽"的论述。清·雷少逸曾以此八句为纲领,结合他的临床经验,写成《时病论》一书,详论了各种时令病的病因病理症状特点,以及立法依据,为近世医家所推崇。还需指出的是,《内经》对疾病季节性的分类也做了论述,《素问·热论》指出:"凡病伤寒而成温者,先夏至日为病温,后夏至日为病暑。"这里就夏至日为病温病暑的分界,从而据此确定不同的治疗原则。

(2)关于不同气候的致病特点及与疾病发生的关系。《内经》认为,各种气候变化有它各自的特点。《素问·五运行大论》曰:"燥以干之,暑以蒸之,风以动之,湿以润之,寒以坚之,火以温之……故燥胜则地干,暑胜则地热,风胜则地动,湿胜则地泥,寒胜则地裂,火胜则地固矣。"《内经》对六淫致病的性质特点作了详细论述。如风邪的性质是动而不居,变化不定,为百病之先导,故《素问·风论》说:"风者,善行而数变……故风者百病之长也,致其变化乃为它病也,无常方,然致有风气也。"指出一年四季中,风气无时不有,而四季中的温热寒凉之气多因此而侵袭人体发生疾病,诸如风湿、风热、风寒等无不皆然,所以说风为百病之长。其致病特点,首先侵袭人体表,《素问·太阴阳明论》曰:"故犯贼风虚邪者,阳受之。"所谓阳受之,指太阳经受病。《素问·骨空论》曰:"风从外入,令人振寒,汗出头痛,身重恶寒。"若风木之气太过,则会进一步影响脾土致病,《素问·至真要大论》曰:"风气大来,木之胜也,土湿受邪,脾病生焉。"对于寒邪为病,《素问·热论》"今夫热病者,皆伤寒之类也……人之伤于寒也,皆为病热",指出,寒为热病之因。对寒邪的致病特点,《素问·痹论》曰:"痛者,寒气多也,有寒故痛。"《素问·举痛论》曰:"寒气入经而稽迟,泣而不行,客于脉外则血少,客于脉中则气不通,故卒然而痛。"若寒邪过胜则会影响心受病,《素问·至真要大论》曰:"寒气大来,水之胜也,火热受病,心病生焉。"六淫中的暑与火其性质是"其在天为热,在地为火……其性为暑"。暑邪致病的特点是令人耗气多汗,如"气虚生热,得之伤暑""炅则腠理开,荣卫通,汗大泄,故气泄。"暑邪的发病症状多有心神闷乱,甚则暴死。《素问·六元正纪大论》曰:"炎火行大暑至……故民病少气……甚则督闷懊侬,善暴死。"如火热之邪太过,则肺受病,如《素问·气交变大论》说:"岁火太过,炎暑流行,肺金受邪。民病疟,少气咳喘,血溢……"。湿邪致病,《素问·阴阳应象大论》曰:"地之湿气,感则害人皮肉筋脉。"《素问·生气通天论》曰:"因于湿,首如裹。"这些都反映了湿邪致病有重浊黏滞的特点。燥邪为病,《素问·气交变大论》又说:"燥气流行,肝木受邪。民病两胁下少腹痛,目赤痛眦疡。"《素问·阴阳应象大论》关于"风胜则动,热胜则肿,燥胜则干,寒胜则浮,湿胜则濡泻"的论述,可谓对不同气候的致病特点的概括说明。《内经》关于六淫致病的性质、特点的论述,有助于我们在临床实践中从疾病的特征上探求病因,推断病情,而更值得我们重视的是关于这些病理气象的探讨,至今还是不可多得的宝贵文献。

一定的气候因素与某种疾病的发生,是有内在联系的,《内经》在这些方面也做了探讨。《素问·六元正纪大论》说:"湿热相薄……民病黄疸",概括说明了黄疸的病因、病理,并涉及影响黄疸发生的气候变化、自然环境和相关因素。又如《素问·痹论》说:"风寒湿三气杂至,合而为痹。其风气胜者为行痹,寒气胜者为痛痹,湿气胜者为著痹。"不仅指出了痹证发生的成因,而且指出了因感受三气的不同偏胜而有行痹、痛痹、著痹之别。

(3)异常季节现象及其病理气象上的意义。一年四季有周期性变化,但如果发生了太过、不及,将会对人体产生"寒暑过度,生乃不固"的影响。《素问·五运行大论》曰:"五气更立,各有所先,非其位则邪,当其位则正。"《素问·六微旨大论》曰:"其有至而至,有至而不至,有至而太过……至而至者和;至而不至,来气不及也;未至而至,来气有余也。"我们知道,由于大气环境的变化,有些年份的气候有着突出的现象。反常的气候变化可能使某些疾病易于流行,而某些疾病的发生和流行也往往和当时或者前段时间的气候特点有关。对于异常季节现象及病理气象问题,《内经》做了详细的论述,在此不必赘述。

(4)不同地区的气候类型。我国地域辽阔,具有多种气候类型。由于地理条件及生活喜好不同,因此出现了一些地方病,《素问·异法方宜论》讨论了东南西北中五方的气候特点及生活习惯与好发疾病的关系,这些与现代气候区划很相类似。

3. 关于气候变化对疾病诊断及预后判断的关系

《素问·移精变气论》曰:"理色脉而通神明,合之金木水火土四时八风六合……常求其要,则其要也。"指出研究色脉的道理,能够联系到金木水火土四时八风六合,从正常的规律和异常的变化来综合分析,观察它的奥妙,从而知道它的要领。后世常根据《内经》注重气候阴阳转化与疾病相关的理论运用于推断病情。如一年四季中的二分二至,是阴阳气交之时;一日之中的子午卯亥,为阴阳交替之时,气象因素按期周转的规律也很明显,所以掌握时气转变对我们判断病情及预后很有帮助。叶天士也特别注重从寒暑交替,昼夜阴阳变化,联系整体,知时论证。在《临证指南医案》中诸如"申酉崩漏至"等治案,即是以时为病,分析病机,解释病理现象。《内经》根据四时昼夜气候变化、阴阳消长盛衰的情况,来判断疾病的转归和预后的论述,也不乏记载。如《素问·玉机真藏论》曰:"一日一夜五分之,此所以占死生之早暮也。"马永泉等曾在《素问昼夜阴阳天人相应初步探讨》一文中,分析110例死亡病案,其中符合阴证死于阴时,阳证死于阳时的93例,基本上符合昼夜阴阳的时间。死亡时间以月份来说,则以六月及十二月为最多,恰好是阴历夏至和冬至的月份,从而认为节气的转移对疾病有很大的影响。尤其一些慢性病,在节气交替的时候就加重,甚至在大的节气,如二分二至,常发生死亡。

4. 关于气候变化与治疗、预防的关系

三因制宜,是中医重要的治疗原则。《素问·气交变大论》"夫道者,上知天文,下知地理,中知人事",指出了辨证施治过程中要注意全面分析外在环境与内在整体的有机关系。所以《内经》在讨论疾病的治疗时,与气象问题常紧密联系。《素问·疏五过论》说:"圣人之治病也,必知天地阴阳,四时经纪。"张景岳说:"五运有纪,六气有序,四时有令,阴阳有节,皆岁气也,人亦应之,以生长收藏即天和也。"吴崑说:"岁气有偏,人病因之,用药必明乎岁气。"人体要受自然气候的影响,所以用药就不能与四时相违反。

《内经》还提出根据时令气候的不同应注意选择不同性质的药物。《素问·六元正纪大论》曰"论言热不犯热……发表不远热,攻里不远寒",指出夏季不用过于温热的药物,冬季不用过于寒凉的药品,但是如果在夏季有表寒证,则不能不用温热药,冬季有里热证,则不能不用寒凉之品。

不仅如此,《内经》还根据六淫致病的不同性质为后世垂示了寒热温清的治疗原则。如《素问·至真要大论》曰"热淫于内,治之以咸寒,佐以甘苦,以酸收之,以苦发之"等,这些理论一直有效地指导着后世。

《内经》治疗学还与不同地理区域气候紧密结合,《素问·五常政大论》说"西北之气散而寒之,东北之气温而收之,所谓同病异治也。"

《内经》对针灸与四时气候变化的关系也十分重视。其认为三阴三阳之六气,内合于五脏,由于六气有太过不及,五脏有余不足,四时气候也有变迁不同,因此人身血气所主部位各有所不同,在治疗上根据不同气候条件来取穴和选择手法。如《灵枢·四时气》"春取经血脉分肉之间,甚者深刺之,间者浅刺之。夏取……冬取井荥,必深以留之。"

尤其值得指出的是,《内经》对医学气象学的研究,突出地反映了防重于治的思想。指出在春夏阳气旺盛的季节,要保养人体内在的阳气,以免阳衰生病;秋冬阴气旺盛之季要保养体内的真阴,以适应来春阳气生发的机体变化,这就是顺从阴阳变化,而保养阴阳之根,如果违背了这个规律,就是逆阴阳之根,就会削伐体内的元真之气,而导致疾病的发生。该篇中还根据四季的不同特点,对起居、精神调摄作了具体的说明。诚然,我们今天机械地按照这种规定时间去生养作息是不尽合适的,但不难看出,根据四时变异,阴阳消长注意起居及精神调摄,对于保持健康有重要的意义。总之,《内经》认为注意适应四时气候,避免外邪的侵袭,是预防疾病的重要措施和摄生所必须遵循的重要原则。

通过上述粗略的讨论,我们不难看到《内经》对医学气象的问题论述,有着丰富多彩的内容。他在朴素的唯物主义思想理论指导下,把人体看作一个密不可分的整体,充分认识到季节的变化、昼夜的更替、气候的异常、地区环境的差异与人体生理病理及疾病诊断治疗预防等方面的关系,其中包含了不少可贵的科学见解和值得研究的课题,就其所述的各种气象要素对人体影响而言,已包括了气温、湿度、日照、风速、气压、降水等内容。当然我们还应看到,由于当时的条件限制,其所述的医学气象理论,还不可能有科学的实验依据,诸如气象与五脏生理活动及情志活动关系,气象与脉象,营卫运行的关系等,有待于我们的进一步研究。再则,在当时的历史条件下,还不能认识到某些传染病的发生,除气象因素直接影响机体的防御功能外还有很多是通过微生物和昆虫产生的,因此,难免掺杂一些唯心主义的看法。

至真要大论篇第七十四

【提要】

本篇重点论述六气变化所致疾病的证候、诊断与治法等有关内容,论述了五运六气基本概念,提出疾病的形成与时令气候的变化有密不可分的关系,诊治疾病必须根据时令气候的不同变化进行辨证施治;还归纳总结了以五脏六气为主的病机十九条,五味属性、作用和各归所喜,以及有关组方配伍的原则和正治法、反治法的基本概念等。以上这些理论都极为精深微妙而且重要,故篇名至真要大论。

【原文】

黄帝问曰:五气交合,盈虚更作[1],余知之矣。六气分治,司天地者,其至何如?岐伯再拜对曰:明乎哉问也!天地之大纪,人神之通应[2]也。帝曰:愿闻上合昭昭[3],下合冥冥[4]奈何?岐伯曰:此道之所主,工之所疑[5]也。帝曰:愿闻其道也。岐伯曰:厥阴司天,其化以风;少阴司天,其化以热;太阴司天,其化以湿;少阳司天,其化以火;阳明司天,其化以燥;太阳司天,其化以寒。以所临脏位,命其病者也[6]。帝曰:地化奈何?岐伯曰:司天同候,间气皆然。帝曰:间气何谓?岐伯曰:司左右者,是谓间气也。帝曰:何以异之?岐伯曰:主岁者纪岁,间气者纪步也[7]。

【注释】

[1]盈虚更作:指五运太过不及,相互交替为用。

[2]人神之通应:神机根于内,与外部运气变化,息息相应,内外相参相应。

[3]上合昭昭:司天之气,应合天气之显著。

[4]下合冥冥:在泉之气,应合地气之幽深。

[5]道之所主,工之所疑:司天在泉之气,为自然规律所宰,乃研究运气者所

难明。

[6]以所临脏位,命其病者也:根据六气下临所应之脏器,确立疾病之所在。

[7]主岁者纪岁,间气者纪步也:主岁之气,主治一年之气。一年之气又分六步,间气只主一步之气。

【语译】

黄帝问道:五运之气,交相配合,太过与不及,相互交替,这些道理我已明白了。那么关于六气分主司天在泉,其气到来时引起的变化是怎样的呢?岐伯再拜后回答说:你提的问题很高明啊!这是天地变化的基本规律,与人的神机相通应。黄帝说:我想听听司天之气应于明显的天气,在泉之气应于幽深的地气是怎样的呢?岐伯说:这是由自然规律所主宰,也常常是研究者所容易疑惑难明的问题。黄帝说:我想听听其中的道理。岐伯说:厥阴司天,气从风化;少阴司天,气从热化;太阴司天,气从湿化;少阳司天,气从火化;阳明司天,气从燥化;太阳司天,气从寒化。根据六气司天时所应的脏腑部位,确立疾病的所在。黄帝说:六气在泉时,其气化是怎样的呢?岐伯说:和司天的气化规律是一样的,间气也是这样。黄帝说:间气是怎样的呢?岐伯说:分管司天与在泉左右间的叫做间气。黄帝说:它与司天在泉有什么区别?岐伯说:司天在泉为主岁之气,主一年的气化,间气则主一步(六十天)的气化。

【原文】

帝曰:善。岁主奈何?岐伯曰:厥阴司天为风化,在泉为酸化,司气[1]为苍化,间气为动化[2]。少阴司天为热化,在泉为苦化,不司气化[3],居气[4]为灼化。太阴司天为湿化,在泉为甘化,司气为黅化,间气为柔化[5]。少阳司天为火化,在泉为苦化,司气为丹化,间气为明化[6]。阳明司天为燥化,在泉为辛化,司气为素化,间气为清化。太阳司天为寒化,在泉为咸化,司气为玄化,间气为藏化。故治病者,必明六化分治,五味五色所生,五脏所宜,乃可以言盈虚病生之绪[7]也。

【注释】

[1]司气:在此指五运之气。

[2]动化:厥阴风木,其善动,有鼓动万物的作用。

[3]不司气化:谓君火不主运也。

[4]居气:实同间气。

[5]柔化:太阴湿土,其性柔软,所以太阴临于间气之位,则为柔化。

[6]明化:少阳相火,代君火行令,故像太阳之火,可以照明万物。

[7]绪:事也。

【语译】

黄帝说:好。一年中气化的情况是怎样的呢?岐伯说:厥阴司天则气从风化,在泉则味从酸化,司运则色从苍化,间气则气从动化。少阴司天则气从热化,在泉则味从苦化,不司岁运,居气则气从灼化。太阴司天则气从湿化,在泉则味从甘化,司运则色从黅化,间气则气从柔化。少阳司天则气从火化,在泉则味从苦化,司运则色从丹化,间气则气从明化。阳明司天则气从燥化,在泉则味从辛化,司运则色从素化,间气则气从清化。太阳司天则气从寒化,在泉则味从咸化,司运则色从玄化,间气则气从藏化。所以,作为治病的医生,必须明白六气的不同生化作用以及五味五色所产生的变化和五脏的喜恶,然后才可以说对气化的盈虚和疾病的发生有所了解。

【原文】

帝曰:厥阴在泉而酸化先,余知之矣。风化之行也,何如?岐伯曰:风行于地,所谓本也,余气同法。本乎天者,天之气也,本乎地者,地之气也,天地合气,六节分而万物化生矣。故曰:谨候气宜[1],无失病机[2],此之谓也。帝曰:其主病[3]何如?岐伯曰:司岁备物[4],则无遗主矣。帝曰:先岁物何也?岐伯曰:天地之专精也[5]。帝曰:司气者何如?岐伯曰:司气者主岁同,然有余不足也。帝曰:非司岁物何谓也?岐伯曰:散也[6],故质同而异等也,气味有薄厚,性用有躁静,治保有多少[7],力化[8]有浅深,此之谓也。

【注释】

[1]气宜:指六气分司所宜之时。

[2]病机:机,有关机、关键与发动之义;病机,指病气发动之机要,如疾病之成因、病位、证候等变化机理。

[3]主病:此指主治疾病的药物。

[4]司岁备物:根据每年司岁之气,以备取药物,为取药物性味之专长。

[5]天地之专精也:凡物得司天在泉之气而独盛者,乃得其一气之所偏,所以为"天地之专精"。

[6]散也:非专精则散气,散气则物不纯也。

[7]治保有多少:谓治病保真之药食,或宜多用或宜少用。

[8]力化:指药物化生之效能。

【语译】

黄帝说:厥阴在泉,而味从酸化,我已经知道了。关于风化的运行是怎样的呢?岐伯说:风气运行于地,这是本于地之气,其他各气,也和这一规律相同。凡气之本为司天者,为天之气,本为在泉者,为地之气,天气地气相互结合,一年之内,就有了六节之气的分别,而万物方能生化不息。所以说要仔细观察气候的变化,不可贻误病机,就是这个意思。黄帝说:关于主治疾病的药物是怎样的呢?岐伯说:根据每年司岁之气以准备药物,就不会有所遗漏了。黄帝说:每年司岁气的药物是怎样的呢?岐伯说:得岁气的药,独得其气之专,为天地专精之气的生化。黄帝说:每年岁运的药物是怎样的呢?岐伯说:司岁运的药物与主岁气者相同,然而有太过不及的差别。黄帝说:非司岁的药物是怎样的呢?岐伯说:非司岁的药物,其气散而不专,所以司岁与非司岁的药物,虽然形状相同,但是质量有差异。药物的气味有厚薄的不同,功效应用有躁静的差别,药物或宜多用、或宜少用,治疗疾病之力各有浅深的不同,就是这个意思。

【讨论】

经文开篇即提出了中医学的指导思想问题:"天地之大纪,人神之通应""上合昭昭,下合冥冥""此道之所主,工之所疑"。指出人秉天地正常之气而生存,人与天地相应。这是生命产生和存在的物质基础,也是中医学的理论渊源所在。对待运气学说,必须充分认识其在中医理论基础中的重要地位,而不应该把中医理论和运气学说分裂甚至对立起来看。

以上经文主要论述了自然气候异常变化的规律,及其与五色、五味的关系,以及五色、五味与人体五脏的关系。根据"在天为气,在地成形"的道理,六气司天时,则从本气之化,在泉时则五味从化,居间气时,则仅主一岁中一步(约60

日有余)之气化,所以间化则表现其本气的特性,如风之动、热之灼、火之明、湿之柔、燥之清、寒之藏等。五运居于气交之中,其主令时则各从五行本气之化,所谓苍化、丹化、黅化、素化、玄化是"五运行大论"中所说的五运气化的概言。经文通过论述把自然气候变化与疾病的诊断治疗联系了起来,得出"谨候气宜,无失病机"的结论,强调指出医者必须明确气象变化的特点及其与五脏的关系,才能明察疾病发生的原因所在。

【原文】

帝曰:岁主脏害何谓?岐伯曰:以所不胜命之[1],则其要也。帝曰:治之奈何?岐伯曰:上淫于下[2],所胜平之[3],外淫于内[4],所胜治之。帝曰:善。平气何如?岐伯曰:谨察阴阳所在而调之,以平为期,正者正治,反者反治。

【注释】

[1]以所不胜命之:克我者即我之所不胜。即以我之所不胜命名。如木不胜金,金不胜火,火不胜水。

[2]上淫于下:指司天之气过胜而为害于下。淫,太过而为害。

[3]平之:天气主岁,虽有淫胜,但当平调之,故不曰治而曰平也。

[4]外淫于内:指在泉之气过胜而为害于内。

【语译】

黄帝说:主岁之气,伤害内脏这是什么原因呢?岐伯说:以脏气所不胜之气来说明,是这个问题的要领。黄帝说:怎样治疗呢?岐伯说:司天之气淫胜于下的,以其所胜之气平调之,在泉之气淫胜于内的,以其所胜之气治疗。黄帝说:说得好。但岁气平和之年得病的又应该怎样呢?岐伯说:仔细地诊察阴阳所在而加以调治,以达到平衡为目的。正病者用正治法,反病者用反治法。

【原文】

帝曰:夫子言察阴阳所在而调之,论言人迎与寸口相应,若引绳小大齐等,命曰平,阴之所在[1]寸口何如?岐伯曰:视岁南北[2],可知之矣。帝曰:愿卒闻之。岐伯曰:北政之岁,少阴在泉,则寸口不应[3];厥阴在泉,则右不应;太阴在泉,则左不应。南政之岁,少阴司天,则寸口不应[4]；厥阴司天，则右不应；太阴在泉，则左不应。诸不应者，反其诊则见矣。帝曰：尺候何如？岐伯曰：北政之岁，三阴在下，则寸不应；三阴在上，则尺不应。南政之岁，三阴在天[5]，则寸不应；三阴在泉，则尺不应。左右同。故曰：知其要者，一言而终，不知其要，流散无穷，此之谓也。

【注释】

[1]阴之所在：阴，少阴也。少阴所在，脉当不应于寸口，又不可不察也。

[2]岁南北：指岁之南政与北政。古人多认为土运主岁之年为南政，木火金水主岁之年为北政。

[3]北政之岁，少阴在泉，则寸口不应：木火金水运，面北受气。凡气之在泉者，脉悉不见，唯其左右之气脉可见之。在泉之气，善则不见，恶者可见。

[4]南政之岁，少阴司天，则寸口不应：土运之岁，面南行令，故少阴司天，则二手寸口不应也。

[5]在天：即司天。

【语译】

黄帝说：先生说仔细地诊察阴阳所在而加以调治，但有的医书上说人迎脉与寸口脉相应，如绳索牵引一样，大小相等，叫作平脉。那少阴脉之所在寸口应当怎样呢？岐伯说：只要观察主岁属南政还是北政就可以明白了。黄帝说：我想听你详尽地讲讲。岐伯说：北政之年，少阴在泉，则寸口脉不应；厥阴在泉，则右寸不应；太阴在泉，则左寸不应。南政之年，少阴司天，则寸口脉不应；厥阴司天，则右寸不应；太阴司天则左寸不应。凡是诸不应之脉，"反其诊"就可以见了。黄帝说：在尺部之候怎样？岐伯说：北政之年，三阴在泉则寸脉不应，三阴司天则尺脉不应。南政主岁之年，三阴司天，则寸部脉不应；三阴在泉，则尺部脉不应。左右脉均同此例。所以说：明白了它的要领，一句话就可以完结，不明白它的要领，则漫无边际。就是这个意思。

【讨论】

关于如何推算南北政的具体年份，历代注家看法不一。王冰以土运为南政，火、木、金、水四运为北政。后世持此说者众。张介宾虽然又提出甲己为十干之首的理论,但仍然认为土运为南政,其余四运为北政,仍然没有脱离王冰的见解。张志聪则提出"戊、癸年为南政,甲、乙、丙、丁、己、庚、辛、壬之年为北政",即火运为南政,其余四运为北政。各说均主张六十年中,南政仅十二年,北政则四十八年。《医宗金鉴·运气要诀》对此曾提出异议云:"然南政十二年,北政四十八年,总令人难解。"有的学者则以阳年单月奇日阳时为南政,阴年双月偶日阴时为北政,更难以令人置信。总之,各种说法在理论上都难得到圆满解释。黄元御曰:"以理推之,一日之中,天气昼南而夜北,是一日之南北政也;一岁之中,天气夏南而冬北,是一岁之南北政也。天气十二年一周,则三年在北(亥、子、丑),三年在东(寅、卯、辰),三年在南(巳、午、未),三年在西(申、酉、戌),在北则南面而布北方之政,是谓北政,天气自北而南升,故尺主在泉,而寸主司天;在南则北面而布南方之政,是谓南政,天气自南而北降,故寸主在泉,而尺主司天。六气以少阴为君,尺主在泉,故少阴在泉则寸不应;寸主司天,故少阴司天则尺不应,寸主在泉,故少阴司天则寸不应;尺主司天,故少阴在泉则尺不应。此南政北政之义也。天气在东,亦自东而西行,天气在西,亦自西而东行。不曰东政西政者,以纯阴在九泉之下,其位为北;纯阳在九天之上,其位为南。故六气司天则在南,六气在泉则居北。司天在泉可以言政,东西者,南北之间气,非天地之正位,不可以言政也。则自卯而后,天气渐南,总以南政统之;自酉而后,天气渐北,总以北政统之矣。"陆儋辰在《运气辩与临证录》中也提出新的见解,"所谓南北,即岁阴在光道左行,人面南面北,于所见命其位之南北……移光定位,正立而待之,结言于日光之所移,而待其至,则纪岁纪步之位悉定,由岐伯之言绎之,已隐分出岁政之南北矣。"任应秋在《五运六气》中即宗此义,提出"无论司天与在泉,都有南政北政的区分,南即黄道南纬,起于寿星辰宫,一直到娵訾亥宫,因而岁支的亥、子、丑、寅、卯、辰,都属于南政。北即黄道北纬,起于降娄戌宫,一直到鹑尾巳宫,因而岁支的巳、午、未、申、酉、戌,都属于北政",此说颇值参考。

【原文】

帝曰:善。天地之气,内淫而病何如?岐伯曰:岁厥阴在泉,风淫所胜,则地气不明,平野昧,草乃早秀。民病洒洒振寒,善伸数欠,心痛支满,两胁里急,饮食不下,鬲咽不通,食则呕,腹胀善噫,得后与气,则快然如衰,身体皆重。

岁少阴在泉,热淫所胜,则焰浮川泽,阴处反明。民病腹中常鸣,气上冲胸,喘不能久立,寒热皮肤痛,目瞑齿痛颇[1]肿,恶寒发热如疟,少腹中痛,腹大,蛰虫不藏。

岁太阴在泉,草乃早荣,湿淫所胜,则埃昏岩谷,黄反见黑,至阴之交。民病饮积,心痛,耳聋浑浑焞焞,嗌肿喉痹,阴病血见,少腹痛肿,不得小便,病冲头痛,目似脱,项似拔,腰似折,髀不可以回,腘如结,腨如别。

岁少阳在泉,火淫所胜,则焰明郊野,寒热更至。民病注泄赤白,少腹痛溺赤,甚则血便,少阴同候。

岁阳明在泉,燥淫所胜,则霿雾清暝。民病喜呕,呕有苦,善大息,心胁痛不能反侧,甚则嗌干面尘,身无膏泽,足外反热。

岁太阳在泉,寒淫所胜,则凝肃惨慄。民病少腹控睪,引腰脊,上冲心痛,血见,嗌痛颔肿。

【注释】

[1]颇,zhuō,音"卓",人体部位名,相当于上颌骨与颧骨构成眼眶的下侧部分。

【语译】

黄帝说:讲得好! 司天在泉之气,淫胜于内而产生疾病的情况是怎样的呢? 岐伯说:厥阴在泉之年,风气淫其所胜之土气,就会地气不明,平原旷野昏暗不清,草类提早结实。人们易患洒洒然震栗恶寒,喜伸展频呵欠,心痛支撑胀满,两胁部拘急,饮食不下,胸膈及咽部不通畅,食入则呕,腹部胀满,多嗳气,得大便通下或矢气后,便觉得快然而病已减退,身体沉重等病。

少阴在泉之年,热气淫其所胜之金气,则热焰之气浮现于川泽之上,阴暗之处反见明亮。人们易患腹中时常雷鸣,气上冲胸,喘息不能久立,恶寒发热,皮肤疼痛,目视不清,齿痛,颇肿,恶寒发热如疟疾,少腹中痛,腹大等病,蛰虫不得闭藏。

太阴在泉之年,草类提早开花,湿气淫其所胜之水气,则岩谷之中,尘埃昏暗,黄色反见于北方黑色之处,土气与水气相交。人们易患水饮积聚,心痛,耳聋,耳中混乱不清,咽肿喉痹,阴病有出血之症,少腹肿痛,小便不通,气上冲头痛,目如脱出,项如外拔,腰如断折,髀部不能转动,膝弯结滞不灵,腨如裂开等病。

少阳在泉之年,火气淫其所胜之金气,则旷野火光燃耀。火胜水复,寒热交作,人们多患暴泻与赤白痢疾,少腹痛,小便赤,甚者便血,其他症候与少阴君火在泉的年份相同。

阳明在泉之年,燥气淫胜,气候清凉而雾蒙不清,人们易患喜呕,呕吐苦水,喜太息,心与胁部疼痛不能反侧,甚则咽干,面色如尘,身体干枯而不润泽,足部外侧反热等病。

太阳在泉之年,寒气淫其所胜之火气,则阴凝肃杀凄惨凛冽。人们易患少腹连及睾丸而痛,牵引腰脊,上冲心痛,以及失血、咽喉与颌部肿痛等病。

【原文】

帝曰:善。治之奈何? 岐伯曰:诸气在泉,风淫于内,治以辛凉,佐以苦,以甘缓之,以辛散之。热淫于内,治以咸寒,佐以甘苦,以酸收之,以苦发之[1]。湿淫于内,治以苦热,佐以酸淡,以苦燥之,以淡泄之[2]。火淫于内,治以咸冷,佐以苦辛,以酸收之,以苦发之。燥淫于内,治以苦温,佐以甘辛,以苦下之。寒淫于内,治以甘热,佐以苦辛,以咸泻之,以辛润之,以苦坚之。

【注释】

[1]以苦发之:用苦味药以燥其湿邪。
[2]以淡泄之:用淡味药渗利湿邪。

【语译】

黄帝说:讲得好。那么怎样治疗呢?岐伯说:凡诸气在泉时,风气太过而伤于体内,导致的疾病,主治以辛凉之药,佐以苦味药,用甘味之药以缓其急,用辛味之药以散其风。热邪淫胜于内而发病,主治以咸寒之药,佐以甘苦之药,以酸味之药收敛其气,以苦味之药发泄郁火。湿邪淫胜于内发病,主治以苦热之药,佐以酸淡之药,以苦味之药燥其湿,以淡味药渗利湿邪。火邪淫胜于内发病,主治以咸冷之药,佐以苦辛之药,以酸味之药收敛其气,以苦味之药发泄郁火。燥邪淫胜于内发病,主治以苦温之药,佐以甘辛之药,以苦味之药降泄之。寒邪淫胜于内发病,主治以甘热之药,佐以苦辛之药,用咸味之药以泻其邪,用辛味之药以润其燥,用苦味之药以坚其气。

【原文】

帝曰:善。天气之变何如?岐伯曰:厥阴司天,风淫所胜,则太虚埃昏,云物以扰,寒生春气,流水不冰。民病胃脘当心而痛,上支两胁,鬲咽不通,饮食不下,舌本强,食则呕,冷泄腹胀,溏泄瘕水闭,蛰虫不去,病本于脾。冲阳绝,死不治。

少阴司天,热淫所胜,怫热至,火行其政。民病胸中烦热,嗌干,右胠满,皮肤痛,寒热咳喘,大雨且至,唾血血泄,鼽衄嚏呕,溺色变,甚则疮疡胕肿,肩背臂臑及缺盆中痛,心痛肺䐜,腹大满,膨膨[1]而喘咳,病本于肺。尺泽[2]绝,死不治。

太阴司天,湿淫所胜,则沉阴且布,雨变枯槁[3],胕肿骨痛阴痹,阴痹者按之不得,腰脊头项痛,时眩,大便难,阴气不用[4],饥不欲食,咳唾则有血,心如悬,病本于肾。太溪绝,死不治。

少阳司天,火淫所胜,则温气流行,金政不平,民病头痛,发热恶寒而疟,热上皮肤痛,色变黄赤,传而为水[5],身面胕肿,腹满仰息,泄注赤白,疮疡咳唾血,烦心胸中热,甚则鼽衄,病本于肺。天府[6]绝,死不治。

阳明司天,燥淫所胜,则木乃晚荣,草乃晚生,筋骨内变,民病左胠胁痛,寒清于中,感而疟,大凉革候[7],咳,腹中鸣,注泄鹜溏,名木敛,生菀于下[8],草焦上首,心胁暴痛,不可反侧,嗌干面尘腰痛,丈夫癫疝,妇人少腹痛,目眛眦,疡疮痤痈,蛰虫来见,病本于肝。太冲绝,死不治。

太阳司天,寒淫所胜,则寒气反至,水且冰,血变于中,发为痈疡,民病厥心痛,呕血血泄鼽衄,善悲时眩仆。运火炎烈,雨暴乃雹,胸腹满,手热肘挛,掖肿,心澹澹[9]大动,胸胁胃脘不安,面赤目黄,善噫嗌干,甚则色炲,渴而欲饮,病本于心。神门绝,死不治。所谓动气[10]知其脏也。

【注释】

[1]膨膨:胀满。

[2]尺泽:在肘内廉横纹头,动脉应手处。

[3]雨变枯槁:阴雨浸渍为伤,故物多枯槁。

[4]阴气不用:此指阳痿病。

[5]传而为水:火胜克金则肺气被伤,肺气不能通调水道,则水气泛滥而为肿胀等病。

[6]天府:在腋下三寸,臂臑内廉动脉中,手太阴脉气所发。

[7]大凉革候:大凉之气改变气候。

[8]名木敛,生菀于下:金气过胜则虽大木亦必发生收敛不荣的现象,其发生之萌芽,郁积于下,而不生发。

[9]澹澹:水摇动貌,在此可引申为跳动之意。

[10]动气:指跳动的脉气。

【语译】

黄帝说:讲得好!天气变化时又是怎样的呢?岐伯说:厥阴司天之年,风气淫其所胜的土气,则空中尘埃昏暗,云物扰动,寒冷的季节行春令,流水不得结冰。人们易患胃脘当心而痛,向上支撑两胁,胸膈咽喉不通畅,饮食不下,舌根强直,食下则呕吐,寒泄腹胀,鸭溏泄泻,瘕病,水闭不通等病。蛰虫不欲归藏。病本在于风邪伤脾。若冲阳脉绝者,乃脾之真气已脱,多属不治的死证。

少阴司天之年,热气淫其所胜的金气,郁热乃至,火行其政。人们易患胸中烦热,咽干,右肤部胀满,皮肤疼痛,恶寒发热,咳嗽喘息等病。大雨时而至,发生唾血泄血,鼻塞衄血,喷嚏,呕吐,溺色变,甚则疮疡水肿,肩背臂臑及缺盆中痛,心痛肺胀,腹大腹满,喘咳等病。病本在于热郁伤肺。若尺泽脉绝者,乃肺之真气已脱,多属不治的死证。

太阴司天之年,湿气淫其所胜的水气,则阴沉之气布于天空,雨水浸渍,草木枯萎。发生浮肿骨痛阴痹等病,阴痹病按之不知痛处,腰脊头项疼痛,时时眩晕,大便难,阳痿不举,饥不欲食,咳嗽唾血,心悬而不宁等病。病本在于湿邪伤肾。若太溪脉绝者,乃肾之真气已脱,多属不治的死证。

少阳司天之年,火气淫其所胜之金气,则温气流行,金之政令不得平静。人们易患头痛,发热恶寒而为疟疾,热在上部,皮肤痛,颜色变为黄赤,进一步传变则成为水病,全身水肿,腹满,仰面喘息,泄泻如注,下利赤白,疮疡,咳嗽唾血,心烦,胸中热,甚则鼻塞鼽血等病。病本在于火邪伤肺。若天府脉绝者,乃肺之真气已脱,多属不治的死证。

阳明司天之年,燥气淫其所胜之木气,则树木繁荣推迟,草类生长较晚,筋骨发生变化。人们易患左胠胁部疼痛,寒凉之气感受于内则发生疟疾。大凉之气改变气候,发生咳嗽,腹部雷鸣,鸭溏泄泻等病,大木收缩而不繁荣,郁于下部而不生发,草的上部焦枯,发生心胁急剧疼痛,不能转侧,咽干,面色如尘,腰痛,男子易患疝病,女子易患少腹疼痛,目视不清,眼角疮疡,痤疮痈疡等病。蛰虫于归藏时反而出现。病本在于燥邪伤肝。若太冲脉绝者,乃肝之真气已脱,多属不治的死证。

太阳司天之年,寒气淫其所胜的火气,则不当寒时寒气反至,水将结冰。血脉变化于内,发生痈疡,人们易患厥心痛,呕血,血泄,鼻塞鼽血,喜悲,时有眩晕仆倒等病。若遇中运之火炎烈,则暴雨与冰雹俱下,发生胸腹胀满,手热,肘部拘挛,腋肿,心中跳动不宁,胸胁与胃脘部不得安静,面赤目黄,善嗳气,咽干,甚则色黑如炲,口渴欲饮等病。病本在于寒邪伤心。若神门脉绝者,乃心之真气已脱,多属不治的死证。这就是所说的诊察脉之动气,以测知脏气的存亡。

【原文】

帝曰:善。治之奈何?岐伯曰:司天之气,风淫所胜,平[1]以辛凉,佐以苦甘,以甘缓之,以酸泻之。热淫所胜,平以咸寒,佐以苦甘,以酸收之。湿淫所胜,平以苦温,佐以酸辛,以苦燥之,以淡泄之。湿上甚而热[2],治以苦温,佐以甘辛,以汗为故而止。火淫所胜,平以酸冷,佐以苦甘,以酸收之,以苦发之,以酸复之[3],热淫同。燥淫所胜,平以苦温,佐以酸辛,以苦下之。寒淫所胜,平以辛热,佐以甘苦,以咸泻之。

【注释】

[1]平:平抑偏胜之气。

[2]湿上甚而热:湿郁于上而成热也。

[3]以酸复之:以酸味的药物复其津液。

【语译】

黄帝说:讲得好。怎样治疗呢?岐伯说:凡诸气司天者,风气淫其所胜之土气,平以辛凉之药,佐以苦甘之药,以甘味之药缓其急,以酸味之药泻其邪。热气淫其所胜之金气,平以咸寒之药,佐以苦甘之药,以酸味之药敛其阴气。湿气淫其所胜之水气,平以苦温之药,佐以酸辛之药,以苦味之药燥其湿,以淡味之药渗其湿。若湿郁于上而化为热者,治以苦温之药,佐以甘辛之药,以汗出病去为止。火气淫其所胜之金气,平以酸冷之药,佐以苦甘之药,以酸味之药敛其阴气,以苦味之药发泄其火,火退津伤者,再用酸味之药以复其津,热淫所胜者与此同。燥气淫其所胜之木气,平以苦温之药,佐以酸辛之药,以苦味之药下其邪。寒气淫其所胜之火气,平以辛热之药,佐以甘苦之药,以咸味之药泻其邪。

【原文】

帝曰:善。邪气反胜[1],治之奈何?岐伯曰:风司于地[2],清反胜之[3],治以酸温,佐以苦甘,以辛平之。热司于地,寒反胜之,治以甘热,佐以苦辛,以咸平之。湿司于地,热反胜之,治以苦冷,佐以咸甘,以苦平之。火司于地,寒反胜之,治以甘热,佐以苦辛,以咸平之。燥司于地,热反胜之,治以平寒,佐以苦甘,以酸平之,以和为利。寒司于地,热反胜之,治以咸冷,佐以甘辛,以苦平之。

【注释】

[1]邪气反胜:指本气不胜他气,反为己所不胜之气乘之,而为胜气。胜气即为邪气。

[2]风司于地:凡厥阴在泉之年,即风司于地。

[3]清反胜之:厥阴风木之气不胜,则金之清气反胜之。

【语译】

黄帝说:讲得好。本气不足,邪气反胜时,怎样治疗呢?岐伯说:厥阴在泉,风气司于地而不胜,则清肃之气反胜,用酸温之药以治邪,以苦甘佐之,用辛味之药平其正气。少阴在泉,热司于地而不胜,则寒反胜之,用甘热之药以治其邪,以苦辛佐之,用咸味之药平其正气。太阴在泉,湿司于地而不胜,则热反胜之,用苦冷之药以治其邪,以咸甘佐之,用苦味之药平其正气。少阳在泉,火司于地而不胜,则寒反胜之,用甘热之药以治其邪,以苦辛佐之,用咸味平其正气。阳明在泉,燥司于地而不胜,则热反胜之,用平寒之药以治其邪,以苦甘佐之,用酸味平其正气,以冷热平和为方制所宜。太阳在泉,寒司于地而不胜,则热反胜之,用咸冷之药以治其邪,以甘辛佐之,用苦味之药平其正气。

【原文】

帝曰:其司天邪胜[1]何如?岐伯曰:风化于天[2],清反胜之,治以酸温,佐以甘苦。热化于天,寒反胜之,治以甘温,佐以苦酸辛。湿化于天,热反胜之,治以苦寒,佐以苦酸。火化于天,寒反胜之,治以甘热,佐以苦辛。燥化于天,热反胜之,治以辛寒,佐以苦甘。寒化于天,热反胜之,治以咸冷,佐以苦辛。

【注释】

[1]司天邪胜:六气司天,其气不胜,则胜己之气反胜之,胜即为邪。

[2]风化于天:厥阴司天,则气从风化,故曰"风化于天"。下同此义。

【语译】

黄帝说:司天之气不足而邪气反胜是怎样的呢?岐伯说:厥阴司天,风化于天而不胜,则清气反胜,用酸温之药以治其邪,以甘苦佐之。少阴司天,热化于天而不胜,则寒气反胜,用甘温之药以治其邪,以苦酸辛佐之。太阴司天,湿化于天而不胜,则热气反胜,用苦寒之药以治其邪,以苦酸佐之。少阳司天,火化于天而不胜,则寒气反胜,用甘热之药以治其邪,以苦辛佐之。阳明司天,燥化于天而不胜,则热气反胜,用辛寒之药以治其邪,以苦甘佐之。太阳司天,寒化于天而不胜,则热气反胜,用咸冷之药以治其邪,以苦辛佐之。

【原文】

帝曰:六气相胜奈何?岐伯曰:厥阴之胜,耳鸣头眩,愦愦[1]欲吐,胃鬲如寒,大风数举,倮虫不滋,胠胁气并[2],化而为热,小便黄赤,胃脘当心而痛,上支两胁,肠鸣飧泄,少腹痛,注下赤白,甚则呕吐,鬲咽不通。

少阴之胜,心下热善饥,脐下反动,气游三焦[3],炎暑至,木乃津[4],草乃萎,呕逆躁烦,腹满痛溏泄,传为赤沃[5]。

太阴之胜,火气内郁,疮疡于中,流散于外,病在肤胁,甚则心痛热格[6],头痛喉痹项强,独胜则湿气内郁,寒迫下焦,痛留顶,互引眉间,胃满,雨数至,燥化乃见,少腹满,腰脽重强,内不便,善注泄,足下温,头重足胫胕肿,饮发于中,胕肿于上。

少阳之胜,热客于胃,烦心心痛,目赤欲呕,呕酸善饥,耳痛溺赤,善惊谵妄,暴热消烁,草萎水涸,介虫乃屈,少腹痛,下沃赤白[7]。

阳明之胜,清发于中,左肤胁痛溏泄,内为嗌塞,外发癫疝,大凉肃杀,华英改容,毛虫乃殃,胸中不便[8],嗌塞而咳。

太阳之胜,凝凓且至,非时水冰,羽乃后化,痔疟发,寒厥入胃,则内生心痛,阴中乃疡,隐曲不利[9],互引阴股,筋肉拘苛[10],血脉凝泣,络满色变,或为血泄,皮肤否肿,腹满食减,热反上行,头项囟顶脑户中痛,目如脱,寒入下焦,传为濡泻。

【注释】

[1]愦愦:扰乱不舒。

[2]肤胁气并:肤胁为厥阴肝经之地界。厥阴胜,则经气上逆,聚于肤胁。

[3]气游三焦:心火盛则热及心包络。包络之脉,历络三焦,故气游三焦。

[4]木乃津:树木之津外流。

[5]赤沃:指血痢、尿血类疾病。

[6]热格:热邪格拒不通。

[7]下沃赤白:热主血分则赤,气分则白,故出现大小便赤白之象。

[8]胸中不便:谓呼吸回转,或痛或缓,急而不利。

[9]隐曲不利:指房事不利而言。

[10]拘苛:拘,急也;苛,重也。

【语译】

黄帝说:六气互为胜气是怎样的呢? 岐伯说:厥阴风木为胜气时,发生耳鸣头眩,烦乱欲吐,胃部与膈部如有寒气等病;大风时起,倮虫类不能滋生,发生肤胁之气积聚不散,化而为热,小便黄赤,胃脘当心处疼痛,向上支撑两胁,肠鸣飧泄,少腹疼痛,泄泻如注,下利赤白,甚则呕吐,胸膈与咽喉不得通畅等病。少阴君火为胜气时,发生心下烦热,善饥,脐下悸动,气行于三焦等病;炎暑至,树木津液外流,草类枯萎,发生呕逆烦躁,腹满而痛,鸭溏泄泻,变为血痢等病。太阴湿土为胜气时,发生火气内郁,疮疡生于内部,火气流散于外部,病在胠胁等处,甚则心痛,热邪格拒,头痛喉痹项强,湿气独盛则湿气内郁,寒气迫于下焦,疼痛居于头顶,痛引眉间,胃部胀满等病;大雨频降,燥化之令后期得行;发生少腹疼痛,腰及臀部沉重强急,腹内气行不便,喜泄泻如注,足下温,头重,足胫水肿,水饮发于内,水肿起于上等病。少阳相火为胜气时,发生热邪犯胃,烦心心痛,目赤欲呕,呕吐酸水,善饥,耳痛,溺赤,喜惊恐,谵言妄语等病;暴热消耗阴气,草木枯萎,水流干涸,介虫类退缩而不长;发生少腹痛,下利赤白等病。阳明燥金为胜气时,则清凉之气生于内。左胠胁部疼痛,鸭溏泄泻,内则发生咽部闭塞,外则发生㿉疝等病;大凉肃杀之气,使草木花叶变色,毛虫类受到灾害;发生胸中呼吸不畅,咽部闭塞,咳嗽等病。太阳寒水之气为胜气时,则阴凝凛冽之气至,流水非时而结冰,羽虫类化育推迟;痔病、疟疾发作,寒冷之逆气犯胃则内生心痛,阴中生疮,房事不利,阴部与大腿内侧互相牵引,筋肉拘急重滞,血脉凝涩,络脉颜色改变,或为大便泄血,皮肤阻塞而肿胀,腹满,饮食减少,热气反而上行,头项卤顶脑户等处疼痛,眼睛痛得如脱出一样,寒邪入于下焦,传变为水泻等病。

【原文】

帝曰:治之奈何?岐伯曰:厥阴之胜,治以甘清,佐以苦辛,以酸泻之。少阴之胜,治以辛寒,佐以苦咸,以甘泻之。太阴之胜,治以咸热,佐以辛甘,以苦泻之。少阳之胜,治以辛寒,佐以甘咸,以甘泻之。阳明之胜,治以酸温,佐以辛甘,以苦泄之。太阳之胜,治以甘热,佐以辛酸,以咸泻之。

【语译】

黄帝说:六气为胜气时,怎样治疗呢?岐伯说:厥阴风木为胜气致病,用甘凉之药物主治,以苦辛佐之,用酸味以泻其邪。少阴君火为胜气致病,用辛寒之药物主治,以苦咸佐之,用甘味以泻其邪。太阴湿土为胜气致病,用咸热之药物主治,以辛甘佐之,用苦味以泻其邪。少阳相火为胜气致病,用辛寒之药物主治,以甘咸佐之,用甘味以泻其邪。阳明燥金为胜气致病,用酸温之药物主治,以辛甘佐之,以苦味以泻其邪。太阳寒水为胜气致病,用甘热之药物主治,以辛酸佐之,用咸味以泻其邪。

【原文】

帝曰:六气之复何如? 岐伯曰:悉乎哉问也! 厥阴之复,少腹坚满,里急暴痛,偃木飞沙,倮虫不荣,厥心痛,汗发呕吐,饮食不入,入而复出,筋骨掉眩清厥,甚则入脾,食痹而吐。冲阳绝,死不治。

少阴之复,燠热内作,烦躁鼽嚏,少腹绞痛,火见燔焫,嗌燥,分注时止[1],气动于左,上行于右[2],咳,皮肤痛,暴瘖心痛,郁冒不知人,乃洒淅恶寒,振慄谵妄,寒已而热,渴而欲饮,少气骨痿,隔肠不便,外为浮肿哕噫,赤气后化,流水不冰,热气大行,介虫不复,病痱胗疮疡,痈疽痤痔,甚则入肺,咳而鼻渊。天府绝,死不治。

太阴之复,湿变乃举,体重中满,食饮不化,阴气上厥,胸中不便,饮发于中,咳喘有声,大雨时行,鳞见于陆,头顶痛重,而掉瘛尤甚,呕而密默[3],唾吐清液,甚则入肾,窍泻[4]无度。太溪绝,死不治。

少阳之复,大热将至,枯燥燔蓺,介虫乃耗,惊瘛咳衄,心热烦躁,便数憎风,厥气上行,面如浮埃,目乃瞤瘛,火气内发,上为口糜[5]呕逆,血溢血泄,发而为疟,恶寒鼓慄,寒极反热,嗌络焦槁,渴引水浆,色变黄赤,少气脉萎,化而为水[6],传为胕肿,甚则入肺,咳而血泄。尺泽绝,死不治。

阳明之复,清气大举,森木苍干,毛虫乃厉,病生胠胁,气归于左[7],善太息,甚则心痛否满,腹胀而泄,呕苦咳哕烦心病在鬲中,头痛,甚则入肝,惊骇筋挛。太冲绝,死不治。

太阳之复,厥气上行,水凝雨冰,羽虫乃死,心胃生寒,胸膈不利,心痛否满,头痛善悲,时眩仆,食减,腰脽反痛,屈伸不便,地裂冰坚,阳光不治,少腹控睾,引腰脊,上冲心,唾出清水,及为哕噫,甚则入心,善忘善悲。神门绝,死不治。

【注释】

[1]分注时止:指大小便有时下利无度,有时留止。

[2]气动于左,上行于右:此乃根据阳左阴右之说立论,少阴君火为复气时,所以气动于左,火能克金,肺金应于右,所以说上行于右。

[3]密默:欲安静独居之义。

[4]窍泻:以肾开窍于二阴,而门户不约也。

[5]口糜:口疮糜烂。

[6]化而为水:少阳为相火,复极则相火当衰,三焦之气化不行,则停为水病。

[7]气归于左:肝气生于左,金为复气必克木,气归于左,即肺金克肝木之义。

【语译】

黄帝说:六气互为复气致病是怎样的呢?岐伯说:问的很详尽啊!厥阴风木为复气时,发生少腹坚硬胀满,拘急暴痛等病;草木倒卧,沙土飞扬,倮虫类不得繁荣;发生厥心痛,汗出,呕吐,饮食不下,食而复出,头目眩晕,清冷厥逆,甚则邪气入脾,为食痹呕吐;若冲阳脉绝,为胃之真气已绝,多属不治的死证。

少阴君火为复气时,发生郁热内发,烦躁,鼻塞喷嚏,少腹绞痛,火炎燔灼,咽喉干燥,大小便时利时止等病,阳气发动于左,上行于右而克肺金,发生咳嗽,皮肤痛,突然失音,心痛,郁冒不省人事,乃洒淅恶寒振栗,谵言妄语,寒去而发热,口渴欲饮,少气,骨痿,肠道隔塞便不通畅,外部发生水肿,呃逆嗳气等病;火化之令后至,则流水不得结冰,热气大行,介虫类不复生化,发生痱疹疮疡,痈疽痤痔,甚则邪热入肺,咳嗽鼻渊;若天府脉绝,为肺之真气已绝,多属不治的死证。

太阴湿土为复气时,则湿化之气数起,发生体重,腹内胀满,饮食不化,阴气上逆,胸中呼吸不畅,水饮发于内,咳嗽喘息有声等病;大雨时常降下,鱼虫类出现于陆地,发生头项疼痛沉重,而眩晕抽搐尤甚,呕吐而欲安静独居,吐出清液,甚则湿邪入肾,大小便无度;若太溪脉绝,为肾之真气已绝,多属不治的死证。

少阳相火为复气时,大热将行,万物燔灼枯燥,介虫类受到损耗;发生惊恐抽搐,咳嗽衄血,心热烦躁,大便频数,恶风,逆气上行,面色如浮尘,两目抽动,火气发于内,上炎为口疮糜烂,呕逆,热邪迫血外溢下泄,发为疟疾,恶寒战栗,寒极反热,咽喉络脉干燥,口渴引饮,颜色变为黄赤,少气脉萎,化为水病,变为水肿,甚则热邪入肺,咳嗽血泄;若尺泽脉绝,为肺之真气已绝,多属不治的死证。

阳明燥金为复气时,凉气大起,林木青老干枯,毛虫类受到危害而为病;发生胠胁部病变,邪气归于左,发生喜太息,甚则心痛痞满,腹胀泄泻,呕出苦味,咳嗽呃逆,心烦,病在胸膈之内,头痛,甚则病邪入肝,惊骇,筋脉拘挛;若太冲脉绝者,为肝之真气已绝,多属不治的死证。

太阳寒水之气为复气时,厥逆之气上行,水结成冰,雨水冰雹,羽虫类乃死;发生心胃生寒,胸膈不通畅,心痛痞满,头痛喜悲,时时眩晕仆倒,饮食减少,腰部臀部反而疼痛,屈伸不利等病;地冻裂,冰坚实,阳气不得施治,发生少腹疼痛连及睾丸,牵引腰脊,上冲心痛,唾出清水,呕逆噫气,甚则邪气入心,喜忘喜悲。若神门脉绝,为心之真气已绝,多属不治的死证。

【原文】

帝曰:善,治之奈何? 岐伯曰:厥阴之复,治以酸寒,佐以甘辛,以酸泻之,以甘缓之。少阴之复,治以咸寒,佐以苦辛,以甘泻之,以酸收之[1],辛苦发之,以咸软之。太阴之复,治以苦热,佐以酸辛,以苦泻之,燥之,泄之[2]。少阳之复,治以咸冷,佐以苦辛,以咸软之,以酸收之,辛苦发之,发不远热[3],无犯温凉,少阴同法。阳明之复,治以辛温,佐以苦甘,以苦泄之,以苦下之,以酸补之。太阳之复,治以咸热,佐以甘辛,以苦坚之。

【注释】

[1]以酸收之:火热伤津,或汗出伤阴气者,当以酸味以敛其津。

[2]泄之:发汗利小便皆泄之法。

[3]发不远热:发散之法,不避辛热之药。

【语译】

黄帝说:讲得好。复气致病时怎样治疗呢? 岐伯说:厥阴风木为复气致病,以酸寒之药物主治,以甘辛佐之,用酸味以泻其邪,用甘味以缓其急。少阴君火为复气致病,以咸寒主治,以苦辛佐之,用甘味以泻其邪,用酸味以敛其津,用辛苦之药物以发散之,用咸味以软之。太阴湿土为复气致病,以苦热之药物主治,以酸辛佐之,用苦味以泻其邪,以燥性胜其湿,发汗利小便以泻其湿。少阳为复气致病时,以咸冷之药物主治,以苦辛佐之,用咸味以软之,用酸味以敛其津,用苦辛之药物发散其邪。发散之法,不避辛热的药物,不可触犯温凉的药物。少阴为复气致病时,与此法相同。阳明燥金为复气致病,以辛温之药物主治,以苦甘佐之,用苦味以泄其邪,用苦味以通下,用酸味以补之。太阳寒水为寒气致病,以咸热之药物主治,以甘辛佐之,用苦味以坚其气。

【原文】

治诸胜复,寒者热之,热者寒之,温者清之,清者温之,散者收之,抑者散之,燥者润之,急者缓之,坚者软之,脆者坚之,衰者补之,强者泻之,各安其气,必清必静[1],则病气衰去,归其所宗,此治之大体也。

【词解】

[1]必清必静:人身之气,应以清静为好,不可随意扰乱。受邪之后则扰乱气机,所以必使其复归于清静。

【语译】

主治一切胜气复气致病的大法是:气寒的用热法,气热的用寒法,气温的用清法,气冷的用温法,气散的用收法,气抑的用散法,气燥的用润法,气急的用缓法,坚硬的用软法,脆弱的用坚法,气衰的用补法,气盛的用泻法,使正气清静安定,则病气衰退,各归其所属之处,这就是治疗的大体原则。

【讨论】

以上经文主要论述了六气胜复时的气候、物候、病候特点及其治疗方法,是对运气致病治法的总结。其内容不仅适用于运气致病,而且对于各种疾病的治疗,都有科学的实用价值,在现实临床中,有直接指导意义。故在此小结如下:

(1)胜气,即偏胜之气。在一般情况下,各个年度的司天在泉之气都是胜气,即经文所述"岁厥阴在泉,风淫所胜""厥阴司天,风淫所胜"等。但在特殊情况下也可以不受上述规定的约束而出现与岁气不相应的偏胜之气。例如,厥阴在泉应该风气偏胜,但实际上也有凉气、燥气偏胜的情况,即经文所述"邪气反胜""风司于地清反胜之""火司于地,寒反胜之",等等。总之,胜气的发生可以根据司天在泉的规律进行测算,但由于可以出现邪气反胜的情况,因此胜气于否,一切以实际表现为主,有什么就是什么。

(2)复气,即报复之气。由于复气是为了矫正偏胜之气而产生的另一类性质不同的胜气,因此,复气实际上也是一种"胜气",所以复气在气候、物候、病候的表现上与胜气基本相同。例如,经文"厥阴在泉,风淫所胜,则地气不明,平野昧,草乃早秀,民病洒洒振寒,善伸数欠,心痛支满,两胁里急,饮食不下"与"厥阴之复,少腹坚满,里急暴痛,偃木飞沙,倮虫不荣,厥心痛,汗发,呕吐,饮食不入,入而复出",在气候、物候、病候上的描述基本相似。

(3)对胜复的治疗,基本上是根据自然气候变化中的自调现象总结出来的,亦据经文所述"燥以干之,暑以蒸之,风以动之,湿以润之,寒以坚之,火以温之"以及"上淫于下,所胜平之,外淫于内,所胜治之"等六气之间的相互制约、相互协调的关系,总结出对人体疾病的治疗原则是:"寒者热之,热者寒之,温者清之,清者温之,散者收之,抑者散之,燥者润之,急者缓之,坚者软之,脆者坚之,衰者补之,强者泻之。"也就是说,只要出现了胜气及其相应的疾病表现,一般都可以根据治胜复的原则,给予针对性的治疗。

(4)胜气的产生是复杂的,因此对于胜气的治疗在具体方法上也不是单一的,根据经文可以归纳为以下几方面:

①对于风气偏胜的治法有三:其一,用辛散的方法使风邪外解;其二,用清凉或苦寒、甘寒的方法使风邪内清;其三,用甘缓或酸收的方法使风邪自解。即经文所谓"风淫于内,治以辛凉,佐以苦,以甘缓之,以辛散之""风淫所胜,平以辛凉,佐以苦甘,以甘缓之,以酸泻之""厥阴之复,治以酸寒,佐以甘辛,以酸泻之,以甘缓之"。

②对火(热)气偏胜的治疗方法有四:其一,用苦寒泻热的方法使火(热)邪内清;其二,用咸寒软坚的方法使大便通畅;其三,用酸甘养阴的方法以养阴保津;其四,属于外寒内热者,也可以用辛散的方法使火(热)外解。即经文所谓"热淫于内,治以咸寒,佐以甘苦,以酸收之,以苦发之""火淫于内,治以咸冷,佐以苦辛,以酸收之,以苦发之""热淫所胜,平以咸冷,佐以苦甘,以酸收之""火淫于内,平以酸冷,佐以苦甘,以酸收之,以苦发之,以酸复之""少阳之复,治以咸冷,佐以苦辛,以咸软之,以酸收之,辛苦发之"。

③对湿气偏胜的治法有四:其一,用苦寒燥湿的方法使湿从内清;其二,用

温热化湿的方法使湿从内化;其三,用辛温发汗的方法使湿从外解;其四,用淡渗利湿的方法使湿从小便排出。即经文所谓"湿淫于内,治以苦热,佐以酸淡,以苦燥之,以淡泄之""湿淫所胜,平以苦热,佐以酸辛,以苦燥之,以淡泄之""湿上甚而热,治以苦温,佐以甘辛,以汗为故而止""太阴之复,治以苦热,佐以酸辛,以苦泻之,燥之,泄之"。

④对燥气偏胜的治法有二:其一,因热生燥者,用苦寒清热或酸甘养阴的方法使燥从内解;其二,因寒生燥、阳不化阴者,用辛温散寒的方法使阳生阴长,燥象自除。即经文所谓"燥淫于内,治以苦温,佐以甘辛,以苦下之""燥淫所胜,平以苦温,佐以酸辛,以苦下之""阳明之复,治以辛温,佐以苦甘,以苦泄之,以苦下之,以酸补之"。

⑤对寒气偏胜的治法有三:其一,里寒者,用甘热温中的方法使寒从内解;其二,表寒者,用辛温发散的方法使寒从外解;其三,寒束于表,热盛于里者,用辛苦同用的方法,解表清里同进。即经文所谓"寒淫于内,治以甘热,佐以苦辛,以咸泻之,以辛润之,以苦坚之""寒淫所胜,平以辛热,佐以甘苦,以咸泻之""太阳之复,治以咸热,佐以甘辛,以苦坚之"。

【原文】

帝曰:善。气之上下,何谓也?岐伯曰:身半以上,其气三矣[1],天之分也,天气主之。身半以下,其气三矣[2],地之分也,地气主之。以名命气,以气命处,而言其病。半,所谓天枢也[3]。故上胜而下俱病者,以地名之,下胜而上俱病者,以天名之[4]。所谓胜至,报气[5]屈伏而未发也。复至则不以天地异名,皆如复气为法也。

【注释】

[1]身半以上,其气三矣:这是从人与天地相应的意义上说的,身半以上,应天之气,故归司天之气主之。

[2]身半以下,其气三矣:身半以下,应地之气,故归在泉之气主之。

[3]所谓天枢也:在天地上下气交之中名天枢。在人身以身半之中名天枢。

[4]上胜而下俱病者……以天名之:司天之气胜而病生于下者,以在泉阴阳三气及其相应之脏腑经脉以命其名;在泉之气胜而病生于上者,以司天阴阳三气及与

其相应之脏腑经脉以命其名。

[5]报气:报复之气,即复气。

【语译】

黄帝说:讲得好。人体的气分上下,是什么意思呢?岐伯说:身半以上,应于初气至三气,为司天之时所主,由天气主之;身半以下,应于四气至终气,为在泉之所主,由地气主之。以司天在泉六步名称以定其所主之气,用六气来指人身体的部位而说明疾病,以论其病变之形证。"半",即"天枢"所处之部位。所以司天气胜而病生于下的,以在泉之气名之;在泉之气胜而病生于上的,以司天之气名之。这是指的胜气至复气退伏未发者而言,若复气已至则不能以司天在泉之名以区别之,当以复气的情况为准则来判定病情。

【原文】

帝曰:胜复之动,时有常乎?气有必乎?岐伯曰:时有常位,而气无必也。帝曰:愿闻其道也。岐伯曰:初气终三气,天气主之,胜之常也。四气尽终气,地气主之,复之常也。有胜则复,无胜则否[1]。帝曰:善。复已而胜何如?岐伯曰:胜至则复,无常数也,衰乃止耳。复已而胜,不复则害,此伤生也[2]。帝曰:复而反病何也?岐伯曰:居非其位,不相得也[3],大复其胜则主胜之,故反病也,所谓火燥热也。帝曰:治之何如?岐伯曰:夫气之胜也,微者随之,甚者制之。气之复也,和者平之,暴者夺之。皆随胜气,安其屈伏,无问其数,以平为期,此其道也。

【注释】

[1]有胜则复,无胜则否:胜复之气的发作情况,有胜气则有复气,无胜气则无复气,胜气甚者,复气则甚,胜气微者,复气亦微。

[2]不复则害,此伤生也:有胜无复,是复气已衰,衰不能复,是天真之气已伤败甚而生机尽。

[3]居非其位,不相得也:因复气之来,不在其主时之位,则与主时之气不相适应。

【语译】

黄帝说:胜气与复气的运动,有固定的时间吗?其气来与不来有必然的规律吗？岐伯说：四时虽有固定的位置，而胜气和复气却没有必然的规律。黄帝说：我想听听其中的道理。岐伯说：从初之气至三之气，由司天之气主之，是发生胜气常见的时位。从四之气至终之气，由在泉之气主之，是发生复气常见的时位。有胜气则有复气，没有胜气则没有复气。黄帝说：讲得好。复气已去而又有胜气发生的，是怎样的呢？岐伯说：胜气至后则必有复气，没有固定的次数，至气衰后则自行终止。复气去后，而又有胜气发生，若胜气之后，没有复气，则有灾害，这是由于生机被伤之故。黄帝说：有复气反而致病，是什么原因呢？岐伯说：复气之来，不在其时位，主客之气不相得。大复之气胜之，则主气胜之，所以反而致病。就是所谓火燥热三气主气之时。黄帝说：怎样治疗呢？岐伯说：凡六气为胜气时，气微者则随顺之，气甚者则制伏之。六气为复气时，气缓和者则平调之，气暴者则劫夺之。都要随着胜气的微甚，以安其屈伏不伸之气，不管数之多少，以达到平和为目的，这就是一般的规律。

【讨论】

本节重点论述了六气的胜复问题。对于胜复的一般规律，经文指出：①有胜气就一定有复气。一般来说上半年出现胜气，下半年也就出现复气。②没有胜气也就没有复气。因此什么时候出现胜气，什么时候出现复气不能机械地对待。③胜气之后一定要有复气出现，如果复气不至，就会影响正常的生命现象，形成灾害。④复气制约了胜气之后，本身又往往会形成新的"胜气"，形成新的灾害，即经文所谓"复已反病"。为什么会复已反病，是因为复气"居非其位"，与主气"不相得"的结果。⑤对于胜气复气的处理原则，胜复之气微者可以不加处理；胜复之气甚者，必须对之进行针对性地治疗。

所谓"胜复"，实际上就是自然气候变化中的自稳调节现象。人体生理病理变化同样也存在这种自稳调节现象。中医学根据自然界的胜复现象推之于人而提出了这一系列的理论和治疗法则。这是古人长期与自然和疾病斗争的经验总结，是中医学在人体生理、病理和辨证论治方面的一个主要特点，应认真继承发扬。

【原文】

帝曰：善。客主[1]之胜复奈何？岐伯曰：客主之气，胜而无复[2]也。帝曰：其逆从何如？岐伯曰：主胜逆，客胜从，天之道也。帝曰：其生病何如？岐伯曰：厥阴司天，客胜则耳鸣掉眩，甚则咳；主胜则胸胁痛，舌难以言。少阴司天，客胜则鼽嚏颈项强，肩背瞀热，头痛少气，发热耳聋目瞑，甚则胕肿血溢，疮疡咳喘；主胜则心热烦躁，甚则胁痛支满。太阴司天，客胜则首面胕肿，呼吸气喘；主胜则胸腹满，食已而瞀。少阳司天，客胜则丹胗外发，及为丹熛[3]疮疡，呕逆喉痹，头痛嗌肿，耳聋血溢，内为瘛疭；主胜则胸满咳仰息，甚而有血，手热。阳明司天，清复内余，则咳衄嗌塞，心鬲中热，咳不止而白，血出者死。太阳司天，客胜则胸中不利，出清涕，感寒则咳；主胜则喉嗌中鸣。厥阴在泉，客胜则大关节不利，内为痉强拘瘛，外为不便；主胜则筋骨繇并[4]，腰腹时痛。少阴在泉，客胜则腰痛，尻股膝髀腨胻足病，瞀热以酸，胕肿不能久立，溲便变；主胜则厥气上行，心痛发热，鬲中，众痹皆作，发于胠胁，魄汗[5]不藏，四逆而起。太阴在泉，客胜则足痿下重，便溲不时，湿客下焦，发而濡泻，及为肿隐曲之疾；主胜则寒气逆满，食饮不下，甚则为疝。少阳在泉，客胜则腰腹痛而反恶寒，甚则下白溺白[6]；主胜则热反上行而客于心，心痛发热，格中而呕。少阴同候。阳明在泉，客胜则清气动下，少腹坚满而数便泻；主胜则腰重腹痛，少腹生寒，下为鹜溏，则寒厥于肠，上冲胸中，甚则喘不能久立。太阳在泉，寒复内余，则腰尻痛，屈伸不利，股胫足膝中痛。

【注释】

[1]客主：客指每年司天在泉之气，即客气；主指四时六步之主气。

[2]客主之气，胜而无复：客气动而变，主气静而常，气强则胜，时去则已，故但以盛衰相胜而无复也。

[3]丹熛：赤游风之类。

[4]筋骨繇并：筋骨动摇挛缩。繇，同摇；并，挛缩不能伸。

[5]魄汗：身体汗出。

[6]下白溺白：大小便俱下白沫。

【语译】

黄帝说：讲得好。客气与主气的胜复是怎样的呢？岐伯说：客气与主气，只有胜气而无复气。黄帝说：客气与主气的逆顺是怎样的呢？岐伯说：主气胜过客气者，则天气不得行令，故为逆；客气则胜过主气者，则天气得行其令，故为顺。这是一般的自然规律。黄帝说：客气与主气相胜而致病是怎样的呢？岐伯说：厥阴司天，客气胜则发生耳鸣，眩晕，甚则咳嗽等病；主气胜则发生胸胁痛，舌强难言等病。少阴司天，客气胜则发生鼻塞喷嚏，颈项强直，肩背闷热，头痛少气，发热，耳聋目瞑，甚则水肿，血外溢，疮疡，咳嗽喘息等病；主气胜则发生心中烦热，烦躁，甚则胁痛，支撑胀满等病。太阴司天，客气胜则发生头面水肿，呼吸气喘等病；主气胜则发生胸腹胀满，饭后闷昧等病。少阳司天，客气胜则赤疹发生于外，及赤游风病，疮疡，呕吐气逆，喉痹，头痛，咽喉肿，耳聋，血外溢，内则瘛疭抽搐等病；主气胜则发生胸满，咳嗽，仰面呼吸，甚则咳血，两手发热等病。阳明司天，清气复胜而有余于内，则发生咳嗽，衄血，咽喉阻塞，心膈中热等病，咳嗽不止而面白血出者，多属死证。太阳司天，客气胜则发生胸中呼吸不畅，出清涕，感于寒则咳嗽等病；主气胜则发生咽喉中鸣等病。厥阴在泉，客气胜则发生大关节运动不利，内为痉挛强直拘急抽搐，外为运动不利等病；主气胜则发生筋骨摇动挛缩，腰部腹部时时疼痛等病。少阴在泉，客气胜则发生腰痛，尻股膝髀腨胫足部疾病，闷热酸痛，水肿不能久立，大小便改变等病；主气胜则发生厥气上行，心痛发热，膈内及众麻痹之病发作，病生于肢胁部位，体汗不止，四肢厥逆等病。太阴在泉，客气胜则发生两足痿软，下体沉重，大小便不时而下，若湿邪侵犯下焦，则发生水泻，水肿与房事不行之疾；主气胜则发生寒气上逆胀满，饮食不下，甚则为疝气等病。少阳在泉，客气胜则发生腰痛腹痛而恶寒，甚则大小便下白沫等病；主气胜则发生热反上行而侵及于心，心痛发热，中焦格拒而呕吐等病，少阴在泉之证候与此相同。阳明在泉，客气胜则发生清气动于下，少腹坚硬胀满，泄泻频繁等病；主气胜则发生腰部沉重，腹痛，少腹生寒，在下则大便溏泻，寒气逆于肠内，上冲胸中，甚则喘息不能久立等病。太阳在泉，寒气复胜而有余于内，则发生腰疼痛，屈伸不利，股胫足膝中疼痛等病。

【原文】

帝曰：善，治之奈何？岐伯曰：高者抑之[1]，下者举之[2]，有余折之，不足补之，佐以所利，和以所宜，必安其主客，适其寒温，同者逆之，异者从之。帝曰：治寒以热，治热以寒，气相得者逆之，不相得者从之，余以[3]知之矣。其于正味何如？岐伯曰：木位之主[4]，其泻以酸，其补以辛。火位之主，其泻以甘，其补以咸。土位之主，其泻以苦，其补以甘。金位之主，其泻以辛[5]，其补以酸。水位之主，其泻以咸，其补以苦。厥阴之客，以辛补之，以酸泻之，以甘缓之。少阴之客，以咸补之，以甘泻之，以咸收之。太阴之客，以甘补之，以苦泻之，以甘缓之。少阳之客，以咸补之，以甘泻之，以咸软之。阳明之客，以酸补之，以辛泻之，以苦泄之[6]。太阳之客，以苦补之，以咸泻之，以苦坚之，以辛润之。开发腠理，致津液通气也。

【注释】

[1]高者抑之：气逆于上者，当抑之使下。

[2]下者举之：气隐于下者，当举之使上。

[3]以：通已。

[4]木位之主：位，指五行分司主气六步之时位。此指厥阴风木主位之时。以下各"位"义同。

[5]其泻以辛：金性敛，辛则反其性而散之，故为泻。

[6]以苦泄之：客气阳明为金气，内应于肺，肺病易为气上逆，苦则下，故为泄。

【语译】

黄帝说：讲得好。应当怎样治疗呢？岐伯说：气上逆者，抑制而下之；气隐下者，提举而升之；气有余者，衰折而减之；气不足者，则补之；佐以所利之品，和以所宜之物，必使主客之气清静安定；根据其气之寒温以治之，主客之气相同者，则逆其胜气以治之，主客之气相逆者，则从所不胜之气以治之。黄帝说：治寒病用热药，治热病用寒药，主客之气相得者，则逆其胜之气，主客之气不相得者，则从其所不胜之气，我已经明白了。应如何运用其适宜之味呢？岐伯说：主气厥阴木气主位之时，泻用酸味之药，补用辛味之药。少阴君火与少阳相火主位之时,泻用甘味之药,补用咸味之药。主气太阴土气主位之时,泻用苦味之药,补用甘味之药。主气阳明金气主位之时,泻用辛味之药,补用酸味之药。主气太阳水气主位之时,泻用咸味之药,补用苦味之药。客气厥阴风气胜时,补用辛味之药,泻用酸味之药,缓用甘味之药。客气少阴火气胜时,补用咸味之药,泻用甘味之药,收用咸味之药。客气太阴湿气胜时,补用甘味之药,泻用苦味之药,缓用甘味之药。客气少阳相火气胜时,补用咸味之药,泻用甘味之药,软坚用咸味之药。客气阳明燥气胜时,补用酸味之药,泻用辛味之药,泄用苦味之药。客气太阳寒气胜时,补用苦味之药,泻用咸味之药,坚用苦味之药,润用辛味之药。总之,以达到疏通腠理,使津液和利、气脉通畅的目的。

【讨论】

本节论述了客主之气的胜复问题。经文首先指出"客主之气,胜而无复也",由于客气和主气同时同位,所以它们之间只有胜气而无复气,就是说在其所属的时间中只有客气偏胜或主气偏胜而不存在复气偏胜的问题。其次指出主气偏胜时应按季节气候本身特点进行治疗;客气偏胜时应按当时气候实际变化情况进行治疗。前者叫逆治,后者叫从治。再次,列举六气司天在泉各个年份客气偏胜及主气偏胜时的各种临床表现,并明确指出各个年份各个季节中由于有主胜客胜的不同,因此疾病的表现也各有不同,在具体分析各个季节的疾病时,必须对司天、在泉、主气、客气进行综合考虑。最后经文指出了主胜客胜时的治疗方法。其所列治法内容与前文基本相同,由此可以看出在不同气候影响下发生的病候虽然是多种多样的,但加以归纳则不外乎寒、热、盛、衰;治法虽然十分复杂,但加以归纳亦不外乎温、凉、补、泻。这是古人对气候、物候、病候长期观察分析的结果,是医疗实践的经验总结,是后世八纲、八法的理论基础。

【原文】

帝曰:善。愿闻阴阳之三也何谓?岐伯曰:气有多少,异用也。帝曰:阳明何谓也?岐伯曰:两阳合明也。帝曰:厥阴何也?岐伯曰:两阴交尽也[1]。

【注释】

[1]两阴交尽:阴分为三,以标明阴气在其变化过程中,存在着一定的差异,自

少而大,为自少而壮。少太两阴交尽,则阴气已极,阳气得生。

【语译】

黄帝说:好。我想听听阴阳各分为三是什么意思?岐伯说:阴阳之气各有多少的不同,其作用有一定的差异。黄帝说:阳明指的是什么呢?岐伯说:阳明就是太阳与少阳两阳相合而明的意思。黄帝说:厥阴指的是什么呢?岐伯说:厥阴就是太阴与少阴两阴交尽的意思。

【原文】

帝曰:气有多少,病有盛衰,治有缓急,方有大小,愿闻其约奈何?岐伯曰:气有高下,病有远近,证有中外,治有轻重,适其至所为故也。《大要》曰:君一臣二,奇之制也;君二臣四,偶之制也;君二臣三,奇之制也;君二臣六,偶之制也。故曰:近者奇之,远者偶之,汗者不以奇,下者不以偶,补上治上制以缓,补下治下制以急,急则气味厚,缓则气味薄,适其至所,此之谓也。病所远而中道气味之者,食而过之,无越其制度也。是故平气之道,近而奇偶,制小其服也。远而奇偶,制大其服也。大则数少,小则数多。多则九之,少则二之。奇之不去则偶之,是谓重方。偶之不去,则反佐以取之,所谓寒热温凉,反从其病也。

【语译】

黄帝说:阴阳之气有多少,病情有盛衰,治法有缓急,方制有大小,我想听听其有关的准则是什么?岐伯说:邪气有高下,病位有远近,证候有内外,治法有轻重,以药力适达病所为目的。《大要》上说:君药一味,臣药二味,为奇方的组成原则;君药二味,臣药四味,为偶方的组成原则;君药二味,臣药三味,为奇方的组成原则;君药二味,臣药六味,为偶方的组成原则。所以说,病位近的用奇方,病位远的用偶方,发汗不用奇方,攻下不用偶方,上不足用补与邪在上当祛者,需用缓方,下不足用补与邪在下当攻者,需用急方,性急的药其气味厚,性缓的药其气味薄,所以能使药气适至病所,就是这个意思。若病位远者,药之气味经中道者,当根据病位高下而决定服药准则,病在上者,食后服之,病在下者,食前服之,务使药之味不至超越病所。所以平调气机之道,病位近而用奇方或偶方时,药剂宜小。病位远而用奇方或偶方时,药剂宜大。大则药味少而量重,小则药味多而量轻。多者可达九味,少者可至二味。用奇方病不去时,则用偶方,谓之重方。用偶方病不去时,则可加与病气相同之药以反佐之,就是说寒热温凉之性,与病气相顺的意思。

【讨论】

本节主要论述了方剂的组成、分类和适应证的问题。

在方剂的组成方面,经文提出一个方剂之中有君有臣,意即方剂是由主要药物和配合主要药物发挥作用的辅助药物组成。

在方剂的分类方面,经文提出了以下几种方法:其一,以方剂单位数量分为奇方(单方)和偶方(复方)。一个单一的方剂是单方;两个以上的方剂是复方,复方又叫重方。其二,以用药剂量及药味多少分为大方和小方。用药剂量大、药味少的是大方;用药剂量小、药味多的是小方。其三,以药物作用缓急分为缓方和急方。所用药物气味薄、作用缓的是缓方;所用药物气味厚、作用急的是急方。《内经》关于方剂的分类,实际上只有奇方(单方)、偶方(复方)、缓方、急方、大方、小方六种。但后世均谓《内经》把方剂分为大、小、缓、急、奇、偶、复七方,把奇方和偶方看成只是组成药物是单数和双数的差别,把重方谓之复方。七方之说值得商榷,周学海即提出异议说:"一三五七,二四六八者,品数之单骈也,奇偶者,所以制缓急厚薄之体,以成远近汗下之用者也,于品数之单骈何与耶?品数之单骈,于治病之实又何与耶?制病以气,数之单骈,无气也。盖常思之,用一物为君,复用同气之二物以辅之,是物性专一,故曰奇也。用二物一补一泻为君,复用同气者各二物以辅之,是二气并行,故曰偶也。君二而臣有多寡,则力有偏重,故亦曰奇;臣力平均,则亦曰偶。推之品数加多,均依此例。次奇偶之义,不可易者也。旧解皆专指数之单骈,且曰汗不以奇,而桂枝用三,下不以偶,而承气用四,此以为神明之致也,可为喷饭。"此说颇值商榷。

在方剂的适应证方面,经文提出病位在上、在外的,用单方、缓方、小方;病位在下、在里的,用复方、急方、大方。但经文同时又提出"适其至所",一切以疗效为标准,不能机械套用,单方无效可用复方,反之同理。

经文提出根据病位远近的服药方法,在临床上一直被采用,有其一定的道理。特别值得重视的是"反佐"之法,对某些寒热错杂格拒及邪气方盛等复杂病情的治疗,有着重要的作用。如《伤寒论》中的白通汤证、通脉四逆汤证就是"反佐"法的具体运用;另外如寒药热服或热药寒服,及后世在组方时于热性药中少佐以寒凉之药、于寒凉药中少佐以温热之药都属于"反佐"法。

【原文】

帝曰:善。病生于本[1],余知之矣。生于标[1]者,治之奈何?岐伯曰:病反其本,得标之病,治反其本,得标之方[2]。帝曰:善。六气之胜,何以候之?岐伯曰:乘其至也。清气大来,燥之胜也,风木受邪,肝病生焉。热气大来,火之胜也,金燥受邪,肺病生焉。寒气大来,水之胜也,火热受邪,心病生焉。湿气大来,土之胜也,寒水受邪,肾病生焉。风气大来,木之胜也,土湿受邪,脾病生焉。所谓感邪而生病也。乘年之虚[3],则邪甚也。失时之和[4],亦邪甚也。遇月之空[5],亦邪甚也。重感于邪,则病危矣。有胜之气,其必来复也。

【注释】

[1]本、标:本,此指风热火湿燥寒六气;标,此指三阴三阳。

[2]病反其本……得标之方:标病当反求于本,乃可得知标病之由,治法当反求于本,乃可求得治标之方。

[3]年之虚:即岁过不及之年。

[4]失时之和:即岁气与四时之气不相和者。

[5]月之空:即月廓残缺之时。

【语译】

黄帝说:讲得好。病生于六气之本的,我已经明白了。生于三阴三阳之标的,应当怎样治疗呢?岐伯说:从本病推论,即可得知标病的情况,从治本之法推论,即可得知治标之方。黄帝说:讲得好。六气为胜气的,怎样观测呢?岐伯说:乘其不及而至者为胜气。清肃之气大来,为燥气之胜,风木受邪,病生于肝。热气大来,火气胜,燥金受邪,病生于肺。寒气大来,为水气胜,火热受邪,病生于心。湿气大来,为土气胜,寒水受邪,病生于肾。风气大来,火木气胜,湿土受邪,病生于脾。就是说感受胜气之邪就要生病。遇到岁不及之年,则邪甚。遇到岁气与四时之气不和时,邪亦甚。遇到月廓残缺之时,邪气也甚。若受邪之后,而再次感邪则病情危重。有了胜气,其后必然还有复气,这是自然规律。

【原文】

帝曰：其脉至何如？岐伯曰：厥阴之至其脉弦，少阴之至其脉钩，太阴之至其脉沉，少阳之至大而浮，阳明之至短而涩，太阳之至大而长。至而和则平，至而甚则病，至而反者病，至而不至者病，未至而至者病，阴阳易[1]者危。

【注释】

[1]阴阳易：阳病阳脉不见于阳位，而见于阴位，阴病阴脉不见于阴位，而见于阳位，谓之"阴阳易"。

【语译】

黄帝说：六气为病的时候脉象怎样的呢？岐伯说：厥阴之气至，脉象为弦；少阴之气至，脉象为钩；太阴之气至，脉象为沉；少阳之气至，脉象大而浮；阳明之气至，脉象短而涩；太阳之气至，脉象大而长。脉至平和则气亦平和；脉至甚者则为病；脉至与应见之脉相反者则为病；气已至而脉不至者则为病，气未至而脉先至者则为病；阴脉与阳脉相互交换其位置者则病危。

【原文】

帝曰：六气标本，所从不同，奈何？岐伯曰：气有从本者，有从标本者，有不从标本者也。帝曰：愿卒闻之。岐伯曰：少阳太阴从本[1]，少阴太阳从本从标[2]，阳明厥阴，不从标本，从乎中也。故从本者化生于本，从标本者有标本之化，从中者以中气为化也。帝曰：脉从而病反者，其诊何如？岐伯曰：脉至而从，按之不鼓[3]，诸阳皆然。帝曰：诸阴之反，其脉何如？岐伯曰：脉至而从，按之鼓甚而盛[4]也。是故百病之起，有生于本者，有生于标者，有生于中气者，有取本而得者，有取标而得者，有取中气而得者，有取标本而得者，有逆取而得者，有从取而得者。逆，正顺也。若顺，逆也。故曰：知标与本，用之不殆，明知逆顺，正行无问。此之谓也。不知是者，不足以言诊，足以乱经。故《大要》曰：粗工嘻嘻，以为可知，言热未已，寒病复始，同气异形，迷诊乱经。

此之谓也。夫标本之道,要而博,小而大,可以言一而知百病之害,言标与本,易而勿损,察本与标,气可令调,明知胜复,为万民式,天之道毕矣。

【注释】

[1]少阳太阴从本:少阳之本火,太阴之本湿,本末同,故从本。

[2]少阴太阳从本从标:少阴之本热,其标阴;太阳之本寒,其标阳;本末异,故从本从标。

[3]脉至而从,按之不鼓:如阳证而见阳脉为从。应大而鼓指,若按之不鼓指,非真阳证,常见于阴盛格阳。

[4]脉至而从,按之鼓甚而盛:如阴证而见阴脉为从,其脉不应鼓指,若按之鼓指甚而盛,非真阴证,常见于阳盛格阴。

【语译】

黄帝说:六气标本,所从不同,是怎样的呢?岐伯说:六气有从本的,有从标本的,有不从标本的。黄帝说:我想听你详尽地讲讲。岐伯说:少阳与太阴,标本属性相同,则从本;少阴与太阳标本属性不同,则从本从标;阳明与厥阴,标本属性皆可化于它气,则不从标本,从于中气。所以从本者,化生于本气;从标本者,或化生于本,或化生于标;从中气者,化生于中气。黄帝说:脉与病似同而实反,怎样诊断呢?岐伯说:脉来与病情相顺,但按之不鼓指,诸似阳证者,都是这样。黄帝说:诸阴证与脉相反,其脉是怎样的呢?岐伯说:脉来与病情相顺,按之鼓指而强盛有力。所以百病的产生,有生于本的,有生于标的,有生于中气的。有取法于本而得愈的,有取法于标而得愈的,有取法于中气而得愈的,有取法于标本而得愈的,有逆取而得愈的,有从取而得愈的。所谓逆其病气,正是顺治。所谓顺其病气,就是逆治。所以说:懂得标本与本的道理,运用起来就不会有困难,明白了逆与顺的用法,就能够进行正确的治疗,而不会产生疑问。就是这个意思。不知道这些道理,不足以谈论诊法的问题,却足以扰乱经义。所以《大要》上说:粗浅的医生,沾沾自喜,以为他什么都懂得了,遇到病人时,刚刚说完是热证,而寒的证候又开始了。由于感受同一邪气,病的形证却有不同,不明白这个道理,则诊断迷惑,经义错乱。就是这个意思。关于标与本的道理,简要而广泛,由小而及大,可以抓住要点而得知百病为害之由。说明标与本,对病情的分析就比较容易,而不受损,考察了本与标,就能正确地调整气机,明白了胜气与复气的问题,就可以作为人们遵循的准则。有关自然变化规律的问题,也就彻底明白了。

【讨论】

本节主要论述了六气的标本中气,所从不同,并据此提出标本中气理论在临床治疗中的重要地位。标本理论在《内经》中居很重要的地位。《内经》中论述标本理论的篇章,除本篇以外还有《素问·天元纪大论》《素问·六微旨大论》《素问·标本病传论》《灵枢·病本篇》等。其主要内容,在此小结如下。

(1)自然气候变化是本,三阴三阳是标。即《素问·天元纪大论》中所谓"厥阴之上,风气主之;少阴之上,热气主之;太阴之上,湿气主之;少阳之上,相火主之;阳明之上,燥气主之;太阳之上,寒气主之。所谓本也,是谓六元。"

(2)在自然气候变化方面,由于六气可以相互转化、相互影响,因而在六气变化中可以继发他气的变化或同时出现他气的变化,《内经》称之为"中间之气"。即《素问·六微旨大论》中所谓"少阳之上,火气治之,中见厥阴;阳明之上,燥气治之,中见太阴;太阳之上,寒气治之,中见少阴;厥阴之上,风气治之,中见少阳;少阴之上,热气治之,中见太阳;太阴之上,湿气治之,中见阳明。所谓本也,本之下,中之见也,见之下,气之标也。本标不同,气应异象"。

(3)六气既然可以相互转化,可以相互影响,因此六气中的每一气都存在标本中气的问题,分析六气中任何一气的变化都要考虑他气的变化或影响。在六气中,火气和湿气的标本之间在阴阳属性上一致,其变化相对稳定,所以六气之中的少阳和太阴在分析其变化时重点在它们本气方面,即少阳重点考虑阳,太阴重点考虑阴。六气之中的热气有时可以向寒的方面转化,因而可以出现本热标寒现象。所以六气之中的少阴与太阳在分析其变化时,不但要考虑它们的本气,而且要考虑它们的标气,即它们在变化中转化之气。这也就是说,对于少阴要考虑到热与寒的关系问题,对于太阳则要考虑寒与热的关系问题。六气之中的燥气常常向湿转化,凉向寒转化。六气之中的风气常常向火热转化。所以六气之中的阳明与厥阴,在分析其变化时,也要考虑到它们向有关他气的转化问题,即对厥阴来说要考虑向少阳转化的问题,对阳明来说要考虑向太阴转化的问题。以上就是《至真要大论》中所述"少阳太阴从本,少阴太阳从本从标,阳明厥阴不从标本从乎中也"。

(4)由于人与天地相应,人体的生理及病理变化与自然气候变化密切相关。因而人体的生理及病理变化也可以六气的变化加以归类并以三阴三阳六经标志之。所以上述标本中气理论亦可以运用来分析人体的生理及病理变化并以之来总结疾病的发生、发展和传变规律。病位在肝、心包络,病在厥阴;病位在胆、三焦,病在少阳;病位在心、肾,病在少阴;病位在膀胱、小肠,病在太阳;病位在胃、大肠,病在阳明;病位在肺、脾,病在太阴。由于五脏六腑寒热可以相移,即可以相互传变影响,因而亦可以运用标本中气的理论来分析疾病和总结疾病的变化规律,并用之来防治疾病。这也就是本节中所述,"百病之起,有生于本者,有生于标者,有生于中气者,有取本而得者,有取标而得者,有取中气而得者,有逆取而得者,有从取而得者。""夫标本之道,要而博,小而大,可以言一而知百病之害。"

(5)在诊治疾病上要重视分析标本,因为标本理论与鉴别疾病的真假寒热和采取相应的治疗措施密切相关。这也就是《素问·标本病传记》中所述"病有标本,刺有逆从。""知逆与从,正行无问,知标本者,万举万当。不知标本,是谓妄行。"以及本篇中所论,"病反其本,得标之病,治反其本,得标之方。"

据上所述可以看出,《内经》关于标本中气的理论是源于对自然气候变化的观察和总结而来,并根据人与天地相应的指导思想运用于人体生理及病理变化,指导养生防病和对疾病的辨证论治。于此可以看出,气化学说不但与中医基础理论有很深的渊源,而且也是中医临床辨证论治的理论基础。

【原文】

帝曰:胜复之变,早晏何如?岐伯曰:夫所胜者,胜至已病,病已愠愠[1],而复已萌也。夫所复者,胜尽而起,得位而甚,胜有微甚,复有少多,胜和而和,胜虚而虚,天之常也。帝曰:胜复之作,动不当位,或后时而至,其故何也?岐伯曰:夫气之生化,与其衰盛异也。寒暑温凉,盛衰之用,其在四维。故阳之动,始于温,盛于暑;阴之动,始于清,盛于寒。春夏秋冬,各差其分。故《大要》曰:彼春之暖,为夏之暑,彼秋之愆,为冬之怒,谨按四维,斥候[2]皆归,其终可见,其始可知。此之谓也。帝曰:差有数乎? 岐伯曰:又凡三十度[3]也。帝曰:其脉应皆何如? 岐伯曰:差同正法,待时而去也[4]。《脉要》曰:春不沉,夏不弦,冬不涩,秋不数,是谓四塞[5]。沉甚曰病,弦甚曰病,涩甚曰病,数甚曰病,参见[6]曰病,复见曰病,未去而去曰病,去而不去曰病,反者死[7]。故曰:气之相守司也,如权衡之不得相失也。夫阴阳之气,清静则生化治,动[8]则苛疾起,此之谓也。

【注释】

[1]愠愠:郁积的意思。

[2]斥候:古多指伺望敌兵之人,此当指观察伺望气候而言。

[3]三十度:即三十日。

[4]差同正法,待时而去也:脉象之差,与岁时之差数相应。时差脉亦差,时应脉亦应,此为天人相参之理,所以时去则脉亦去。

[5]四塞:天地四时之气,闭塞而无所运行也。

[6]参见:指脉气杂乱而错见。

[7]反者死:春得秋脉,夏得冬脉,秋得夏脉,冬得长夏脉,长夏得春脉,皆反见胜己之化,失天和也,故死。

[8]动:指气候的反常变化。

【语译】

黄帝说:胜气和复气的变化,其早晚分别各是怎样的呢? 岐伯说:关于胜气,胜气至时则发病,当病邪蕴积时,而复气已开始萌芽。关于复气,是在胜气尽时开始发作,得其应时之位时则甚。胜气有微甚,复气有多少,胜气和缓者,则复气和缓,胜气虚衰者,则复气也虚衰,这是自然变化的常规。黄帝说:胜气与复气的发作,动有不当其时位的,或在时位之后而至,是什么道理呢? 岐伯说:六气的发生与变化,盛衰不同。寒暑温凉,盛衰的作用,表现于辰戌丑末四季月之时。所以阳气的发动,始于温时,盛于暑时;阴气的发动,始于凉时,盛于寒时。春夏秋冬四季,存在着一定的时差。所以《大要》上说:春天的温暖,渐变为夏天的暑热,秋天的肃杀,渐变为冬天的凛冽,谨慎地考察四季月的气候变化,观察气候的回归,则从气的终末,可以发现气的开始,就是这个意思。黄帝说:时差有一定的日数吗?岐伯说:约三十日的时间。黄帝说:这在脉象方面的反应是怎样的呢?岐伯说:时差与正时相同,待其时去则脉亦去。《脉要》上说:春脉而无沉象,夏脉而无弦象,冬脉而无涩象,秋脉则无数象,是天地四时之气闭塞。春脉过沉的是病脉,夏脉过弦的是病脉,冬脉过涩的是病脉,秋脉过数的是病脉,脉象杂见的是病脉,脉象再现的是病脉,气未去而脉去的是病脉,气已去而脉未去的是病脉,脉反其时的为死证。所以说,脉与气之相守,如秤杆与秤砣的关系一样,缺一不可。关于阴阳之气,清静和平则生化之机得治,扰动不宁则疾病发生,就是这个意思。

【讨论】

本节从整体恒动的角度出发论述了六气之间的关系问题。从人与天地相应的角度出发论述了季节气候与脉象的关系问题,其主要内容如下。

(1)明确指出,胜复之气互为因果,如影随形。也就是复气是在胜气的基础上产生的,有胜气必然有复气,而且是在胜气开始产生时,复气就已经随之产生。这就是原文所谓"胜有微甚,复有多少,胜和而和,胜虚而虚。""病已愠愠而复已萌。"

(2)既然胜复气之间互为因果,如影随形,但是为什么复气有时会出现"动不当位"或"后时而至"的情况呢?原文做了明确的解释。即六气的变化过程,实质上是一个由衰而盛,由弱而强,由渐变到突变的过程。胜气如此,复气也如此。正因为如此,所以复气虽然是在胜气产生时已同时萌芽生长,但是到它显示作用时,则又还需要一定的时间,因而也就出现了原文所谓"动不当位,或后时而至。""夫所复者,胜尽而起,得位而甚。"亦即复气在胜气之后而出现的情况。

(3)六气的变化既然是一个由衰到盛,由弱到强,由渐变到突变的移行连续过程,因而以温热、凉寒气候变化为特点的春夏秋冬四季也就不能截然划分。应该把他们之间看成是一个连续的、统一的整体。春之生是为了夏之长,夏之长是为了秋之收,秋之收是为了冬之藏,冬之藏又是为第二年的春之生。生长收藏,浑然一体。这也就是《四气调神大论》中所谓的春奉夏,夏奉秋,秋奉冬,冬奉春。因而从四季中每一个季节的气候、物候变化情况就可以分析全年的气候、物候、病候的情况。这也就是原文所谓的"阳之动,始于温,盛于暑;阴之动,始于清,盛于寒。春夏秋冬,各差其分。""彼春之暖,为夏之暑;彼秋之忿,为冬之怒,谨按四维,斥候皆归,其终可见,其始可知。"

(4)由于人与天地相应,因而人体的脉象变化与气候变化密切相关。一年四季的气候变化是一个由弱而强,由盛而衰,由渐变到突变的连续移行过程,因而人体的脉象变化自然也表现为一个由弱而强、由盛而衰、由渐变到突变的连续移行过程。春脉弦,但由于春脉是在冬脉的基础上发展而来的,所以春脉可以出现沉象。夏脉洪,但由于夏脉是在春脉的基础上发展而来的,所以夏脉可以出现弦象。秋脉浮,但由于秋脉是在夏脉的基础上发展而来的,所以秋脉可以出现数象。冬脉沉,但由于冬脉是在夏脉的基础上发展而来,所以冬脉可以出现涩象。这就是说人体脉象变化与自然气候变化密切相关,如影随形,脉象与四时相应是正常,反之就不正常。这也就是原文所谓的"春不沉,夏不弦,冬不涩,秋不数,是谓四塞。""参见曰病,复见曰病,未去而去曰病,去而不去曰病。反者死。""气之相守司也,如权衡之不得相失也。"

(5)由于自然气候变化与人体生理变化密切相关,因此气候变化正常与否就直接影响着人体的健康与疾病。气候变化正常,人体就不容易发生疾病,相反,气候变化异常,则人体就会相应失常而容易发生疾病。这就是原文"夫阴阳之气,清静则生化治,动则苛疾起,此之谓也。"

据上所述,本节所讨论的中心问题是季节气候之间的关系及各个季节之间的连续性及统一性,以及在人体脉象上的具体表现问题。它提示人们在分析气候、物候、病候时,必须从运动的观点出发,从人与天地相应的观点出发。对任何气候、物候、病候表现都不能孤立、片面、机械地对待。这是本节原文的主要精神,也是贯穿整个《内经》的指导思想,是中医学中的精华所在。过去有人提出,四时脉象中春脉弦,夏脉钩,秋脉毛,冬脉石等与此处所述春沉、夏弦、秋数、冬涩相互矛盾,并从而认为中医理论本身前后相互矛盾,并无统一认识。我们认为,提出这种问题至少还是由于质疑者对《内经》还缺乏深入的学习和理解,对于中医学的指导思想和理论基础,还缺乏真正的了解。

【原文】

帝曰：幽明何如？岐伯曰：两阴交尽故曰幽，两阳合明故曰明，幽明之配，寒暑之异也。帝曰：分至[1]何如？岐伯曰：气至之谓至，气分之谓分，至则气同，分则气异[2]，所谓天地之正纪也。

帝曰：夫子言春秋气始于前，冬夏气始于后，余已知之矣。然六气往复，主岁不常也，其补泻奈何？岐伯曰：上下所主，随其攸利，正其味，则其要也[3]，左右同法[4]。《大要》曰：少阳之主，先甘后咸；阳明之主，先辛后酸；太阳之主，先咸后苦；厥阴之主，先酸后辛；少阴之主，先甘后咸；太阴之主，先苦后甘。佐以所利，资以所生，是谓得气。

【注释】

[1]分至：分指春分秋分。

[2]至则气同，分则气异：冬夏至时，阴阳至极，故曰气同。春秋分时，阴阳分别，故曰气异。

[3]上下所主，随其攸利，正其味，则其要也：司天在泉，各有主气之时，当随其所利用药，谓之正味，亦治法之要领。

[4]左右同法：指左右间气主气之时，其治法与司天在泉同。

【语译】

黄帝说：幽和明是什么意思呢？岐伯说：太阴少阴两阴交尽叫作幽。太阳少阳两阳合明叫作明。幽和明配合于阴阳，则形成寒暑有别。黄帝说：分和至是什么意思呢？岐伯说：阴阳之气至时叫作至。气分时叫作分。气至的时候，其气是相同的，气分的时候，其气是不同的。所以冬夏至和春秋分是天地气化纪时的纲领。黄帝说：先生说立春立秋，气始于交节之前，立冬立夏，气始于交节之后，我已经明白了。然而六气往来，其主岁之时，并不是固定不变的，对于补法和泻法的运用，应当怎样呢？岐伯说：司天在泉各有主时，随其所利，正其药味，是其主要的准则。左右间气之时，也同此法。《大要》上说：少阳主气之时，先甘后咸；阳明主气之时，先辛而后酸；太阳主气之时，先咸而后苦；厥阴主气之时，先酸而后辛；少阴主气之时，先甘而后咸；太阴主气之时，先苦而甘。佐以有利的药物，资助其生化之机，这就是配合了六气的变化。

【讨论】

本节内容主要是在前几篇有关治疗原则的基础上进一步论述季节气候的变化与人体疾病治疗方面的问题。归纳如下。

(1)根据一年当中气候变化的特点及其转折,形成了节气上的分和至。即"气至之谓至,气分之谓分,至则气同,分则气异"。

(2)一年之中气候变化过程是一个整体,同时也是一个连续的移行变化过程。如"春秋气始于前,冬夏气始于后"。同时还指出,每一种气候变化同样是一个连续的过程,因而提出了对六气本身再分先后的问题,把六气所主的每一步分为先后,各占三十天而有奇,亦即《六微旨大论》中所提出的"初凡三十度而有奇,中气同法"。

(3)由于气候变化有先后,因此在治疗上也有先后,原文在此提出了先后的治疗问题。这也是原文所谓的"少阳之主,先甘后咸,阳明之主,先辛后酸"等。

(4)上述治疗大法,在临床具体运用上还要根据具体情况,具体对待,全面考虑,综合应用,这就是"佐以所利,资以所生,是谓得气"。

(5)通过上述进一步论证了三阴三阳的含义以及三阴三阳命名的物质基础,完全是从气候变化的实际观察中总结出来的,这即是"幽明之配,寒暑之异也"。于是,有力地论证了《天元纪大论》中所谓的:"寒暑燥湿风火,天之阴阳也,三阴三阳上奉之。""阴阳之气各有多少,故曰三阴三阳也"。本篇所谓的"阴阳之三也,何谓?气有多少,异用也"。并从而对厥阴和阳明的概念做了明确的回答。

据上所述,可以看出,中医理论完全是在认真观察自然变化和人体健康的关系中总结而来的,其是中医学指导思想整体恒动观与天人相应理论的物质基础。

【原文】

帝曰:善。夫百病之生也,皆生于风寒暑湿燥火,以之化之变[1]也。经言盛者泻之,虚者补之,余锡[2]以方士,而方士用之尚未能十全,余欲令要道必行,桴鼓相应,犹拔刺雪污[3],工巧神圣,可得闻乎?岐伯曰:审察病机,无失气宜,此之谓也。帝曰:愿闻病机何如?岐伯曰:诸风掉眩,皆属于肝[4]。诸寒收引,皆属于肾[5]。诸气膹郁,皆属于肺[6]。诸湿肿满,皆属于脾。诸热瞀瘈,皆属于火。诸痛痒疮,皆属于心。诸厥固泄,皆属于下[7]。诸痿喘呕,皆属于上[8]。诸禁鼓慄,如丧神守,皆属于火[9]。诸痉项强,皆属于湿。诸逆冲上,皆属于火。诸胀腹大,皆属于热。诸躁狂越,皆属于火。诸暴强直,皆属于风。诸病有声,鼓之如鼓,皆属于热[10]。诸病胕肿,疼酸惊骇,皆属于火[11]。诸转反戾,水液浑浊,皆属于热[12]。诸病水液,澄彻清冷,皆属于寒。诸呕吐酸,暴注下迫,皆属于热。故《大要》曰:谨守病机,各司其属,有者求之,无者求之,盛者责之,虚者责之,必先五胜[13],疏其血气,令其调达,而致和平,此之谓也。

【注释】

[1]之化之变:静而顺者为化,动而变者为变,故曰之化之变也。

[2]锡:音义同赐。

[3]拔刺雪污:形容治疗的效应,好像拔除芒刺洗涤污垢一样。

[4]诸风掉眩,皆属于肝:肝为风木之脏,其脉挟督脉上会于巅,开窍于目,故感受诸风之邪,则头目眩晕旋转。

[5]诸寒收引,皆属于肾:肾为人身阳气之根本,诸寒伤形而拘挛之病,故属于肾。

[6]诸气膹郁,皆属于肺:肺主一身之气而司呼吸,故诸气之满闷怫郁者皆属于肺。

[7]诸厥固泄,皆属于下:诸有气逆上行及不通不禁,出入无度,燥湿不恒,皆由下焦之主守。固,指大小便固而不下。泄,指便泄不禁。

[8]诸痿喘呕,皆属于上:肺居于上焦,故曰属上。喘呕皆气上逆所致,故均属上。

[9]诸禁鼓慄,如丧神守,皆属于火:指火邪扰乱,心神不守,神识不得为用所致之口禁鼓颔战栗等神不守舍之症。

[10]诸病有声,鼓之如鼓,皆属于热:本病当指热郁不化,热气停滞所致之腹胀病。

[11]诸病胕肿,疼酸惊骇,皆属于火:本病当指火郁所致之皮肤肌肉之肿病,木火炽盛所致之筋骨竣痛及火升神动之惊骇证。

[12]诸转反戾,水液浑浊,皆属于热:本证乃指热伤筋脉所致之肢体拘挛与热郁所致之水液异常代谢。转,指转筋;反,指角弓反张;戾,身曲不直。

[13]五胜:五运五行之气,更为胜气。

【语译】

黄帝说：讲得好。百病的形成，都是由于风寒暑湿燥火六气的各种气化与变化。医经上说：实证用泻法，虚证用补法。我把这些原则教给医生们，而他们用后，还未能收到十全的效果。我想使这些至理要道得到普遍运用，如桴与鼓能够配合相应，如拔芒刺和洗污垢那么容易一样，能正确地运用诊察技巧，可以听你讲讲吗？岐伯说：要仔细诊察发生疾病的机制，不可违背调和六气的原则，就可以达到目的了。黄帝说：我想听听病机是怎样的呢？岐伯说：凡是风病振摇眩晕等证，都属于肝病。凡是寒病收敛牵引等证，都属于肾病。凡是气病满闷怫郁等证，都属于肺病。凡是湿气水肿胀满等证，都属于脾病。凡是热邪昏闷抽搐等证，都属于火。凡是疼痛瘙痒疮疡等证，都属于心病。凡是厥逆，二便固涩或下泄等证，都属于下焦。凡是痿病，喘息，呕吐等证，都属于上焦。凡是口禁，鼓颔战栗，如神志丧失等证，都属于火。凡是痉项强等证，都属于湿。凡是逆气上冲的，都属于火。凡是胀满腹大等证都属于热。凡是躁动不安，发狂不宁等证，都属于火。凡是突然身体强直的，都属于风。凡是腹胀叩之有声如击鼓者，都属于热。凡是水肿酸痛惊骇等证，都属于火。凡是筋脉拘挛，水液浑浊等证，都属于热。凡是水液清冷的，都属于寒。凡是呕吐酸水，急剧下泻而奔迫的，都属于热。所以《大要》上说：谨慎地遵守病机，根据疾病的属性，有五行之气者当求之，无五行之气者亦当求之，盛者当求之，虚者亦当求之，首先分辨五运五行更胜所致之病，疏通气血，使其调达至于和平。就是这个意思。

【讨论】

本段就是后世所说的"病机十九条"。全文可以分为三个部分，第一部分谈分析病机的重要性和必要性；第二部分谈分析病机的方法；第三部分谈分析病机的步骤。这是《内经》中极为重要的一段文字，是中医学中最早、最系统、最集中地论述辨证论治的内容、方法、步骤的一段文字，几千年来一直指导着中医临床，兹根据我们的认识和体会对这段经文的基本精神小结如下。

（1）本段首先提出了人体疾病的发生与自然气候变化密切相关。这就是原文"夫百病之生也，皆生于风寒暑湿燥火，以之化之变也"，因而对病机的分析自然的就把六气和五脏结合了起来，并且以六气来归类人体在感受致病因素作用以后出现的各种临床表现。这是中医气化学说的基本理论，也是气化学说在中医临床上的应用。

（2）由于自然气候变化有盛有衰，有太过不及，因此在人体疾病变化方面，从总的来说也是可以运用阴阳、气血、虚实、寒热来加以概括，在性质上可以分为亢盛与衰退两大类，因而在治疗上也是可以分为补和泄两种方法。这就是原文"皆属于上""皆属于下""盛者泄之""虚者补之"以及后文所谓"治寒以热""治热以寒"。

（3）但是，单凭临床表现上的辨证寒热虚实和治疗上施以温清补泄是不够的，有时不但不能达到治疗目的，反而会出现新的问题，产生相反的治疗结果。这是原文"而方士用之，尚不能十全"，以及后文所谓的"有病热者，寒之而热，有病寒者，热之而寒，二者皆在，新病复起"。

（4）如果要提高疗效，那就必须进一步分析病机，使诊断治疗与病机完全符合。即经文所谓"余欲令要道必行，桴鼓相应，犹拔刺雪污""审察病机，无失气宜"。

（5）分析病机的方法，首先根据患者发病有关的各种表现进行脏腑定位，这是原文"诸风掉眩，皆属于肝……诸痛痒疮，皆属于心"等例。然后再进一步定性，如"诸热瞀瘛，皆属于火""诸寒收引"等例。上述例子说明了同属于抽搐，拘急，痉厥症状，有的属火，有的属风，有的属寒，有的属湿。其症状相同，但病机不同。也还要从不同的证候中求相同，这即是"诸腹胀大，皆属于热；诸燥狂越，皆属于火；诸逆冲上，皆属于火"等例子。上述例子说明腹胀、呕逆、狂燥虽然表现不同，但是病机相同，在证候的性质上同属于火热。除此而外，还要注意鉴别所见证候性质的寒热真假，这也是"诸禁鼓栗，如丧神守，皆属于火""诸病有声，鼓之如鼓，皆属于热；诸转反戾，水液浑浊，皆属于热；诸病胕肿，疼酸惊骇，皆属于火；诸病水液，澄澈清冷，皆属于寒；诸呕吐酸，暴注下迫，皆属于热"等例。上述各例说明了确定疾病性质，不但要看其主症，同时还要看其合并症，只有综合全身症状来分析，才能正确判断其寒热虚实真假。疾病的病性、病位、寒热虚实真假确定了，然后就要进一步分析其所以然，为什么会出现虚，为什么会出现实？这就是原文"有者求之，无者求之，盛者责之，虚者责之"。再进一步，还必须确定在哪一个脏腑，哪一种病理生理变化在其中起主要作用，即"必先五胜"，以及后文所谓"必伏其所主，先其所因""寒之而热者取之阴，热之而寒者取之阳,所谓求其属也",等等。

（6）病位、病性确定了,疾病的寒热盛衰原因弄清了,因而相应的治疗方法也就确定了,人体在致病因素作用以后的变化是十分复杂的,但总的说来不外气血失调。因此,疏调气血又是治疗中的要中之要。气血条畅了,人体健康自然就恢复了。这就是"疏其气血,令其调达,而致和平"。

综上所述,可以看出,中医学在运气学说的基础上提出并总结了病机学说,而且在病机学说的基础上又归纳出了中医辨证的具体方法和步骤,从而形成了一套完整的理论体系,论而有据,言而有证。当前在如何运用辨证论治和如何理解辨证论治这一问题上,中医界的认识不尽相同。我们认为,这不是中医本身的问题,而是由于对中医病机学说的来源及其基本精神还缺乏深入的探讨和足够的重视。因此,进一步学习运气七篇,深入领会病机十九条的基本精神,无论从中医基本理论研究和中医临床规范化来看,都是一个十分迫切的问题,不可等闲视之。

【原文】

帝曰:善。五味阴阳之用何如? 岐伯曰:辛甘发散为阳,酸苦涌泄为阴,咸味涌泄为阴,淡味渗泄为阳。六者或收或散,或缓或急,或燥或润,或软或坚,以所利而行之,调其气使其平也。

【语译】

黄帝说:讲得好。药物的五味和阴阳属性及其作用是怎样的呢? 岐伯说:辛味与甘味有发散作用的属阳,酸味与苦味有涌吐泻下作用的属阴,咸味有涌吐泻下作用的属阴,淡味有渗利作用的属阳。六者之中,或收敛,或发散,或缓和,或急剧,或燥湿,或润泽,或软坚,或坚实,根据其作用加以运用,调整气机,使其和平。

【原文】

帝曰:非调气而得者[1],治之奈何? 有毒无毒,何先何后? 愿闻其道。岐伯曰:有毒无毒,所治为主,适大小为制也。帝曰:请言其制。岐伯曰:君一臣二,制之小也;君一臣三佐五,制之中也;君一臣三佐九,制之大也。寒者热之,热者寒之,微者逆之,甚者从之,坚者削之,客者除之,劳者温之,结者散之,留者攻之,燥者濡之,急者缓之,散者收之,损者温之,逸者行之,惊者平之,上之下之,摩之浴之[2],薄之[3]劫之[4],开之发之,适事为故。

帝曰:何谓逆从? 岐伯曰:逆者正治,从者反治[5],从少从多,观其事也。帝曰:反治何谓? 岐伯曰:热因寒用,寒因热用,塞因塞用,通因通用[6],必伏其所主,而先其所因[7],其始则同,其终则异,可使破积,可使溃坚,可使气和,可使必已。

【注释】

[1]非调气而得者:本处所说之气,实指六气胜复之外因邪气而言,即运气篇中所述诸病因。非调气者,则不属于上述病因所致之疾病之治法。

[2]摩之浴之:摩,即按摩疗法;浴,即汤洗沐浴等熏洗疗法。

[3]薄之:薄,侵也。在此当有侵蚀之义。

[4]劫之:用迅猛之药劫夺之。

[5]从者反治:指治法或服用药物方法虽与疾病假象相从,但其实质仍与病气相反,因而为反治法。

[6]塞因塞用,通因通用:中满而虚者,通之则虚尤甚,当补其虚则满自愈,为塞因塞用之义。内实而下利者,涩之则实更甚,当通其实,则利自止,为通因通用之义。

[7]必伏其所主,而先其所因:伏其所主,谓求病之本而有所制伏之。先其所因,谓当先求病之所因。

【语译】

黄帝说:有的疾病不是用以上所说的调气方法所能治愈的,应怎样治疗呢? 有毒与无毒的药物,哪种先用,哪种后用? 我想听听其中的道理。岐伯说:有毒与无毒药物的使用,要根据疾病的需要去选择,根据病情的轻重,制定方剂的大小。黄帝说:请你谈谈其中的原则。岐伯说:君药一味,臣药二味,是小方的组成原则;君药一味,臣药三味,佐药五味,是中方的组成原则;君药一味,臣药三味,佐药九味,是大方的组成原则。寒病用热法,热病用寒法,病轻者,逆其病气而治,病情严重的,就顺着病性来治疗,坚实者削弱之,客邪者驱除之,劳损者温养之,结滞者疏散之,留止者攻伐之,干燥者濡润之,拘急者缓和之,涣散者收敛之,损伤者温补之,安逸停滞者通行之,惊动者平静之,病在上者从上而散越之,病在下者从下而泻之,或用按摩法,或用汤浴法,或用侵蚀法,或用截邪法,或用开泄法,或用发散法,总之以适应病情为原则。黄帝说:什么叫作逆治法与反治法呢?岐伯说:逆治法,就是正治法,从治法就是反治法。顺从药物的多少,要根据病情而定。黄帝说:反治法是什么意思呢?岐伯说:就是"热因寒用,寒因热用,塞因塞用,通因通用"等治法。必须找出疾病的本质,而有所针对地制伏之,当先求其病之所因。开始时药性与病情虽有些相同,但最终就不同了。这种治法可以破除积聚,溃散坚结,使气机调和,疾病得愈。

【讨论】

(1)本段主要论述了以下几个问题:①五味的作用以及其阴阳属性,这就是"辛甘发散为阳,酸苦涌泄为阴,咸味涌泄为阴,淡味渗泄为阳"。②调气治疗与非调气治疗的特点。调气治疗的特点是:运用五味在性味上的特点以矫正人体在致病因素作用后出现的偏胜状态。这就是"以所利而行之,调其气,使其平"。非调气的治疗特点是:针对患者临床表现做对症处理。这就是:"结者散之,留者攻之,燥者濡之",等等。③治疗方法上基本上可以区分为"逆治""从治"两大类。调气治疗时,逆治、从治均可应用。其治疗机转是:"伏其所主而先其所因。"非调气治疗时,由于其纯属于对症治疗,所以主要是逆治。由于非调气治疗属于对症治疗,所以应该中病即止,这也是原文"适事为故"。而且非调气治疗只能在轻症或一般情况下使用。如果在重症或对症治疗无效时,仍应进行调气治疗,"伏其所主,先其所因"考虑从治。这也是原文所谓"微者逆之,甚者从之。"

根据以上三方面的内容,我们可以看出,中医学在治疗上强调了"伏其所主而先其所因",这也是强调了治病求本。但是也把对症治疗放在一定的地位上,并明确了他的适应证和应用原则,这些都是古人实践经验的总结。

(2)关于"非调气而得者":"调气",即根据人体在致病因素作用以后所表现出来的邪气偏盛情况,以药物或者食物的不同性味进行相应的针对性处理。"非调气"即不属于上述处理方法。"非调气而得者"一语,意思是说对于患者的治疗,除了"调气"的方法外,还有"非调气"的方法。

（3）关于"非调气"一语，历代注家或做强解，或避而不谈，认识上很不统一。王冰注："夫病生之类，其有四焉。一者始因气动而内有所成，二者不因气动而外有所成，三者始因气动而病生于内，四者不因气动而病生于外。夫因气动而内成者，谓积聚、癥瘕、瘤气、瘿气、结核、癫痫之类也；外成者谓痈肿疮疡、痂疥疽痔、掉瘛水肿、目赤瘭胗、胕肿痛痒之类也；不因气动而病生于内者谓留饮癖食、饥饱劳损、宿食霍乱、悲恐喜怒、想慕忧结之类也生于外者，谓瘴气贼魅、虫蛇蛊毒、蜚尸鬼击、冲薄堕坠、风寒暑湿、斫射刺割捶扑之类也。如是四类，有独治内而愈者，有兼治内而愈者，有独治外而愈者，有兼治外而愈者；有先治内后治外而愈者，有先治外后治内而愈者，有须齐毒而攻击者，有须无毒而调引者。凡此之类，方法所施，或重或轻，或缓或急，或收或散，或润或燥，或软或坚。"张介宾注："非调气，谓病有不因于气而得者也。"马莳注："此言病有气不调而得者，亦有气调而得者。"张隐庵注："然五脏之病又当以有毒无毒之药治之。"高士宗注："承调气使平之言，谓非调气而得，又当以药治之。"上述各家所注，没有把问题说清楚。王冰和张介宾认为，病有因气而生和不因气而生者，所以治有调气与非调气的区别，一则违反了《内经》"百病生于气"的病因学认识及"疏其血气，令其调达，而致和平"的治疗原则，属于强辩；二则从上下文来看，这里重点讨论治疗，而不是病因，因此所注不足为训。马莳所注更不合意。唯张隐庵和高士宗认为，此是指专用药物而言，比较符合经文原意。因为前文已述"调其气，使其平"，是指以五味调治而言"五味"，包括药物，也包括食物在内，见于《素问·藏气法时论》"毒药攻邪，五谷为养，五果为助，五畜为益，五菜为充，气味合而服之，以补益精气"之文。不过，如联系以下文字来看，单以药物治疗来解释"非调气"三字，仍有不足。因为前述"调气使平"治疗中也包括有药物治疗在内。根据本篇下文"坚者削之，劳者温之，结者散之，留者攻之，燥者濡之，急者缓之，散者收之，损者温之，逸者行之，惊者平之，上之下之，摩之浴之，薄之劫之，开之发之，适事为故"一段原文，"非调气而得者"一句，还应该有用药物等对患者局部处理或对症治疗之意。这也就是说，对疾病的治疗方法有两类，一类是"调气"，即进行全身调整，以治病求本。一类是"非调气"，即针对局部表现进行对症处理。前述所引"结者散之，留者攻之，燥者濡之，急者缓之"等就是针对局部进行对症处理而言。属于调气治疗者，可以用药物治疗，也可以用饮食调理;属于非调气治疗者,则指用药物或其他专用手段进行处理。

(4)关于在临床上如何区分寒热虚实的真假以及治疗上的逆治从治问题,张介宾在《类经》中做了十分深透的讨论,兹节录原注以供读者参考。他说:"余按治有逆从者,以病有微甚,病有微甚者,以证有真假也。寒热有真假,虚实亦有真假,真者正治,知之无难,假者反治,乃为难耳。如寒热之真假者,真寒则脉而细,或弱而迟,为厥逆,为呕吐,为腹痛,为飧泄下利,为小便清频,即有发热,必欲得衣,此浮热在外而沉寒在里也。真热则脉数有力,滑大而实,为烦躁喘满,为声音壮厉,或大便秘结,或小水赤涩,或发热掀衣,或胀痛热渴,此皆真病。真寒者宜温其寒,真热者宜解其热,是当正治也。至若假寒者,阳证似阴,火极似水也。外虽寒而内则热,脉数而有力,或沉而鼓击,或身寒恶衣,或便热秘结,或烦渴引饮,或肠垢臭秽。此则恶寒非寒,明是热症,所谓热极反兼寒化,即阳盛格阴也。假热者阴证似阳,水极似火也,外虽热而内则寒,脉微而弱,或数而虚,或浮大无根,或玄芤断续,身虽炽热而神则静,语虽谵妄而声则微,或虚狂起倒而禁之则止……要之,能胜攻者方是实证,实者可攻,何虑之有?不能胜攻者,便是虚证,气去不反,可不寒心?此邪正之本末,有不可不知也。为是假虚之证不多见,而假实之证最多也;假寒之证不难治,假热之证多误也。然实者多热,虚者多寒,如丹溪曰:气有余便是火,故实能受寒,而余续之曰:气不足便是寒,故虚能受热。世有不明真假本末而曰知医者,余则未敢许也。"张氏寒热虚实真假之论,说理深刻透辟,确是经验之谈,值得认真学习和思考。

【原文】

帝曰:善。气调而得者何如?岐伯曰:逆之从之,逆而从之,从而逆之,疏气令调,则其道也。

帝曰:善。病之中外何如?岐伯曰:从内之外者调其内;从外之内者治其外;从内之外而盛于外者,先调其内而后治其外;从外之内而盛于内者,先治其外,而后调其内;中外不相及则治主病[1]。

帝曰:善。火热复,恶寒发热,有如疟状,或一日发,或间数日发,其故何也?岐伯曰:胜复之气,会遇之时,有多少也。阴气多而阳气少,则其发日远;阳气多而阴气少,则其发日近。此胜复相薄,盛衰之节,疟亦同法。

帝曰:论言治寒以热,治热以寒,而方士不能废绳墨而更其道也。有病热者寒之而热,有病寒者热之而寒,二者皆在,新病复起,奈何治?岐伯曰:诸寒之而热者取之阴,热之而寒者取之阳[2],所谓求其属也。帝曰:善。服寒而反热,服热而反寒,其故何也?岐伯曰:治其王气,是以反也。帝曰:不治王而然者何也?岐伯曰:悉乎哉问也!不治五味属也。夫五味入胃,各归所喜,故酸先入肝,苦先入心,甘先入脾,辛先入肺,咸先入肾,久而增气,物化之常也。气增而久,夭之由也。

【注释】

[1]中外不相及则治主病:内外病因都不能确立的,则治疗主要之见证。

[2]寒之而热者取之阴,热之而寒者取之阳:以寒药治热病,病不愈而反见热者,非真热证,乃阴不足,阴不足则阳有余,故当取之于阴。以热药治寒病,病不愈而反见寒者,非真寒证,乃阳不足,阳不足则阴有余,故当取之于阳。

【语译】

黄帝说:讲得好。调气而病得痊愈的是怎样的呢?岐伯说:有逆治法,有从治法,有先逆而后从之法,有先从而后逆之法,疏畅气血,使其条达,乃是治法的要道。

黄帝说:讲得好。内因之病与外因之病怎样治疗呢?岐伯说:因内因病而影响外因为病的,则调治其内;因外因病而影响内因为病的,则治其外;因内因而病而影响外因为病,而且外病盛的,先调治其内病而后治其外病;因外因病而影响内因为病,而且内病盛的,先治其外病而后治其内病;内因与外因都不能确立的,则治其主要的见证。

黄帝说:讲得好。火热之气复,而又恶寒发热,好像疟疾一样,或一日发作一次,或隔数日发作一次,是什么原因呢?岐伯说:胜气与复气相会之时,使阴阳之气有多有少,不相协调。若阴气多而阳气少的,则发作间隔的时间较远,若阳气多而阴气少的,则发作间隔的时间较近。这是由于胜气与复气相互搏击,阴气与阳气互有盛衰的关系。疟疾病的发作,也是这个道理。

黄帝说:医论上说,治寒病当用热药,治热病当用寒药,医生也不能废弃这些准则,改变这些规律。但有的患者热证用寒药治疗反而有热,寒证用热药治疗反而有寒,寒热二证俱在,而且有新的证候出现,应当怎样治疗呢? 岐伯说:凡是热证用寒治而反热的,应当取法于养阴,寒证用热治而反寒的,应当取法于补阳,以取治寒热所从属的根本,就是所谓"求其属"。黄帝说:讲得好。用寒药反而有热,用热药反而有寒,是什么原因呢? 岐伯说:单治疾病的旺盛之气,没有照顾到脏腑的本气,所以有相反的结果。黄帝说:有的不是治了偏盛之气,而出现这种现象的,是什么原因呢? 岐伯说:你问得很全面啊! 属于这种情况的,是由于药品的五味施治不当所致。五味入胃之后,各归其所喜归之脏,所以酸味先入肝,苦味先入心,甘味先入脾,辛味先入肺,咸味先入肾。味入既久,则能增强脏气,这是物质生化的一般规律,若长久地增补脏气,则使脏气偏盛,乃是导致灾祸的原因。

【讨论】

本段主要论述了治病求本,以及怎样求本的问题。关于治病求本的原则,人所共知,但是如何求本? 在认识上很不统一。或曰"生之本,本于阴阳",因此认为调和阴阳就是求本。或曰"人以胃气为本",因此保养胃气就是求本,这些提法虽然原则上并无错误,《内经》也均有论述,但是结合临床运用,殊嫌空泛,很难掌握并具体化。本节在治病求本上特别指出了"从内之外""从外之内""中外不相及"的问题,亦即从原发与继发的角度来具体阐述什么是治病求本,言简意赅,毫不含糊,值得我们重视并深入体会。后世注家对此节的理解,仍认为王冰为好,其注"从外之内者调其外,从内之外者调其内"时谓:"各绝其源";其注"从内之外而盛于外者,先调其内而后治于外,从外之内而盛于内者,先调其外而后治于内"时谓:"皆谓先除其根属,后削其枝条也";其注"中外不相及则治主病"时谓:"中外不相及者,自各一病也。"可谓要言不繁、画龙点睛之笔。马莳注解《内经》对此节注释颇佳,其注云:"此言治表里有三法,有本标,有先后,有分主也。病有从内而之外,则内为本外为标,有从外而之内,则外为本内为标皆只调其本而不必求之标也。病有从外之内而内病盛,从内之外而外病盛,皆当先治其病之本而后调病之标也,然病有在内而不及之外,在外而不及之内者,则各自为病中外不相及,或以治内,或以治外,皆治其主病耳。"注释简明而透彻。至于其他注家,或谓"内因之病,脏腑之气病也,外因之病,六淫之邪也"等,均有失于《内经》原意。

本段对前文病机十九条一段基本精神的进一步论证和补充,全段以问答形式,逐步加以讨论,层次井然,系统而全面,是《内经》中相当精彩的一段文字。本段内容可以归纳为以下六点。

(1)首先肯定了"治寒以热""治热以寒"的一般治疗原则。

(2)但是,从实际情况来看,简单的"治寒以热""治热以寒"还不能满足实际临床需要,不能做到十全。有时不但无效,还可能产生新的问题,这和病机十九条"余锡以方士,而方士用之尚未能十全"的精神一致。

(3)如何才能提高疗效,本段提出了"寒之而热者取之阴,热之而寒者取之阳,所谓求其属也"的治疗原则。这是对病机十九条"谨守病机,各司其属"的进一步论述和补充。

(4)为了说明服寒反热和服热反寒的道理,本节提出了"治其王气,是以反也"的问题。这也是对病机十九条"未能十全"的进一步论述和补充。

(5)除上述而外,本段还突出提出了药食的性味归经与疗效的关系,认为虽然辨证准确,但是如果不重视药物的性味归经,其结果和辨证错误是一样的无效。这就是原文"不治五味属也"这是病机十九条没有论述的,是对前文的重要补充。

(6)本文还提出了长期食用同一性味的食物和药物对人体健康的危害性。这就是原文"久而增气,物化之常也,气增而久,夭之由也"。这也是对前文的重要补充。

据上所述可以看出,本段与前文病机十九条的精神是一致的,它在很大程度上论证了病机十九条的基本内容,同时又做了很大的补充,因此可以作为病机十九条的姊妹章节。我们在研究中医病机学说时,应注意前后参照,综合分析。这样才会有助于我们对《内经》病机学说的深入认识和领会。

【原文】

帝曰:善。方制君臣何谓也?岐伯曰:主病之谓君,佐君之谓臣,应臣之谓使,非上下三品[1]之谓也。帝曰:三品何谓?岐伯曰:所以明善恶之殊贯也。

帝曰:善。病之中外何如?岐伯曰:调气之方,必别阴阳,定其中外,各守其乡[2]。内者内治,外者外治,微者调之,其次平之,盛者夺之,汗之下之,寒热温凉,衰之以属,随其攸利[3],谨道如法,万举万全,气血正平,长有天命。帝曰:善。

【注释】

［1］上下三品:此处指药物分类而言。新校正云,"按,神农云:上药为君,主养命以应天;中药为臣,养性以应人;下药为佐使,主治病以应地也。"本段所谓方剂有君臣使,与药物分类之上中下三品不同,故《类经·论治类·七》注"前言方制,言处方之制,故有君臣佐使;此言三品,言药性善恶,故有上中下之殊。"

［2］各守其乡:乡,本指区域,此处指病变部位;守,定也,安置也。谓当先确定其病变部位,然后分别施治。

［3］衰之以属,随其攸利:属,指病证的属性,如寒、热、温等。衰,削弱、挫败之义,引申为消退。谓根据病性的不同而加以调治,随其所宜,使之消退。正如《类经·论治类·四》注云:"凡宜寒宜热,宜温宜凉,当各求其属以衰去之,惟随其攸利而已。攸,所也。"

【语译】

黄帝说:讲得好。方制中的君臣是什么意思呢?岐伯说:治病的主药叫作君药,辅佐君药的叫作臣药,应于臣药的叫作使药,不是药物上中下三品之君臣的意思。

黄帝说:上中下三品是什么意思呢?岐伯说:三品是以区别药性善恶的不同情况。

黄帝说:讲得好。疾病是怎样辨别内外的呢?岐伯说:调气的方法,必须分辨阴阳属性,确定内病外病,各按其特定区域,内病从内而治,外病从外而治,病微的调和之,较重的平定之,病重的截断邪气的发展,病在表者用汗法,病在里者用下法,根据寒热温凉的不同属性,随其所利,使病邪衰退。谨慎地遵照此法,则治得万全,气血和平,寿命长久,黄帝说:讲得太好了!

【讨论】

此两段主要讨论了组方原则及治疗方法。

中医"君臣佐使"的组方原则,最早见于《内经·至真要大论》,除本段外,《至真要大论》前文尚有"君一臣二,制之小也;君一臣三佐五,制之中也;君一臣三佐九,制之大也"一段,为中医组方原则的创立提供了理论依据,是《内经》在中医治疗学方面的主要贡献之一。本段"主病之谓君,佐君之谓臣,应臣之谓使"更是组方原则的定性之语,精确概括了"君、臣、(佐)使"的概念和区别。正如张介宾在《类经·论治类·五》中注曰:"主病者,对证之药也,故谓之君。君者,味数少而分量重,赖之以为主也。佐君者谓之臣,味数稍多而分两稍轻,所以匡君之不迨也。应臣者谓之使,数可出入而分两更轻,所以备通行向导之使也。"

后段讨论了治疗方法,其位于《至真要大论》之末段,也可看作是全篇的总结语。经文指出,调治疾病的方法,必须注意以下几点:①必先别阴阳;②辨表里以定其中外;③分虚实以辨其微盛;④察寒热而知其病性。在此基础上,再"随其攸利",正确施治,乃可使气血和平,而葆寿延命久,得享天年。

附　录

附录一　《素问》遗篇

刺法论篇第七十二

【提要】

本篇主要论述如何运用针刺为主的方法,预防和救治运气失常、气候变异所形成的疫病,故篇名刺法论。具体包括:六气升降不前致郁发病的刺法,六气不退位、不迁正而致病的刺法,司天在泉刚柔失守而发疫疬的刺法,五疫防治法,以及外邪干犯脏腑十二官发病的刺法。

【原文】

黄帝问曰:升降[1]不前,气交有变,即成暴郁[2],余已知之。如何预救生灵,可得却[3]乎? 岐伯稽首再拜对曰:昭乎哉问! 臣闻夫子言,既明天元,须穷法刺,可以折郁扶运[4],补弱全真,泻盛蠲[5]余,令除斯苦。

帝曰:愿卒闻之。岐伯曰:升之不前,即有甚凶也。木欲升而天柱[6]窒抑之,木欲发郁亦须待时[7],当刺足厥阴之井。火欲升而天蓬[6]窒抑之,火欲发郁亦须待时,君火相火同刺包络之荥。土欲升而天冲[6]窒抑之,土欲发郁亦须待时,当刺足太阴之俞。金欲升而天英[6]窒抑[8]之,金欲发郁亦须待时,当刺手太阴之经。水欲升而天芮[6]窒抑之,水欲发郁亦须待时,当刺足少阴之合。

【注释】

[1]升降:岁气的左右间气,随年支的变动而变动,即前一年在泉之气的右间升为新岁司天之气的左间;前一年司天的右间降为新年在泉的左间,故称升降。

[2]暴郁:剧烈的郁气。

[3]却:预先干预以防范疾病的意思。即后文具体所言折郁扶运。

[4]折郁扶运:即折损太过的郁滞之气,扶助不足的气运,从而使气运畅达运化不息。

[5]蠲(juān 捐):祛除。

[6]天柱、天蓬、天冲、天英、天芮:即是金、水、木、火、土五星的别名。

[7]待时:待其当位之时。

[8]室抑:压抑。

【语译】

黄帝问道:岁气的左右间气,不得升降,气交发生反常的变化,即可成为暴烈的郁气,我已经知道了。怎样进行预防,挽救人们的疾病,有防范郁气的办法吗?岐伯再次跪拜回答说:您提这个问题很高明啊!我听老师说,明白了天地六元之气的变化,还必须要深知刺法,它可以折减郁气,扶助运气,补助虚弱,保全真气,泻其盛气,除去余邪,使其消除此种疾苦。黄帝说:我想听你详尽地讲讲。岐伯说:气应升而不得升时,便有严重的凶灾。厥阴风木欲升为司天之左间,遇金气过胜,而天柱阻抑之,则木气郁,木之郁气欲发,必须等到木气当位之时,在人体则应当刺足厥阴之井大敦穴,以泻木郁。火欲升为司天之左间,遇水气过胜,而天蓬阻抑之,则火气郁,火之郁气欲发,必须等到火气当位之时,在人体则不管君火还是相火,都应刺心包络手厥阴之荥劳宫穴,以泻火郁。太阴湿土欲升为司天之左间,遇木气过胜,而天冲阻抑之,则土气郁,土气欲发,必须等到土气当位之时,在人体则应当刺足太阴之输太白穴,以泻土郁。阳明燥金欲升为司天之左间,遇火气过胜,而天英阻抑之,则金气郁,金之郁气欲发,必须等到金气当位之时,在人体则应当刺手太阴之经经渠穴,以泻金郁。太阳寒水欲升为司天之左间,遇土气过胜,而天芮阻抑之,则水气郁,水之郁气欲发,必须等到水气当位时,在人体则应当刺足少阴之合穴阴谷穴,以泻水郁。

【原文】

帝曰:升之不前,可以预备,愿闻其降,可以先防。岐伯曰:既明其升,必达其降也。升降之道,皆可先治也。木欲降而地晶[1]窒抑之,降而不入,抑之郁发,散而可得位,降而郁发,暴如天间之待时[2]也,降而不下,郁可速矣,降可折其所胜也,当刺手太阴之所出[3],刺手阳明之所入[4]。火欲降而地玄[1]窒抑之,降而不入,抑之郁发,散而可矣,当折其所胜,可散其郁,当刺足少阴之所出,刺足太阳之所入。土欲降而地苍[1]窒抑之,降而不下,抑之郁发,散而可入,当折其胜,可散其郁,当刺足厥阴之所出,刺足少阳之所入。金欲降而地彤[1]窒抑之,降而不下,抑之郁发,散而可入,当折其胜,可散其郁,当刺心包络所出,刺手少阳所入也。水欲降而地阜[1]窒抑之,降而不下,抑之郁发,散而可入,当折其胜,可散其郁,当刺足太阴之所出,刺足阳明之所入。

【注释】

[1]地晶(jiǎo 皎)、地玄、地苍、地彤、地阜:为金、水、木、火、土五星的别名。晶:张介宾《类经》、马莳《黄帝内经素问注证发微》并作"晶"。

[2]暴如天间之待时:指气郁发作,其暴烈有如司天间气应升不升时郁气待时发作那样。

[3]所出:即井穴。

[4]所入:即合穴。

【语译】

黄帝说:岁气的间气应升而不能升的,可以预防,我想听听岁气的间气应降而不降的情况,这样就可以预先防备。岐伯说:既然明白气升的道理,也必然能通达气降的规律。间气升降不前所致的危害,都可以预先防治。厥阴风木欲降为在泉之左间,遇金气过胜,而地晶阻抑之,则木气欲降而不得入地,木被抑则发为郁气,待郁气散则木可降而得位,气应降而不得降之郁气发作,其暴烈程度和司天间气应升不升之郁气待时发作相同,应降不得降,能够很快地形成郁气,降则可以折减其胜气,在人体则应当针刺手太阴之井穴少商与手阳明之合穴曲池。火欲降为在泉之左间,遇水气过胜,而地玄阻抑之,则火欲降而不得入地,火被抑则发为郁气,待郁气散则火气可入,应当折减其胜气,可以散其郁气,在人体则应当针刺足少阴之井穴涌泉与足太阳之合穴委中。太阴湿土欲降为在泉之左间,遇木气过胜而地苍阻抑之,则土欲降而不能下,土被抑则发为郁气,待郁气散则土气可入,应当折减其胜气,可以散其郁气,在人体则应当刺足厥阴之井穴大敦与足少阳之合穴阳陵泉。阳明燥金欲降为在泉之左间,遇火气过胜而地彤阻抑之,则金欲降而不能下,金被抑则发为郁气,待郁气散金气可入,应当折减其胜气,可以散其郁气,在人体则应当针刺手厥阴心包络之井穴中冲与手少阳之合穴天井。太阳寒水欲降为在泉之左间,遇土气过胜而地阜阻抑之,则水欲降而不能下,水被抑则发为郁气,待郁气散则水气可入,应当折减其胜气,可以散其郁气,在人体则应当针刺足太阴之井穴隐白与足阳明之合穴足三里。

【原文】

帝曰:五运之至,有前后[1]与升降往来,有所承抑之[2],可得闻乎刺法?岐伯曰:当取其化源[3]也。是故太过取之,不及资之[4]。太过取之,次抑其郁,取其运之化源,令折郁气。不及扶资,以扶运气,以避虚邪也。资取之法令出《密语》。

黄帝问曰:升降之刺,以知其要。愿闻司天未得迁正[5],使司化之失其常政,即万化之或其皆妄,然与民为病,可得先除,欲济群生,愿闻其说。岐伯稽首再拜曰:悉乎哉问!言其至理,圣念慈悯,欲济群生,臣乃尽陈斯道,可申洞微[6]。太阳复布[7],即厥阴不迁正,不迁正气塞于上,当泻足厥阴之所流[8]。厥阴复布,少阴不迁正,不迁正即气塞于上,当刺心包络脉之所流。少阴复布,太阴不迁正,不迁正即气留于上,当刺足太阴之所流。太阴复布,少阳不迁正,不迁正则气塞未通,当刺手少阳之所流。少阳复布,则阳明不迁正,不迁正则气未通上,当刺手太阴之所流。阳明复布,太阳不迁正,不迁正则复塞其气,当刺足少阴之所流。

【注释】

[1]有前后:运有太过不及,运太过之年节气比平年提前,不及之年则推迟,所以说五运之至有前后。

[2]与升降往来,有所承抑之:五运与六气值年时,可以相互影响,所以运的太过与不及与气的升降往来,存在相承相抑的关系。

[3]化源:指六气生化之本源。

[4]太过取之,不及资之:取,在这里作泻讲;资,资助,作补字解。即太过泻之,不足补之。

[5]迁正:即进入司天或在泉的正位。头一年司天的左间迁到本年司天正位,上年在泉左间迁至本年在泉正位,均叫迁正。

[6]洞微:指深奥细微的道理。

[7]复布:指上年司天之气不退位而继续施令的时间。

[8]所流:流同溜,《灵枢·九针十二原》"所溜为荥",即荥穴。

【语译】

黄帝说:关于五运之太过不及,气至有先后,与天气升降往来,互有相承相抑的问题,我可以听听对其所致病运用的针刺法则吗?岐伯说:应当取六气生化之源。气太过的用泻法,气不足的用补法。气太过的用泻法,应根据致郁之次第而抑制其郁气,取治于运气生化之源,使郁气折减。气不足的用补法,就是要扶助运气之不足,避免虚邪之气侵袭。补泻之法记载在《密语》一书中。

黄帝问道:关于六气升降失常致病的刺法,我已经知其要领了,想再听听司天之气未能迁于正位,使司天之气化政令失常,以至于万物生化都失去正常的规律,百姓也因而患病,能否在其患病前就预先消除病因,以救济百姓,我想听听这方面的道理。岐伯再次跪拜回答说:您问得很全面啊!谈到这些至高的道理,体现了圣王仁慈怜悯之心,要拯救百姓的疾苦,我一定详尽地陈述这些道理,申明其深奥微妙之处。若上年司天的太阳寒水,仍继续施布其政令,说明厥阴风木不能迁居于司天之正位,厥阴不迁正则气郁塞于上,应当泻足厥阴经脉之气所溜的荥穴行间。若上年司天的厥阴风木,仍继续施布其政令,则少阴君火不能迁居于司天之正位,少阴不迁正则火气郁塞于上,应当针刺手厥阴心包络所溜的荥穴劳宫。若上年司天的少阴君火,继续施布其政令,则太阴湿土不能迁居于司天之正位,太阴不迁正则土气留郁于上,应当针刺足太阴脉气所溜的荥穴大都。若上年司天的太阴湿土,继续施布其政令,则少阳相火不能迁居于司天之正位,少阳不迁正则气闭塞而不通,应当针刺手少阳脉气所溜的荥穴液门。若上年司天的少阳相火,继续施布其政令,则阳明燥金不能迁居于司天之正位,阳明不迁正则气又闭塞不通,应当针刺手太阴脉气所溜的荥穴鱼际。若上年司天的阳明燥金继续施布政令,则太阳寒水不能迁居于司天之正位,太阳不迁正则气又闭塞不通,应该针刺足少阳脉气所溜的荥穴然谷。

【原文】

帝曰:迁正不前,以通其要,愿闻不退[1],欲折其余,无令过失,可得明乎? 岐伯曰:气过有余,复作布正,是名不退位[2]也。使地气不得后化,新司天未可迁正[3],故复布化令如故也。巳亥之岁,天数有余[4],故厥阴不退位也,风行于上,木化布天,当刺足厥阴之所入。子午之岁,天数有余,故少阴不退位也,热行于上,火余化布天,当刺手厥阴之所入。丑未之岁,天数有余,故太阴不退位也,湿行于上,雨化布天,当刺足太阴之所入。寅申之岁,天数有余,故少阳不退位也,热行于上,火化布天,当刺手少阳之所入。卯酉之岁,天数有余,故阳明不退位也,金行于上,燥化布天,当刺手太阴之所入。辰戌之岁,天数有余,故太阳不退位也,寒行于上,凛水化布天,当刺足少阴之所入。故天地气逆,化成民病,以法刺之,预可平痾[5]。

【注释】

[1]不退:即不退位。

[2]不退位:上年司天之气转为今年司天右间,上年在泉之气转为今年在泉右间,称为退位。如果应该更换的司天、在泉之气仍留而不去,则称"不退位"。

[3]使地气不得后化,新司天未可迁正:地气,指在泉之气。由于前一年岁气有余不退位,旧岁的在泉之气也不退后行间气之化,故本年新的司天之气也就不能迁居于正位。

[4]天数有余:指司天之气有余,不按时退位。

[5]痾(kē):同"疴",疾病。

【语译】

黄帝说：关于岁气应迁正而不能迁正的，我已经通晓了它的要点，还想听听关于岁气不退位的问题，要想折减它的有余之气，不使其因太过而有失，你可以让我了解一下吗？岐伯说：若旧岁的岁气太过而有余，继续居于正位，施布其政令，名叫不退位。使在泉之气，也不能后退而行间气之化，新岁的司天之气不能迁居于正位，因此旧岁的岁气依然敷化如旧。例如巳年与亥年，司天的气数有余，到子年与午年，厥阴风木之气仍不退位，风气运行于上，木气布化于天，应当针刺足厥阴的合穴曲泉。子年与午年，司天的气数有余，到了丑年与未年，则少阴君火之气，不得退位，热气运行于上，火的余气布化于天，应当针刺手厥阴的合穴曲泽。丑年与未年，司天的气数有余，到了寅年与申年，则太阴湿土之气，不得退位，湿气运行于上，雨气化布于天，应当针刺足太阴的合穴阴陵泉。卯年与酉年，司天的气数有余，到了辰年与戌年，则阳明燥金之气，不得退位，金气运行于上，燥气化布于天，应当针刺手太阴的合穴尺泽。辰年与戌年，司天的气数有余，到了巳年与亥年，则太阳寒水之气，不得退位，寒气运行于上，凛冽的水气化布于天，应当针刺足少阴合穴阴谷。所以说司天在泉之气，出现异常变化，就要导致疾病，按照上述方法进行针刺，可以预先平定将要发生的疾病。

【原文】

黄帝问曰：刚柔二干[1]，失守其位，使天运之气皆虚乎？与民为病，可得平乎？岐伯曰：深乎哉问！明其奥旨，天地[2]迭移，三年化疫，是谓根[3]之可见，必有逃门[4]。

假令甲子，刚柔失守[5]，刚未正，柔孤而有亏，时序不令，即音律非从[6]，如此三年，变大疫也。详其微甚，察其浅深，欲至而可刺，刺之，当先补肾俞，次三日，可刺足太阴之所注。又有下位己卯不至，而甲子孤立者，次三年作土疠[7]，其法补泻，一如甲子同法也。其刺以毕，又不须夜行及远行，令七日洁，清静斋戒，所有自来肾有久病者，可以寅时面向南，净神不乱思，闭气不息七遍，以引颈咽气顺之，如咽甚硬物，如此七遍后，饵舌下津令无数。

【注释】

[1]刚柔二干:干,天干。阳干主太过,其气刚,阴干不及,其气柔,故称刚柔二干。

[2]天地:指司天在泉之气。

[3]根:原因。

[4]逃门:躲避时疫的方法。

[5]刚柔失守:指司天在泉之气失调,属于反常变化,可酿成疫疠。

[6]音律非从:律,指古代定音乐的标准,分为六阳律(六律)与六阴律(六吕),律吕即阴阳之代称。音律非从,即指阴阳失调、刚柔失守。

[7]土疠:以及后文的水疠、金疠、木疠、火疠,指五运之年由于司天在泉之气失常,在泉不得迁正所导致的疫疠。

【语译】

黄帝说:刚干与柔干,失守其司天在泉之位,能使司天与中运之气都虚吗?能使百姓罹患各种疾病,有办法平抑调治吗? 岐伯说:您提这个问题很深奥啊!需要明白其奥妙的意义。司天在泉之气,逐年更迭迁移,若刚柔失守,其气失常,三年左右,就会化为疫疠。因此说,认识了它的根本所在,必定能有躲避疫病的法门。

例如甲子年,刚柔失守,司天之刚气不得迁正,在泉之柔气也孤立而亏虚,四时的气候,失去正常的秩序,即阴阳失调。在三年左右,就要化生较大的疫病。应详细审察其失常程度的轻重与浅深,当其将要发生而可刺之时,用针刺之。土疫易伤水脏,当先取背部之肾俞穴,隔三日,再刺足太阴之所注太白穴,以泻土气。又有在泉之气己卯不能迁正,而司天甲子阳刚之气,则孤立无配,三年左右,也可发作土疠病。其补泻方法,和上述甲子司天不得迁正致疫之法是一样的。针刺完毕,不可夜行或远行,七日内,务须洁净,清心静神、修身寡欲。凡是原来肾脏有久病的人,可以在寅时面向南方,集中精神,消除杂念,闭住气息,吸而不呼,连做七次,伸直颈项,用力咽气,要像咽很硬的东西那样,这样连做七遍,然后吞咽舌下的津液,不拘其数。

【原文】

假令丙寅,刚柔失守,上刚干失守,下柔不可独主之,中水运非太过,不可执法而定之。布天有余,而失守上正,天地不合,即律吕音异,如此即天运失序,后三年变疫。详其微甚,差有大小,徐至即后三年,至甚即首三年,当先补心俞,次五日,可刺肾之所入。又有下位地甲子辛巳柔不附刚,亦名失守,即地运皆虚,后三年变水疠,即刺法皆如此矣。其刺如毕,慎其大喜欲情于中,如不忌,即其气复散也,令静七日,心欲实,令少思。

【语译】

例如丙寅年,刚柔失守,司天之刚干失守其位,不得迁正,在泉之柔干不能独主其令,由于司天之气不迁正,故丙虽阳干,而水运不为太过,不可拘执常法以论定。司天之气虽属有余,但不得迁正而上失其位,天地上下不相配合,阴阳之气失调,这样,天气运行失去正常的秩序,其后三年左右,就要变为疫病。详细审察其程度的轻重和差异大小,徐缓的可在三年后发生疾病,严重的可在三年发生疫病,水疫易伤心火,当先取背部的心俞穴,隔五日,再刺足少阴肾经气所入的阴谷穴,以泻肾水。又有在泉干支辛巳不能迁正附于上刚的,也叫失守,就会使运与在泉之气都虚,其后三年左右,变成水疫,其补泻方法,和上述司天不得迁正致疫之法相同。针刺完毕,慎无大喜情动于中,如不加以禁忌,就会使气再度耗散,应使其安静七日,心要踏实,不可有过多的思虑。

【原文】

假令庚辰,刚柔失守,上位失守,下位无合,乙庚金运,故非相招,布天未退,中运胜来,上下相错,谓之失守,姑洗林钟,商音不应也。如此则天运化易,三年变大疫。详其天数,差有微甚,微即微,三年至,甚即甚,三年至,当先补肝俞,次三日,可刺肺之所行。刺毕,可静神七日,慎勿大怒,怒必真气却散之。又或在下地甲子乙未失守者,即乙柔干,即上庚独治之,亦名失守者,即天运孤主之,三年变疠,名曰金疠,其至待时也。详其地数之等差,亦推其微甚,可知迟速耳。诸位乙庚失守,刺法同。肝欲平,即勿怒。

【语译】

例如庚辰年，刚柔失守，司天之刚气不得迁正，在泉之位无所配合，乙庚为金运，刚柔失守，上下不能相招，上年阳明燥金司天之气不退，其在泉之火，来胜今年中运之金，司天在泉，其位相错，叫作失守，使太商阳律之姑洗与少商阴吕之林钟，不能相应，这样，则天运变化失常，三年左右，就要变生较大的疫病。审察其天运变化规律，及差异微甚，差异微的疫气微，三年左右疫疠气至，差异甚的疫气甚，也在三年左右疫疠气至，金疫易伤肝木，当先取背部之肝俞穴，隔三日，再刺肺手太阴经经过的经渠穴，以泻肺金。针刺完毕，可安静神志七日，不可大怒，大怒则使真气退却散失。又或在泉干支乙未失守，不得迁正，即下乙柔干不至，上庚刚干独治，也叫作失守，即司天与中运独治之年，三年左右，变为疠气，名叫金疠，其发作要等待一定的时机，审察其在泉变化规律，推断其疠气之微甚，即可知道发病的迟速。凡是乙庚刚柔失位，其刺法都相同，肝应保持平和，不可发怒。

【原文】

假令壬午，刚柔失守，上壬未迁正，下丁独然，即虽阳年，亏及不同，上下失守，相招其有期，差之微甚，各有其数也，律吕二角，失而不和，同音有日，微甚如见，三年大疫，当刺脾之俞，次三日，可刺肝之所出也。刺毕，静神七日，勿大醉歌乐，其气复散，又勿饱食，勿食生物，欲令脾实，气无滞饱，无久坐，食无太酸，无食一切生物，宜甘宜淡。又或地下甲子丁酉失守其位，未得中司，即气不当位，下不与壬奉合者，亦名失守，非名合德，故柔不附刚，即地运不合，三年变疠，其刺法一如木疫之法。

【语译】

例如壬午年，刚柔失守，配司天之壬不得迁正，配在泉之丁，孤独无配，壬虽阳年，不得迁正，不得迁正则亏，不同于正常之气，上下失守，则其相应当有一定时间，其差异的微甚，各有一定之数，太角的阳律与少角的阴吕相失而不能配合，待上下得位之时，则律吕之音相同有日，根据其微甚的差异，三年左右便可发生较大的疫气，木疫易伤脾土，当先取背部之脾俞穴，隔三日，再刺肝足厥阴经气所出的大敦穴,以泻肝木。针刺完毕,安静神志七日,不可大醉及歌唱娱乐,使真气再度消散,也不要过饱或吃生的食物,要使脾气充实,但不要滞塞饱满,不可久坐不动,食物不可太酸,不可吃一切生的食物,宜食甘淡之味。又或在泉干支丁酉不得迁正,失守其位,不能与中运司天之气相应,即下位不能奉合于上,也叫做失守,不能叫作合德,因而为柔不附刚,即在泉之气,与中运不合,三年便可变为疫疬,其针刺方法,与上述针刺木疫之法相同。

【原文】

假令戊申,刚柔失守,戊癸虽火运,阳年不太过也,上失其刚,柔地独主,其气不正,故有邪干,迭移其位,差有浅深,欲至将合,音律先同,如此天运失时,三年之中,火疫至矣,当刺肺之俞。刺毕,静神七日,勿大悲伤也,悲伤即肺动,而真气复散也,人欲实肺者,要在息气也。又或地下甲子癸亥失守者,即柔失守位也,即上失其刚也。即亦名戊癸不相合德者也,即运与地虚,后三年变疬,即名火疬。

是故立地五年,以明失守,以穷法刺,于是疫之与疬,即是上下刚柔之名也,穷归一体也。即刺疫法,只有五法,即总其诸位失守,故只归五行而统之也。

【语译】

例如戊申年,刚柔失守,戊癸虽然是火运阳年,若刚柔失守,则阳年也不属火运太过,司天之气不得迁正,上失其刚,在泉之柔,独主无配,岁气不正,因而有邪气干扰,司天在泉之位,更迭移位,其差异有深浅,刚柔之位,将欲应合,阳律与阴吕必先应而同,像这样天运失去正常时位的,在三年之中,火疫就要发生,火疫易伤肺金,应取背部之肺俞穴,以补肺金,针刺完毕,安静神志七日,且不可过于悲伤,悲伤则动肺气,使真气再度消散,人们要使肺气充实,重要的方法是闭气调息。又或在泉干支癸亥失守,不得迁正,柔失守其位,则司天之刚气无配,也叫作戊癸不能合德,也就是运与在泉之气俱虚,三年之后变为疬气,名叫火疬。

所以用五运之气,分立五年,以明刚柔失守之义,以尽针刺之法,于是可知疫与疬,就是根据上下刚柔失守而定名的,虽有二名,全归一体,就是刺疫疬方法。

虽只有上述五法,即已汇总了诸刚柔之位失守的治法,全归之于五行而统之。

【原文】

黄帝曰:余闻五疫之至,皆相染易,无问大小,病状相似,不施救疗,如何可得不相移易者?岐伯曰:不相染者,正气存内,邪气可干,避其毒气,天牝[1]从来,复得其往,气出于脑,即不邪干。气出于脑,即室先想心如日,欲将入于疫室,先想青气自肝而出,左行于东,化作林木。次想白气自肺而出,右行于西,化作戈甲[2]。次想赤气自心而出,南行于上,化作焰明。次想黑气自肾而出,北行于下,化作水。次想黄气自脾而出,存于中央,化作土。五气护身之毕,以想头上如北斗[3]之煌煌,然后可入于疫室。

又一法,于春分之日,日未出而吐之。又一法,于雨水日后,三浴以药泄汗。又一法,小金丹方:辰砂二两,水磨雄黄一两,叶子雌黄一两,紫金半两,同入合中,外固,了地[4]一尺筑地实,不用炉,不须药制,用火[5]二十斤煅之也,七日终,候冷七日取,次日出合子[6],埋药地中七日取出,顺日[7]研之三日,炼白沙蜜为丸,如梧桐子大,每日望东吸日华气[8]一口,冰水下一丸,和气咽之。服十粒,无疫干也。

【注释】

[1]天牝:指鼻,因鼻呼吸天气,故称天牝。

[2]戈甲:戈,古代一种兵器;甲,铠甲。戈甲均为金属制成,故应于金。

[3]北斗:即北斗星。

[4]了地:即掘入地下。

[5]火:指燃料。

[6]合子:即磁罐之类的容器。

[7]顺日:每日、逐日之义。

[8]日华气:太阳初升时的精华之气。

【语译】

黄帝说:我听说五疫发病,都可互相传染,不论大人与小儿,症状都相似,若不用上法治疗,怎样能使它不致互相传染呢? 岐伯说:五疫发病而不受感染的,是由于正气充实于内,邪气不能触犯,还必须避其毒气,邪气自鼻孔而入,又从鼻孔而出,正气出自于脑,则邪气便不能干犯。所谓正气出自于脑,就是说,在屋内先要集中神思,想象自心好象太阳一样光明。将要进入病室时,先想象有青气自肝脏发出,向左而运行于东方,化作繁荣成林的树木,以引导肝气。其次想象有白气自肺脏发出,向右而运行于西方,化作干戈金甲,以引导肺气。其次想象有赤气自心脏发出,向南而运行于上方,化作火焰光明,以引导心气。其次想象有黑气自肾脏发出,向北而运行于下方,化作寒冷之水,以引导肾气。其次想象有黄气自脾脏发出,留存于中央,化作黄土,以引导脾气。有了五脏之气护身之后,还要想象头上有北斗星的光辉照耀,然后才可以进入病室。

还有一种方法,在春分日,太阳未出的时候,使用吐法,亦可达到预防的目的。还有一种方法,在雨水日之后,用药物沐浴三次,使之汗出,亦可预防。另有一种方法,即小金丹方:辰砂二两,水磨雄黄一两,叶子雌黄一两,紫金半两,一起放进盒子里,外面封实,在地上挖一尺深的坑,将盒子放入,不用火炉,不用药剂,只要用燃料二十斤在此土之上煅烧七天,然后冷却七天后,于次日取出,再把药埋在地下七天后取出,每天研磨,到第三天用炼过的白沙蜜合药为丸如梧桐子大,服时,每天清早向东方,在日初出之时用力吸气一口,然后用冰水吞一粒药丸,连同吸入的气一起吞下,连服十天,疫邪就不能侵犯人体了。

【原文】

黄帝问曰:人虚即神游失守位,使鬼神[1]外干,是致夭亡,何以全真? 愿闻刺法。岐伯稽首再拜曰:昭乎哉问! 谓神移失守,虽在其体,然不致死,或有邪干,故令夭寿。只如厥阴失守,天以虚,人气肝虚,感天重虚[2]。即魂游于上,邪干厥大气,身温犹可刺之,刺其足少阳之所过,次刺肝之俞。人病心虚,又遇君相二火司天失守,感而三虚[3],遇火不及,黑尸鬼[4]犯之,令人暴亡,可刺手少阳之所过,复刺心俞。人脾病,又遇太阴司天失守,感而三虚,又遇土不及,青尸鬼[4]邪犯之于人,令人暴亡,可刺足阳明之所过,复刺脾之俞。人肺病,遇阳明司天失守,感而三虚,又遇金不及,有赤尸鬼[4]干人,令人暴亡,可刺手阳明之所过,复刺肺俞。人肾病,又遇太阳司天失守,感而三虚,又遇水运不及之年,有黄尸鬼[4]干犯人正气,吸人神魂,致暴亡,可刺足太阳之所过,复刺肾俞。

【注释】

[1]鬼神:指疫邪。

[2]重虚:天运不及加上人气内伤,故称重虚。

[3]三虚:指天运不及、人气内伤,加上受虚邪侵袭。

[4]黑尸鬼、青尸鬼、赤尸鬼、黄尸鬼:鬼,指疫邪;尸鬼,指死亡后仍有传染性的病邪;黑青赤黄对应相关五行以指划分疫邪的属性类别。

【语译】

黄帝问道:人体虚弱,就会使神志游离无主,失其常位,从而使邪气从外部干扰,导致不正常的死亡,怎样才能保全真气呢?我想听听关于针刺治疗的方法。岐伯再次跪拜回答说:您提这个问题很高明啊!神志虽然游离无主,失其常位,但并没有离开形体,这样不至于死亡,若再有邪气侵犯,便会损伤寿命造成夭亡。例如厥阴司天不得迁正,失守其位,天气因虚,若人体肝气素虚,感受天气之虚邪谓之重虚,使神魂不得归藏而游离于上,邪气侵犯则大气厥逆,身体温暖的尚可以针刺救治,先刺足少阳经气所过的原穴丘墟,再刺背部的肝俞,以补本脏之气。人体素病心气虚弱,又遇到君火相火司天不得迁正,失守其位,若再感受外邪,谓之三虚,遇到火不及时,水疫之邪侵犯,使人突然死亡,可以先刺手少阳经气所过的原穴阳池,再刺背部的心俞,以补本脏之气。人体素病脾气虚弱,又遇到太阴司天不得迁正,失守其位,若再感受外邪,谓之三虚,遇到土不及时,木疫之邪侵犯,使人突然死亡,可以先刺足阳明经气所过的原穴冲阳,再刺背部的脾俞,以补本脏之气。人体素病肺气虚弱,遇到阳明司天不得迁正,失守其位,若再感受外邪,谓之三虚,又遇到金不及时,火疫之邪侵犯,使人突然死亡,可以先刺手阳明经气所过的原穴合谷,再刺背部的肺俞,以补本脏之气。人体素病肾气虚弱,又遇到太阳司天,不得迁正,失守其位,若再感受外邪,谓之三虚,又遇到水运不及之年,土疫之邪侵犯,伤及正气,人的神魂像被取去一样,致使突然死亡,可以先刺足太阳经气所过的原穴京骨,再刺背部的肾俞,以补本脏之气。

【原文】

黄帝问曰:十二脏之相使,神失位,使神彩之不圆[1],恐邪干犯,治之可刺,愿闻其要。岐伯稽首再拜曰:悉乎哉,问至理,道真宗[2],此非圣帝,焉究斯源。是谓气神合道[3],契符[4]上天。心者,君主之官,神明出焉,可刺手少阴之源[5]。肺者,相傅之官,治节出焉,可刺手太阴之源。肝者,将军之官,谋虑出焉,可刺足厥阴之源。胆者,中正之官,决断出焉,可刺足少阳之源。膻中者,臣使之官,喜乐出焉,可刺心包络所流。脾为谏议之官[6],知周出焉,可刺脾之源。胃为仓廪之官,五味出焉,可刺胃之源。大肠者,传道之官,变化出焉,可刺大肠之源。小肠者,受盛之官,化物出焉,可刺小肠之源。肾者,作强之官,伎巧出焉,刺其肾之源。三焦者,决渎之官,水道出焉,刺三焦之源。膀胱者,州都之官,精液藏焉,气化则能出矣,刺膀胱之源。凡此十二官者,不得相失也。是故刺法有全神养真之旨,亦法有修真之道,非治疾也,故要修养和神也。道贵常存,补神固根,精气不散,神守不分,然即神守而虽[7]不去,亦能全真,人神不守,非达至真,至真之要,在乎天玄[8],神守天息[9],复入本元,命曰归宗[10]。

【注释】

[1]神彩之不圆:神彩,是脏腑功能的外在表现。神彩之不圆,指脏腑功能亏缺不全,外在的神色不光彩圆满。

[2]真宗:真正的宗旨。

[3]气神合道:指人的神气与天地之道相合。

[4]契符:符合的意思。

[5]源:即原穴。

[6]脾为谏议之官:脾主思虑,好像"谏议大夫"一样,具有辅佐君主决断意志的

作用。

　　[7]虽:在此通"唯"。

　　[8]玄:玄妙无穷之义。

　　[9]神守天息:指人的神气与自然界生息相通。

　　[10]归宗:神气内守则元气固,神气复归于本元。

【语译】

　　黄帝问道:十二个脏器是相互为用的,若脏腑的神气,失守其位,神采就不会丰满,恐怕为邪气侵犯,可以用刺法治疗,我想听听关于针刺治疗的要点。岐伯再次跪拜回答说:您问得真详尽啊!问及这些至要的道理,真正的宗旨,若不是圣明的帝王,岂能深究这些根源。这就是所谓精、气、神,合乎一定的自然规律,符合司天之气。心之职能比如君主,神明由此而出,可以刺手少阳脉的原穴神门。肺的职能,如相傅,治理与调节的作用由此而出,可以刺手太阴脉的原穴太渊。肝的职能,如将军,深谋远虑由此而出,可以刺足厥阴脉的原穴太冲。胆的职能中正,临事决断由此而出,可以刺足少阳脉的原穴丘墟。膻中的职能,如臣使,欢喜快乐由此而出,可以刺心包络脉所流的荥穴劳宫。脾的职能,如谏议大夫,智虑周密由此而出,可以刺脾足太阴脉的原穴太白。胃的职能如仓廪,饮食五味由此而出,可以刺足阳明脉的原穴冲阳。大肠的职能如传导,变化糟粕由此而出,可以刺大肠手阳明脉的原穴合谷。小肠的职能如受盛,化生精微由此而出,可以刺小肠太阳脉的原穴腕骨。肾的职能如作强,才能技巧由此而出,可以刺肾足少阴脉的原穴太溪。三焦的职能决渎,水液隧道由此而出,可以刺三焦少阳脉的原穴阳池。膀胱的职能比如州都,为精液储藏之处,通过气化排出水液,可以刺膀胱足太阳脉的原穴京骨。以上这十二脏器的职能,不得相失,因此刺法有保全神气调养真元的意义,也具有修养真气的道理,并不只能单纯治疗疾病,所以一定要修养与调和神气。调养神气之道,贵在持之以恒,补养神气,巩固根本,使精气不能离散,神气内守而不得分离,只有神守不去,才能保全真气,若人神不守,就不能达到至真之道,至真的要领,在于天玄之气,神能守于天息,复入本元之气,叫作归宗。

本病论篇第七十三

【提要】

本篇详细阐述了五运六气升降失常,不迁正、不退位造成的气候反常变化和各种疾病;讨论了运气失守酿成疫疠流行,根据失守程度如何预测疫疠发作的速迟和病情的轻重;以及忧愁思虑伤心、饮食劳倦伤脾、久坐湿地强力入房伤肾、恚怒伤肝等致病病机,指出天气虚、正气虚、精神失守是疾病发生的主要因素。由于本篇主要讨论运气失常导致疾病的原由,故篇名本病论。

【原文】

黄帝问曰:天元九窒[1],余已知之,愿闻气交,何名失守?岐伯曰:谓其上下升降,迁正退位,各有经论,上下各有不前,故名失守也[2]。是故气交失易位,气交乃变,变易非常,即四时失序,万化不安,变民病也。

帝曰:升降不前,愿闻其故,气交有变,何以明知?岐伯曰:昭乎哉问,明乎道矣。气交有变,是为天地机[3],但欲降而不得降者,地窒刑之[4]。又有五运太过,而先天而至者,即交不前,但欲升而不得其升,中运抑之,但欲降而不得其降,中运抑之。于是有升之不前,降之不下者,有降之不下,升而至天者,有升降俱不前,作如此之分别,即气交之变,变之有异,常各各不同,灾有微甚者也[5]。

【注释】

[1]九窒:天地六元之气必须升降不息,天之六气下降于地,地之六气上升于天,升降运动如果遇胜气,则会被窒抑而产生郁气。

[2]上下各有不前,故名失守也:一年中六气,三气居天位,三气居地位,随着年份的迁移有相应的迁正、退位、升降而各守其位。如出现不迁正、不退位、升降不前,即是失守其位。

[3]天地机:天地之气运动变化的机制。

[4]地窒刑之:即前面《刺法论》所说的木欲降而地晶窒抑之、火欲降而地玄窒抑之、土欲降而地苍窒抑之、金欲降而地彤窒抑之、水欲降而地阜窒抑之等。刑,指

胜气不退有如刑罚。

[5]即气交之变,变……灾有微甚者也:指天气、地气、中运之气均可出现受到阻抑使气交异常,而造成程度微甚不同的灾害。

【语译】

黄帝说:关于天元之气窒抑的情况,我已经知道了,还想听听气交变化,怎样叫失守呢?岐伯说:这是司天在泉的迁正退位与左右间气升降的问题,司天在泉的迁正退位,各有经文论述,左右间气各有升降不前的反常现象,所以叫作失守。由于气交失守,不能移易其时位,气交就要发生不正常的变化,也就是四时节令失去正常的秩序,万物生化不得平稳安定,人就要发生疾病。

黄帝说:关于升降不前的问题,我想听听它的原因,气交发生变化,怎样才能知晓呢?岐伯说:您提的问题很高明啊!必须明白其中的道理。气交所以发生一定的变化,乃是天地运转固有的机制,气欲降而不得降的,是由于地之五气窒抑相胜所致。又有五运之气太过,先天时而至,使气交升降不前。岁气但欲升而不能升,是受中运的阻抑,但欲降而不得降,也是受中运的阻抑。于是有升之不前的,有降之不下的,有降之不下而升者至天的,有升降俱不得前进的,做出这样分别,乃是由于在气交的各种变化之中,异常的变化,各不相同,因此,发生的灾害也就有轻有重。

【原文】

帝曰:愿闻气交遇会胜抑之由,变成民病,轻重何如?岐伯曰:胜相会[1],抑伏使然。是故辰戌之岁,木气升之,主逢天柱[2],胜而不前。又遇庚戌,金运先天,中运胜之,忽然不前。木欲升天,金乃抑之,升而不前,即清生风少,肃杀于春,露霜复降,草木乃萎。民病温疫早发,咽嗌乃干,两胁满,肢节皆痛。久而化郁,即大风摧拉,折陨鸣紊。民病卒中偏痹,手足不仁。

是故己亥之岁,君火升天,主窒天蓬,胜之不前。又厥阴未迁正,则少阴未得升天,水运以至其中者。君火欲升,而中水运抑之,升之不前,即清寒复作,冷生旦暮。民病伏阳,而内生烦热,心神惊悸,寒热间作。日久成郁,即暴热乃至,赤风肿翳[3],化疫,温疠暖作,赤气彰而化火疫,皆烦而燥渴,渴甚治之以泄之可止。

是故子午之岁，太阴升天，主窒天冲，胜之不前。又或遇壬子，木运先天而至者，中木运抑之也，升天不前，即风埃四起，时举埃昏，雨湿不化。民病风厥涎潮[4]，偏痹不随，胀满。久而伏郁，即黄埃[5]化疫也，民病夭亡，脸肢府[6]黄疸满闭。湿令弗布，雨化乃微。

是故丑未之年，少阳升天，主窒天蓬，胜之不前。又或遇太阴未迁正者，即少阴未升天也，水运以至者。升天不前，即寒雾反布，凛冽如冬，水复涸，冰再结，暄暖乍作[7]，冷复布之，寒暄不时。民病伏阳在内，烦热生中，心神惊骇，寒热间争，以成久郁，即暴热乃生，赤风气瞳翳，化成郁疠，乃化作伏热内烦，痹而生厥，甚则血溢。

是故寅申之年，阳明升天，主窒天英，胜之不前。又或遇戊申戊寅，火运先天而至。金欲升天，火运抑之，升之不前，即时雨不降，西风数举，咸卤燥生[8]，民病上热，喘嗽血溢。久而化郁，即白埃翳雾，清生杀气，民病胁满，悲伤，寒鼽嚏嗌干，手坼皮肤燥。

是故卯酉之年，太阳升天，主窒天芮，胜之不前。又遇阳明未迁正者，即太阳未升天也，土运以至。水欲升天，土运抑之，升之不前，即湿而热蒸，寒生两间。民病注下，食不及化。久而成郁，冷来客热，冰雹卒至。民病厥逆而哕，热生于内，气痹于外，足胫酸疼，反生心悸懊热，暴烦而复厥。

【注释】

[1]相会：指天地之气交会。

[2]天柱：天柱及以下天冲、天蓬、天英、天芮为金木水火土五星别名，在这里分别代表在天的金气、木气、水气、火气、土气。

[3]赤风肿翳：突然出现的眼睛红肿疼痛，瞳仁生翳。肿，一作瞳。

[4]涎潮：形容口涎多如潮水来。

[5]黄埃：黄为土色；埃即尘埃。黄埃在此指因土令失常所造成的反常气候。后文的白埃、苍埃等的意思，可同理推知。

[6]脸肢府：即颜面、肢体、脏腑。

[7]乍作:时有发作之义。

[8]咸卤燥生:咸卤易吸水湿而潮,此处咸卤燥生,则说明燥气很甚。

【语译】

黄帝说:我想听听关于气交相遇相会相胜相抑的原因,其变而为疾,病情轻重是怎样的呢?岐伯说:气交有胜气相会时,就可以抑伏而使气交有变。因此在辰戌之年,厥阴风木应从上年在泉的右间,升为本年司天的左间,若遇到天柱金气过胜,是木气升之不前。又若遇到庚戌之年,金运之气先天时而至,中运之胜气,使木气忽然升之不前。木气欲升天,金气抑制之,升而不前,则发生清凉之气,风气反而减少,肃杀之气行于春季,露霜再次降下,草木因而枯萎。人们易早发温疫,出现咽喉干燥,两胁胀满,肢节皆痛等。木气不升,久而化为郁气,郁极则发,就会出现大风摧拉折损,鸣声紊乱。人们易患卒中,半身麻痹,手足不仁等病。

因此在巳亥之年,少阴君火应从上年在泉的右间,升为本年司天的左间,若遇到天蓬水气过胜,是君火升之不前。又若遇到厥阴司天,未得迁居正位,则少阴君火也就不能升于司天的左间,这是由于水运在中间阻抑所致。少阴君火欲升为司天的左间,受到水运的阻抑,而升之不前,则清凉寒冷的气候再度发作,早晚都有冷气发生。人们因阳气伏郁于内而易患内热,心神惊悸,寒热交作等病。君火不升,久而化为郁气,郁极则发,就要出现暴热发作,火热之风气聚积覆盖于上,化为疫气,温疠逢温暖之时乃作,由于是火热之气盛而化为火疫,因而发生心烦而干渴,渴甚的,可以泻其火热,则诸症可止。

因此在子午年,太阴湿土应从上年在泉的右间,升为本年司天的左间,若遇到天冲木气过胜,则土气升之不前。又若遇到壬子年,木运之气先天时而至,中运之胜气阻抑土气,土气升天不前则埃尘昏暗,雨湿之气不得布化。人们易患风厥,涎液上涌,半身麻痹不能随意活动,腹部胀满等病。土气不升,久而化为郁气,就要发生土气尘埃化为疫病,人们容易猝然死亡,易患面部四肢六腑胀满闭塞黄疸等病,湿气不能布化,雨水就要减少。

因此在丑未年,少阳相火应从上年在泉的右间,升为本年司天的左间,若遇到天蓬水气过胜,则少阳相火升之不前。又或遇到太阴司天,未得迁居正位,则少阴相火也就不能升于司天的左间,这是由于水运过胜而阻抑所致。少阳之气欲升司天的左间,受到水运的阻抑而升之不前,则寒冷的雾露反而布化,气候凛冽如似冬季,河水又干涸,冰冻再次凝结,突然出现温暖的气候,接着就有寒气的布化,忽冷忽热,发作不时。人们易患阳气伏郁在内,烦热生于心中,心神惊骇,寒热交作等病。相火不升,久而化为郁气,就要出现暴热之气,风火之气聚积覆盖于上,化为疫气,变为伏热内烦,肢体麻痹而厥逆,甚则发生血液外溢的病变。

因此在寅申年,阳明燥金应从上年在泉的右间,升为本年司天的左间,若遇到天英火气过胜,则金气升之不前。又若遇到戊申戊寅年,中运之火则先天时而至,金气欲升为司天之左间,中运之火阻抑之,金气升之不前,则应时之雨不得降下,西风频作,土地干燥,咸卤发生。人们易患上部的热病,出现气喘咳嗽,血液外溢等病。燥气不升,久而化为郁气,就要发生白色埃雾笼罩天空,清冷而生肃杀之气,人们易患胁下胀满,喜悲伤,伤寒鼻塞喷嚏,咽喉干燥,手部坼裂,皮肤干燥等病。

因此在卯酉年,太阳寒水应从上年在泉的右间,升为本年司天的左间,若遇到天芮土气过胜,是太阳寒水升之不前。又或遇到阳明司天,未得迁居正位,则太阳寒水也就不能升于司天的左间,土运应时以至。寒水之气欲升司天的左间,受到土运的阻抑,而升之不前,则湿热相蒸,寒气发生于天地之间。人们易患泄泻如注,食谷不化等病。寒水不升,久而化为郁气,冷气又胜过客热之气,冰雹突然降下。人们易患厥逆呃逆,热病生于内,阳气痹于外,足胫酸痛,烦恼而发生心悸懊侬烦热,暴烦而又厥逆等病。

【原文】

黄帝曰:升之不前,余已尽知其旨,愿闻降之不下,可得明乎? 岐伯曰:悉乎哉问! 是之谓天地微旨,可以尽陈斯道。所谓升已必降也,至天三年,次岁必降[1],降而入地,始为左间也。如此升降往来,命之六纪[2]者矣。

是故丑未之岁,厥阴降地,主窒地晶,胜而不前。又或遇少阴未退位,即厥阴未降下,金运以至中。金运承之,降之未下,抑之变郁,木欲降下,金承之,降而不下,苍埃远见,白气承之,风举埃昏,清燥行杀,霜露复下,肃杀布令。久而不降,抑之化郁,即作风燥相伏,暄而反清,草木萌动,杀霜[3]乃下,蛰虫未见,惧清伤脏。

是故寅申之岁，少阴降地，主窒地玄，胜之不入。又或遇丙申丙寅，水运太过，先天而至。君火欲降，水运承之，降而不下，即彤云[4]才见，黑气[5]反生，暄暖如舒，寒常布雪，凛冽复作，天云惨凄。久而不降，伏之化郁，寒胜复热，赤风[6]化疫，民病面赤心烦，头痛目眩也，赤气彰而温病欲作也。

是故卯酉之岁，太阴降地，主窒地苍，胜之不入。又或少阳未退位者，即太阴未得降也，或木运以至。木运承之，降而不下，即黄云[7]见而青霞[8]彰，郁蒸作而大风，雾翳埃胜，折陨乃作。久而不降也，伏之化郁，天埃黄气，地布湿蒸，民病四肢不举，昏眩肢节痛，腹满填臆。

是故辰戌之岁，少阳降地，主窒地玄，胜之不入。又或遇水运太过，先天而至也。水运承之，降而不下，即彤云才见，黑气反生，暄暖欲生，冷气卒至，甚即冰雹也。久而不降，伏之化郁，冷气复热，赤风化疫，民病面赤心烦，头痛目眩也，赤气彰而热病欲作也。

是故巳亥之岁，阳明降地，主窒地彤，胜而不入。又或遇太阳未退位，即阳明未得降，即火运以至之，火运承之不下[9]，即天清而肃，赤气乃彰，暄热反作。民皆昏倦，夜卧不安，咽干引饮，懊热内烦，天清朝暮，暄还复作。久而不降，伏之化郁，天清薄寒，远生白气。民病掉眩，手足直而不仁，两胁作痛，满目晄晄。

是故子午之年，太阳降地，主窒地阜胜之，降而不入。又或遇土运太过，先天而至。土运承之，降而不入，即天彰黑气，暝暗凄惨，才施黄埃而布湿，寒化令气，蒸湿复令。久而不降，伏之化郁，民病大厥，四肢重怠，阴萎少力，天布沉阴，蒸湿间作。

【注释】

[1]至天三年，次岁必降：天之六气分布于司天在泉和间气，逐年更位，其中任何一气都有三年上升，三年下降的过程，三年升天后于次年开始下降。

[2]六纪：一气升天三年，降地三年，升降循环一周为六年，故称六纪。

[3]杀霜：不合时节的霜降会残害万物，故称为杀霜。

[4]彤云:即红色的云,指火气。

[5]黑气:指水气。

[6]赤风:在此代指火气。

[7]黄云:代指土气。

[8]青霞:指木气。

[9]火运承之不下:以上下文来看,此处"不下"前疑脱"降而"二字。

【语译】

黄帝说:六气升之不前的问题,我已经完全明白了它的意义。还想听听关于六气降之不下的问题,可以让我明白吗? 岐伯说:您问得很全面啊! 这其中讲的是天气与地气变化的精妙意义,我可以全面来讲述其道理。简言之,就是说六气上升之后,必然还要下降。六气中的每一气,上升至天,居时三年,至次年即第四年,必然下降入地,成为地之左间,又在之居时三年。这样一升一降,一往一来,共为六年,叫作六纪。因此,丑未之年,厥阴风木应从上年司天的右间,降为本年在泉的左间,若遇到地晶金气过胜,则厥阴风木降之不前。又或遇到少阴司天,不得退位,则厥阴风木也就不能降于在泉的左间,居中的金运则应时而至。金运居于司天之下而承其气,则厥阴风木,降之不下,其气受抑而变为郁气,木被金承,降之不下,则青色的尘埃远见于上,白气承之于下,大风时起,尘埃昏暗,清燥之气行杀令,霜露再次降下,肃杀之气施布其令。若木气日久不降,其气被抑则化为郁气,就会发生风气与燥气伏郁,气才温暖而反见清冷,草木虽已萌芽生长,严寒霜冻又至,蛰虫不能出现,人们也惧怕这种清凉之气要伤害脏气。

因此在寅申年,少阳君火应从上年在泉的右间,降为本年在泉的左间,若遇到地玄水气过胜,则少阴君火不得降入地下。又或遇到丙申丙寅年,则水运太过,先天时而至。少阴君火欲降,水运居中承之,使君火不得降下,则赤色之云气始现,黑色云气反生,温暖气候使万物舒适,又有寒雪降下,严寒发作,天云凄凉。少阴君火久伏而不降,则化为郁气,郁久必发,所以寒气过胜之后,又有热气发火,火风化为疫气,则人们易患面赤心烦,头痛目眩等病,火气盛行之后,温病就要发作。

因此在卯酉年,太阴湿土应从上年司天的右间,降为本年在泉的左间,若遇到地苍木气过胜,则太阴湿土不得降入地下。又或遇到少阳司天,不得退位,则太阴湿土不得降入在泉的左间,或木运应时已至。木运居于司天之下而承其气,太阴湿土降之不下,则出现黄云而又有青色云霞显露,云气郁蒸而大风发作,雾气遮蔽,尘埃过胜,草木为之折损。若太阴湿土日久不降,伏而不布则化为郁气,天空出现尘埃黄气,地上湿气郁蒸,人们易患四肢不能举动,头晕眩,肢节疼痛,腹胀胸满等病。

因此在辰戌年,少阳相火应从上年司天的右间,降为本年在泉的左间,若遇到地玄水气过胜,则少阳相火不得降入地下。又或遇到水运太过,则先天时而至。水运居中承之,相火欲降而不得降下,则赤色云气始见,黑色云气反而发生,温暖之气才欲发生,冷气又突然而至,甚至降下冰雹。若少阳相火日久不得降下,伏而不布则化为郁气,冷气之后随又生热,火风之气化为疫气,则人们易患面赤心烦,头痛目眩等病,火气盛行之后,温病就要发作。

因此在巳亥年,阳明燥金应从上年司天的右间,降为本年在泉的左间,若遇到地彤火气过胜,则阳明燥金不得降入地下。又或遇到太阳司天不得退位,则阳明燥金不得降入在泉的左间,或火运应时以至。火运居于司天之下而承其气,阳明燥金降之不下,则天气清冷而肃降,火气盛行则温热发作。人们感到昏沉困倦,夜卧不安,易患咽喉干燥,口渴引饮,懊侬烦热等病,早晚有大凉之气,而温热之气又发作。若阳明燥金日久不降,伏而不布化为郁气,就会天空清凉而寒冷,远处有白气发生。人们易患振掉眩晕,手足强直,麻木不仁,两胁疼痛,双目视物不清等病。

因此在子午年,太阳寒水应从上年司天的右间,降为本年在泉的左间,若遇到地阜土气过则太阳寒水不得降入地下。又或遇到土运太过,则先天时而至。土运居中承之,太阳寒水欲降而不得降下,则天空暴露黑气,昏暗凄惨,刚出现黄色尘埃,又湿气弥漫,寒气布化之后,又出现热化与湿化之令。若太阳寒水日久不得降下,伏而不布化为郁气,则人们易患大厥,四肢沉重倦怠,阴萎少力等病,天气阴沉,热气与湿气交替发作。

【原文】

帝曰:升降不前,晰知其宗,愿闻迁正,可得明乎?岐伯曰:正司中位,是谓迁正位,司天不得其迁正者,即前司天以过交司之日[1]。即遇司天太过有余日也,即仍旧治天数,新司天未得迁正也。

厥阴不迁正，即风暄不时，花卉萎瘁。民病淋溲，目系转，转筋喜怒，小便赤。风欲令而寒由不去，温暄不正，春正失时。少阴不迁正，即冷气不退，春冷后寒，暄暖不时。民病寒热，四肢烦痛，腰脊强直。木气虽有余，位不过于君火也。太阴不迁正，即云雨失令，万物枯焦，当生不发。民病手足肢节肿满，大腹水肿，填臆不食，飧泄胁满，四肢不举。雨化欲令，热犹治之，温煦于气，亢而不泽。少阳不迁正，即炎灼弗令，苗莠不荣，酷暑于秋，肃杀晚至，霜露不时。民病痎疟骨热，心悸惊骇，甚时血溢。阳明不迁正，则暑化于前，肃杀于后，草木反荣。民病寒热鼽嚏，皮毛折，爪甲枯焦，甚则喘嗽息高，悲伤不乐。热化乃布，燥化未令，即清劲未行，肺金复病。太阳不迁正，即冬清反寒，易令于春，杀霜在前，寒冰于后，阳光复治，凛冽不作，雰云[2]待时。民病温疠至，喉闭嗌干，烦躁而渴，喘息而有音也。寒化待燥，犹治天气，过失序，与民作灾。

【注释】

[1]交司之日：指每年大寒，这一天是新旧司天运气相交之日。

[2]雰(fēn)云：色白如雾的云。

【语译】

黄帝说：关于间气升降的问题，我已经完全明白了它的意义。还想听听关于六气迁正的问题，可以使我明白吗？岐伯说：值年的岁气，迁居于一年的中位，叫作迁正位。司天之气不得迁居于正位，就是上年司天之气超过了交司之日。也就是上年司天之气太过，在大寒日后仍司天，其值时超余，所以使新司天不得迁正。

厥阴风木之气不得迁正，风木温暖之气不能应时施化，则花卉枯萎，人们易患淋病，目系转，转筋，善怒，小便赤等病。风气欲施其令而寒气不退，温暖的气候不得正时，则失去正常的春令。少阴不得迁正，冷气不退，春天先冷而后又寒，温暖之气不能应时施化。人们易患寒热，四肢烦痛，腰脊强直等病。上年厥阴木气虽有余，但其不退位的情况，不能超过君火当令之时。太阴不得迁正，雨水不及时，万物枯焦，应当生长发育的不能生发。人们易患手足肢节肿满，大腹水肿,胸满不食,飧泄胁满,四肢不能举动等病。雨气欲布其令,但由于少阴君火仍居天位而治之,所以温暖之气化充而缺少雨泽。少阳不得迁正,炎热的气候不得施布其令,植物的苗莠不能繁荣,少阳之气晚治,则酷暑见之于秋季,肃杀之气亦必晚至,霜露不得应时而降。人们易患疟疾,骨蒸热,心悸惊恐等病,严重者会出现血液外溢的情况。阳明不得迁正,少阳暑热之气施化于前,阳明燥金肃杀之气则后见,草木反而繁荣,人们易患寒热,鼻塞喷嚏,皮毛脆折,爪甲枯焦,甚则喘咳上气,悲伤不乐等病。由于热化之令继续施布,燥令不行,清冷急切之气也就不行,肺金又要患病。太阳不得迁正,致使冬季寒冷之令,反而改行于春季,肃杀霜冻之气在前,严寒冰雪之气在后,若阳光之气复得而治,则凛冽之气不得发作,雾云待时而现。人们易患温疫发作,喉痹咽干,烦躁口渴,喘息有声等。太阳寒化之令,须待燥气过后,才能司天主治,若燥气过期不退,时令失去正常规律,对人们就会发生灾害。

【原文】

帝曰:迁正早晚,以命[1]其旨,愿闻退位,可得明哉? 岐伯曰:所谓不退者,即天数未终,即天数有余,名曰复布政,故名曰再治天也,即天令如故而不退位也。厥阴不退位,即大风早举,时雨不降,湿令不化,民病温疫,疵废[2]风生,民病皆肢节痛,头目痛,伏热内烦,咽喉干引饮。少阴不退位,即温生春冬,蛰虫早至,草木发生,民病膈热咽干,血溢惊骇,小便赤涩,丹瘤疹疮疡留毒。太阴不退位,而取寒暑不时,埃昏布作,湿令不去,民病四肢少力,食饮不下,泄注淋满,足胫寒,阴萎闭塞,失溺小便数。少阳不退位,即热生于春,暑乃后化,冬温不冻,流水不冰,蛰虫出见,民病少气,寒热更作,便血上热,小腹坚满,小便赤沃[3],甚则血溢。阳明不退位,即春生清冷,草木晚荣,寒热间作。民病呕吐暴注,食饮不下,大便干燥,四肢不举,目瞑掉眩。太阳不退位,即春寒复作,冷雹乃降,沉阴昏翳,二之气寒犹不去。民病痹厥,阴痿失溺,腰膝皆痛,温疠晚发。

【注释】

[1]命:告知。

[2]疪废:疪,指皮肤黑斑;废,指肢体痿废不用。

[3]赤沃:红色小便。

【语译】

黄帝说:对于迁正早晚的问题,已经告诉我了,我还想听听有关退位的情况,可以使我明白吗? 岐伯说:所谓不退位,就是指司天之数不尽,也就是司天之数有余,名叫复布政,也叫再治天,是由于司天之气有余,依然如故而不退位的缘故。厥阴风木不退位时,则大风早起,时雨不得降下,温令不能施化,人们易患温疫,斑疪偏废,风病发生,广泛肢节疼痛,头目痛,伏热在内而心烦,咽喉干燥,口渴引饮等病。少阴君火不退位时,则温暖之气发生于春冬季节,蛰虫提前出现,草木提前发芽生长,人们易患膈热咽干,血液外溢,惊骇,小便赤涩,丹瘤疹疮疡等病。太阴湿土不退位时,则寒冷与暑热不时发生,尘埃昏暗弥布天空,湿令不去,人们易患四肢少力,饮食不下,泄泻如注,小便淋沥,腹满,足胫寒冷,阴痿,大便闭塞,小便失禁或小便频数等病。少阳相火不退位时,则炎热的气候发生于春季,由于暑热在后期布化,故冬季温暖而不冻,流水不冰,蛰虫出现,人们易患少气,寒热交替发作,便血,上部发热,小腹坚硬而胀满,小便赤,甚则血液外溢等病。阳明燥金不退位时,则春天发生清冷之气,草木繁荣推迟,寒气与热气相间发作。人们易患呕吐,暴发泄泻,饮食不下,大便干燥,四肢不能举动,头目眩晕等病。太阳寒水不退位时,则春季又发生寒冷的气候,冰雹降下,阴沉之气昏暗覆盖,至二之气时,寒气尚不退去,人们易患寒痹厥逆,阴痿不用,小便失禁,腰膝痛等病,温疠的发作较晚。

【原文】

帝曰:天岁早晚,余以知之,愿闻地数[1],可得闻乎? 岐伯曰:地下迁正升天及退位不前之法,即地土产化,万物失时之化也。

帝曰:余闻天地二甲子[2],十干十二支,上下经纬天地,数有迭移,失守其位,可得昭乎? 岐伯曰:失之迭位者,谓虽得岁正,未得正位之司,即四时不节,即生大疫。

假令甲子阳年,土运太窒,如癸亥天数有余者,年虽交得甲子,厥阴犹尚治天,地已迁正,阳明在泉,去岁少阳以作右间,即厥阴之地阳明,故不相和奉者也。癸己相会,土运太过,虚反受木胜,故非太过也,何以言土运太过,况黄钟不应太窒,木既胜而金还复,金既复而少阴如至,即木胜如火而金复微,如此则甲己失守,后三年化成土疫,晚至丁卯,早至丙寅,土疫至也,大小善恶,推[3]其天地,详乎太乙[4]。又只如甲子年,如甲至子而合,应交司而治天,即下己卯未迁正,而戊寅少阳未退位者,亦甲己下有合也,即土运非太过,而木乃乘虚而胜土也,金次又行复胜之,即反邪化也。阴阳天地殊异尔,故其大小善恶,一如天地之法旨[5]也。

【注释】

[1]地数:指在泉之气。

[2]天地二甲子:天地指司天在泉之气;甲子泛指岁运。

[3]推:推算、推测。

[4]太乙:北极星。

[5]法旨:法则、要点。

【语译】

黄帝说:岁气司天的早晚,我已经知道了。还想听听在泉的情况,你可以告诉我吗?岐伯说:地之三气,每年有一气迁正,一气升天,一气退位,其不得前进,便应于土地的生化,使万物的生化失于正常的时令。

黄帝说:我听说天地二甲子,十干与十二支配和。司天在泉,上下相合而主治天地之气,其相互更移情况,有时失守其位,你可以告诉我吗?岐伯说:其能互相更移之正位的,就是说虽然已得岁时之正位,但是未得司正位之气,就会四时不节,发生大疫。

例如甲子年,本为阳年,而土运受到抑塞,如果上年癸亥年司天的气数太过有余,在时间上虽已交得甲子年,但厥阴风木仍居于司天之位,本年地气已经迁正,阳明在泉,去年在泉之少阳,已退为本年在泉的右间,这样,去年司天之厥阴不退位在上,本年在泉之阳明已迁正在下,因此二者不相奉和。由于在上之癸与在下之己反相会,则本应太过的土运,却变虚而为木气所胜,就不太过了,况且应于土运之黄钟阳年不应受到抑塞,今木气既胜,则土之子金气来复,金气来复,若少阴君火随之而至,则木之胜气随从君火之气,则金之复气乃微,这样,上甲与下己失守其位,其后三年则化成土疫,晚至丁卯年,早在丙寅年,土疫就要发作,发作的大小和病势轻重,可以根据当年司天在泉之气的盛衰及太乙游宫的情况去推断。又如甲子年,在上的甲与子相结合,交于司天以治天之位,而在下的己卯未得迁正,上年戊寅在泉的少阳不退位,也属上甲与下己未能合德,土运也就不太过,而木气也要乘虚克土,土之子金气又有复气,就反而形成不正常的生化。司天在泉,阴阳属性不同,其变为疫疠之气的大小善恶,和司天在泉失守其位的变化规律是一致的。

【原文】

假令丙寅阳年太过,如乙丑天数有余者,虽交得丙寅,太阴尚治天也。地已迁正,厥阴司地,去岁太阳以作右间,即天太阴而地厥阴,故地不奉天化也。乙辛相会,水运太虚,反受土胜,故非太过,即太簇之管,太羽不应。土胜而雨化,木复即风,此者丙辛失守其会,后三年化成水疫,晚至己巳,早至戊辰,甚即速,微即徐,水疫至也,大小善恶,推其天地数乃太乙游宫。又只如丙寅年,丙至寅且合,应交司而治天,即辛巳未得迁正,而庚辰太阳未退位者,亦丙辛不合德也,即水运亦小虚而小胜,或有复,后三年化疠,名曰水疠,其状如水疫。治法如前。

【语译】

例如丙寅年,本为阳年太过,如果上年乙丑年司天的气数太过有余,在时间上虽已交得丙寅年,但太阴湿土仍居于司天之位,本年地气已经迁正,厥阴在泉,去年在泉之太阳,已退为本年在泉的右间,这样,去年司天之太阴不退位在上,本年在泉之厥阴已迁正在下,因此,在泉的厥阴不能奉和于司天的太阴气化。由于在上的乙与在下的辛反而相会,则本应太过的水运,却变虚而为土气所胜,所以就不太过,也就是太簇之律管,不应太羽之音。土胜而雨气施化,水之子木气来复为风化,这样,上丙与下辛失守其位而不得相会,其后三年则化成水疫,晚至己巳年,早在戊辰年,水疫甚者发作迅速,水疫微者发作徐缓,水疫发作的大小善恶,可以根据当年司天在泉之气的盛衰及太乙游宫的情况去推断。又如丙寅年,在上的丙与寅相合,交于司天治天之位,而在下的辛巳未得迁正,上年庚辰在泉的太阳不得退位,也属于上丙与下辛未能合德,使水运小虚而有小的胜气,或有小的复气,其后三年化而为疠,名叫水疠,其症状如水疫,治法同前。

【原文】

假令庚辰阳年太过,如己卯天数有余者,虽交得庚辰年也,阳明犹尚治天,地已迁正,太阴司地,去岁少阴以作右间,即天阳明而地太阴也,故地不奉天也。乙己相会,金运太虚,反受火胜,故非太过也,即姑洗之管,太商不应。火胜热化,水复寒刑,此乙庚失守,其后三年化成金疫也,速至壬午,徐至癸未,金疫至也,大小善恶,推本年天数及太一也。又只如庚辰,如庚至辰,且应交司而治天,即下乙未未得迁正者,即地甲午少阴未退位者,且乙庚不合德也,即下乙未柔干失刚,亦金运小虚也,有小胜或无复,后三年化疠,名曰金疠,其状如金疫也。治法如前。

【语译】

例如庚辰年,本为阳年太过,如果上年己卯年司天的气数太过有余,在时间上虽已交得庚辰年,但阳明燥金仍居于司天之位,本年地气已经迁正,太阴在泉,去年在泉之少阴,已退为本年在泉的右间,这样,去年司天之阳明不退位在上,本年在泉之太阴已迁正在下,因此,在泉的太阴不能奉和于司天的阳明气化。由于在上的己与在下的乙相会,则本应太过的金运,却变虚而为火气所胜,所以就不太过,也就是姑洗之律管,不应太商之音。火胜热化,金之子水气来复而为寒化制热,这样,上庚与下乙失守其位而不得相会,其后三年则化成金疫,早在壬午年,晚至癸未年,就要发作,金疫发作的大小善恶,可以根据当年司天在泉之气的盛衰及太乙游宫的情况去推断。又如庚辰年,在上的庚与辰相合,交于司天治天之位,而在下的乙未不得迁正,上年甲午在泉的少阴不得退位,也属于上庚与下乙未能合德,也就是下乙柔干未能与上庚刚干相配合,使金运小虚而有胜气,或虽有胜气而无复气,其后三年化而为疠,名叫金疠,其症状如金疫,治法同前。

【原文】

假令壬午阳年太过,如辛巳天数有余者,虽交得壬午年也,厥阴犹尚治天,地已迁正,阳明在泉,去岁丙申少阳以作右间,即天厥阴而地阳明,故地不奉天者也。丁辛相合会,木运太虚,反受金胜,故非太过也,即蕤宾之管,太角不应,金行燥胜,火化热复,甚即速,微即徐,疫至大小善恶,推疫至之年天数及太一。又只如壬午,如壬至午,且应交司而治之,即下丁酉未得迁正者,即地下丙申少阳未得退位者,见丁壬不合德也,即丁柔干失刚,亦木运小虚也,有小胜小复,后三年化疬,名曰木疬,其状如风疫。治法如前。

【语译】

例如壬午年,本为阳年太过,如果上年辛巳年司天的气数太过而有余,在时间上虽已交得壬午年,但厥阴风木仍居于司天之位,本年地气已经迁正,阳明在泉,去年丙申在泉的少阳已退为本年在泉的右间,这样,去年司天的厥阴不退位在上,本年在泉的阳明已迁正在下,因此,在泉的阳明不能奉和于司天的厥阴气化。由于在上的辛与在下的丁相会,则本应太过的木运,却变虚而为金气所胜,就不太过了,也就是蕤宾之律管,不应太角之音。金气行而燥气胜,木之子火气来复则热化,其后化成木疫,疫甚的发作迅速,疫微的发作徐缓,木疫发作的大小善恶,可以根据当年司天在泉之数的盛衰及太乙游宫的情况去推断。又如壬午年,在上的壬与午相合,交于司天治天之位,而在下的丁酉未得迁正,也就是上年在泉的少阳不退位,也属于上壬与下丁未能合德,也就是下丁柔干失与上壬刚干配合,也可以使木运小虚,并有小的胜气与小的复气,其后三年化而为疬,名叫木疬,其症状与风疫相似,治法同前。

【原文】

假令戊申阳年太过,如丁未天数太过者,虽交得戊申年也,太阴犹尚司天,地已迁正,厥阴在泉,去岁壬戌太阳以退位作右间,即天丁未,地癸亥,故地不奉天化也。丁癸相会,火运太虚,反受水胜,故非太过也,即夷则之管,上太徵不应,此戊癸失守其会,后三年化疫也,速至庚戌,大小善恶,推疫至之年天数及太一。又只如戊申,如戊至申,且应交司而治天,即下癸亥未得迁正者,即地下壬戌太阳未退位者,见戊癸未合德也,即下癸柔干失刚,见火运小虚,有小胜或无复也,后三年化疠,名曰火疠也,治法如前,治之法可寒之泄之。

【语译】

例如戊申年,本为阳年太过,如果上年丁未年司天的气数太过而有余,在时间上虽已交得戊申年,但太阴湿土仍居于司天之位,本年地气已经迁正,厥阴在泉,去年壬戌在泉的太阳已经退为本年在泉的右间,这样,去年丁未司天之太阴不退位而仍在上,本年癸亥在泉之厥阴已迁正在下,因此在泉的厥阴不能奉和于司天的太阴气化。由于在上的丁与在下的癸相会,则本应太过的火运,却变虚而为水气所胜,不是太过,也就是夷则之律管,不应太徵之音。这样上戊与下癸失守其位而不得相会,其后三年化而为疫,迅速的至庚戌年便要发作,发作的大小善恶,可以根据当年司天之气的盛衰及太乙游宫的情况去推断。又如戊申年,在上的戊与申相会,且应交于司天治天之位,而在下的癸亥未得迁正,也就是上年壬戌在泉之太阳不得退位,也属于上戊与下癸未能合德,即下癸柔干不与戊刚干配合,使火运小虚,有小胜气,或虽有胜气而无复气,其后三年化而为疠,名叫火疠,治法同前,其治法可以用寒法与泄法。

【原文】

黄帝曰:人气不足,天气如虚,人神失守,神光不聚[1],邪鬼干人[2],致有夭亡,可得闻乎?岐伯曰:人之五脏,一脏不足,又会天虚,感邪之至也。人忧愁思虑即伤心,又或遇少阴司天,天数不及,太阴作接间至,即谓之虚也,此即人气天气同虚也。又遇惊而夺精,汗出于心,因而三虚,神明失守。心为君主之官,神明出焉,神失守位,即神游上丹田[3],在帝太一帝君泥丸宫[4]下,神既失守,神光不聚,却遇火不及之岁,有黑尸鬼见之,令人暴亡。

人饮食劳倦即伤脾,又或遇太阴司天,天数不及,即少阳作接间至,即谓天虚也,此即人气虚而天气虚也。又遇饮食饱甚,汗出于胃,醉饱行房,汗出于脾,因而三虚,脾神失守,脾为谏议之官,智周出焉。神既失守,神光失位而不聚也,却遇土不及之年,或己年或甲年失守,或太阴天虚,青尸鬼见之,令人卒亡。

人久坐湿地,强力入水即伤肾,肾为作强之官,伎巧出焉。因而三虚,肾神失守,神志失位,神光不聚,却遇水不及之年,或辛不会符,或丙年失守,或太阳司天虚,有黄尸鬼至,见之令人暴亡。

人或恚怒,气逆上而不下,即伤肝也。又遇厥阴司天,天数不及,即少阴作接间至,是谓天虚也,此谓天虚人虚也。又遇疾走恐惧,汗出于肝,肝为将军之官,谋虑出焉。神位失守,神光不聚,又遇木不及年,或丁年不符,或壬年失守,或厥阴司天虚也,有白尸鬼见之,令人暴亡也。

已上五失守者,天虚而人虚也,神游失守其位,即有五尸鬼干人,令人暴亡也,谓之曰尸厥。人犯五神易位,即神光不圆也。非但尸鬼,即一切邪犯者,皆是神失守位故也。此谓得守者生,失守者死。得神者昌,失神者亡。

【注释】

[1]神光不聚:神气涣散不聚的意思。

[2]邪鬼干人:鬼邪在此指病邪,指病邪残害人体的意思。

[3]上丹田:位在脑的部位,两眉间。

[4]在帝太一帝君泥丸宫:太乙帝君,又称泥丸君,在此指脑神。泥丸宫,即太乙帝君所处之地,在此指髓海。

【语译】

黄帝说:人的正气不足,天气如不正常,则神志失守,神光不得聚敛,邪气伤人,导致暴亡,我可以听听这是什么道理吗？岐伯说:人的五脏,只要有一脏不足,又遇上岁气不及,就会感受邪气。人若过度忧愁思虑就会伤心,又或遇少阴司天之年,天气不及,则间气太阴接之而至,这就是所谓天虚,也就是人气与天气同虚。又遇因惊而劫夺精气,汗出而伤心之液,因而形成三虚,则神明失守。心为一身之君主,神明由此而出,神明失守其位,则游离于上丹田,也就是泥丸宫下，神既失守而不得聚敛，却又遇到火运不及之年，必有水疫之邪气发病，使人突然死亡。

人若饮食不节，劳倦过度就要伤脾，又或遇太阴司天之年，天气不及，则间气少阳接之而至，这就是所谓天虚，也就是人气与天气同虚。又遇饮食过饱，汗出伤胃之液，或醉饱行房，汗出伤脾之液，因而形成三虚，则脾之神志失守。脾的职能好比谏议大夫，智谋周密自此而出，神既失守其位而不得聚敛，又遇土运不及之年，或甲、己之年主运失守，或太阴司天之气虚衰，必有木疫疠之邪气发病，使人突然死亡。

人若久居湿地，或剧烈劳作而又入水则必伤肾。肾是作强之官，一切技巧都由此而出，由于人虚加以天气虚，因而形成三虚，使肾的神志失守，神志失守其位而不得聚敛，又遇水运不及之年，或辛、丙之年主运失守，或太阳寒水司天之气运不及，则必有土疫邪气发病，使人突然死亡。

忿怒过度，气上逆而不下，就要伤肝。又或遇厥阴司天，天气不及，则间气少阴接之而至，这就是所谓天虚，也就是天气与人气同虚。又或遇急跑恐惧，则汗出而伤肝之液。肝的职能，比之于将军，人的谋虑自此而出，神志失守其位而不聚敛，又遇木运不及之年，或丁、壬之年失守，或厥阴司天之气不及，必有金疫邪气发病，使人突然死亡。

上述五种失守其位，乃是由于天气虚与人气虚，致使神志游离失守其位，便会有五疫之邪伤人，使人突然死亡，名叫尸厥。人犯了五脏神志易位，就会使神光不圆，不但是疫邪，一切邪气伤人，都是由于神志失守其位的缘故。所以说，神志内守的就可以生，神志失守的就要死亡，得神者就会安康，失神者就要死亡。

附录二　《黄帝内经》十三方

　　《内经》所载治疗手段,多以针刺为主。对方药的运用,仅提出十三首方剂,简称"《内经》十三方"。其中,小金丹载于《素问遗篇·刺法论》,疑似后世之方。这十三方,方药虽少,却是我国运用方剂治疗疾病的早期记载,在我国方剂史上,有较重要的历史意义,而且其中的部分方药,仍为现今临床所运用。

　　1. *汤液醪醴*

　　黄帝问曰:为五谷汤液及醪醴,奈何? 岐伯对曰:必以稻米,炊之稻薪,稻米者完,稻薪者坚。帝曰:何以然? 岐伯曰:此得天地之和,高下之宜,故能至完,伐取得时,故能至坚也(《素问·汤液醪醴论》)。

　　2. *生铁洛饮*

　　帝曰:有病怒狂者……治之奈何? 岐伯曰:使之服以生铁洛为饮,夫生铁洛者,下气疾也(《素问·病能论》)。

　　3. *左角发酒*

　　邪客于手足少阴太阴足阳明之络,此五络,皆会于耳中,上络左角,五络俱竭,令人身脉皆动,而形无知也,其状若尸,或曰尸厥……剃其左角之发方一寸,燔治,饮以美酒一杯,不能饮者灌之,立已(《素问·缪刺论》)。

　　4. *泽泻饮*

　　有病身热解堕,汗出如浴,恶风少气,此为何病? 岐伯曰:病名曰酒风。帝曰:治之奈何? 岐伯曰:以泽泻、术各十分,麋衔五分,合以三指撮,为后饭(《素问·病能论》)。

　　5. *鸡矢醴*

　　黄帝问曰:有病心腹满,旦食则不能暮食,此为何病? 岐伯对曰:名为鼓胀。帝曰:治之奈何? 岐伯曰:治之以鸡矢醴,一剂知,二剂已(《素问·腹中论》)。

　　6. *乌鲗骨藘茹丸*

　　帝曰:有病胸胁支满者,妨于食,病至则先闻腥臊臭,出清液,先唾血,四肢清,目眩,时时前后血,病名为何? 何以得之? 岐伯曰:病名血枯。此得之年少时,有所大脱血,若醉入房中,气竭肝伤,故月事衰少不来也。帝曰:治之奈何? 复以何术? 岐伯曰:以四乌鲗骨,一蘆茹,二物并合之,丸以雀卵,大如小豆,以五丸为后饭,饮以鲍鱼汁,利肠中及伤肝也(《素问·腹中论》)。

7. 兰草汤

有病口甘者,病名为何? 何以得之? 岐伯曰:此五气之溢也,名曰脾瘅……治之以兰,除陈气也(《素问·奇病论》)。

8. 豕膏

痈发于嗌中,名曰猛疽,猛疽不治,化为脓,脓不泻,塞咽,半日死。其化为脓者,泻则合豕膏,冷食,三日而已……发于腋下赤坚者,名曰米疽,治之以砭石,欲细而长,疏砭之,涂以豕膏,六日已,勿裹之(《灵枢·痈疽》)。

9. 菱翘饮

发于胁,名曰败疵,败疵者,女子之病也。灸之,其病大痈脓。治之,其中乃有生肉,大如赤小豆。剉菱翘、草根各一升,以水一斗六升煮之,竭为取三升,则强饮,厚衣坐于釜上,冷汗出至足已(《灵枢·痈疽》)。

10. 半夏秫米汤

今厥气客于五脏六腑,则卫气独卫其外,行于阳不得入于阴。行于阳则阳气盛,阳气盛则阳跷陷,不得入于阴,阴虚,故目不瞑……饮以半夏汤一剂,阴阳已通,其卧立至……其汤方,以流水千里以外者八升,扬之万遍,取其清五升煮之,炊以苇薪火,沸置秫米一升,治半夏五合,徐炊,令竭为一升半,去其滓,饮汁一小杯,日三稍益,以知为度。故其病新发者,覆杯则卧,汗出则已矣。久者,三饮而已也(《灵枢·邪客》)。

11. 马膏膏法

足阳明之筋……其病足中指支胫转筋,脚跳坚,伏兔转筋,髀前肿,㿗疝,腹筋急,引缺盆及颊,卒口僻。急者目不合,热则筋纵,目不开,颊筋有寒则急,引颊移口。有热则筋弛纵,缓不胜收,故僻。治之以马膏,膏其急者,以白酒和桂,以涂其缓者,以桑钩钩之,即以生桑炭,置之坎中,高下以坐等,以膏熨急颊,且饮美酒,啖美炙肉,不饮酒者,自强也,为之三拊而已。治在燔针劫刺,以知为数(《灵枢·经筋》)。

12. 寒痹熨法

寒痹之为病也,留而不去,时痛而皮不仁……用淳酒二十升,蜀椒一升,干姜一斤,桂心一斤。凡四种皆㕮咀,渍酒中,用棉絮一斤,细白布四丈,并内酒中。置酒马矢煴中,盖封涂勿使泄,五日五夜,出布棉絮,曝干之,干复渍,以尽其汁,每渍必晬其日,乃出干。干,并用滓与棉絮,複布为複巾,长六、七尺,为六、七巾,则用之生桑炭炙巾,以熨寒痹所刺之处,令热入至于病所,寒,复炙巾以熨之,三十遍而止。汗出以巾拭身,亦三十遍而止。起步内中,无见风。每刺必熨,如此,病已矣(《灵枢·寿夭刚柔》)。

13. 小金丹

小金丹方,辰砂二两,水磨雄黄一两,叶子雌黄一两,紫金半两,同入盒中,外固,了地一尺筑地实,不用炉,不须药制,用火二十斤煅之也。七日终,候冷,七日取,次日出盒子,埋药地中,七日取出,顺日研之三日,炼白沙蜜为丸,如梧桐子大,每日望东吸日华气一口,冰水下一丸,和气咽之,服十粒,无疫干也(《素问遗篇·刺法论》)。

附录三 《黄帝内经素问》全文目录

附录四 参考书目

[1] [隋]杨上善.黄帝内经太素.北京:人民卫生出版社,1965.

[2] [晋]皇甫谧.针灸甲乙经.北京:人民卫生出版社,1962.

[3] [唐]王冰.黄帝内经素问.北京:人民卫生出版社,1963.

[4] [元]滑寿.读素问钞.[明]汪机续注.王续鳌,毛雪静点校.北京:人民卫生出版社,1998.

[5] [明]张介宾.类经.北京:人民卫生出版社,1965.

[6] [明]马莳.黄帝内经素问注证发微.田代华主校.北京:人民卫生出版社,1998.

[7] [明]吴崐.黄帝内经素问吴注.孙国中,方向红点校.济南:山东科学技术出版社,1984.

[8] [明]李中梓.内经知要.陆鸿元,包来发校注.北京:中国中医药出版社,1994.

[9] [清]张志聪.黄帝内经素问集注.上海:上海科学技术出版社,1959.

[10] [清]高士宗.黄帝内经素问直解.于天星按.北京:科学技术文献出版社,1982.

[11] [清]汪昂.素问灵枢类纂约注.上海:上海卫生出版社,1958.

[12] [清]姚止庵.素问经注节解.北京:人民卫生出版社,1963.

[13] [清]黄元御.素问悬解.马瑞亭点校.北京:人民卫生出版社,1996.

[14] [清]张琦.素问释义.王洪图点校.北京:科学技术文献出版社,1998.

[15] [清]胡澍学.黄帝内经素问校义.北京:中华书局,1985.

[16] [清]俞樾.内经辨言.上海:上海三联书店,1990.

[17] [日]丹波元简.素问识.北京:人民卫生出版社,1984.

[18] [日]丹波元简.素问绍识.北京:人民卫生出版社,1984.

[19] 任应秋,刘长林.内经研究论丛.武汉:湖北人民出版社,1982.

[20] 龙伯坚.黄帝内经概论.上海:上海科学技术出版社,1980.

[21] 方药中,许家松.黄帝内经素问运气七篇讲解.北京:人民卫生出版社,1984.

[22] 郭蔼春.黄帝内经素问校注语译.天津:天津科学技术出版社,1981.

[23] 秦伯未.内经类证.余瀛鳌重订.上海:上海科学技术出版社,1962.

[24] 程士德.素问注释汇粹.王洪图,鲁兆麟编.北京:人民卫生出版社,1982.

[25] 李今庸.新编黄帝内经纲目.上海:上海科学技术出版社,1988.

[26] 刘长林.内经的哲学和中医学的方法.北京:科学出版社,1982.

[27] 王洪图.黄帝内经研究大成.北京:北京出版社,1997.

［28］王洪图.内经学.北京:中国中医药出版社,2004.

［29］王琦.黄帝内经专题研究.济南:山东科学技术出版社,1985.

［30］王琦,李炳文,邱德文,等.素问今释.贵阳:贵州人民出版社,1981.

［31］雷顺群.内经多学科研究.南京:江苏科学技术出版社,1990.

［32］钱超尘.内经语言研究.北京:人民卫生出版社,1990.

［33］王庆其.黄帝内经心悟.贵阳:贵州科学技术出版社,1998.

［34］王庆其,周国琪.黄帝内经专题研究.上海:上海中医药大学出版社,2002.

［35］程士德.内经讲义.上海:上海科学技术出版社,1984.

［36］王洪图.内经选读.北京:中国中医药出版社,1999.

［37］王庆其.内经选读.北京:中国中医药出版社,2000.

［38］傅贞亮.内经讲义.长沙:湖南科学技术出版社,1988.

［39］金志甲.内经.长沙:湖南科学技术出版社,2004.

［40］邢玉瑞.黄帝内经理论与方法.西安:陕西科学技术出版社,2004.

［41］马烈光.黄帝内经读本.北京:化学工业出版社,2006.

［42］马烈光.黄帝内经精要九讲.北京:化学工业出版社,2016.

［43］马烈光.黄帝内经通释(第3版).郑州:河南科学技术出版社,2018.